シリーズ編集

野村総一郎　防衛医科大学校病院・病院長
中村 純　産業医科大学医学部精神医学・教授
青木省三　川崎医科大学精神科学・教授
朝田 隆　筑波大学医学医療系精神医学・教授
水野雅文　東邦大学医学部精神神経医学・教授

精神科臨床
エキスパート

重症化させないための
精神疾患の
診方と対応

編集
水野 雅文
東邦大学医学部精神神経医学・教授

医学書院

〈精神科臨床エキスパート〉
重症化させないための精神疾患の診方と対応
発　　行　2014年7月1日　第1版第1刷Ⓒ

シリーズ編集　野村総一郎・中村　純・青木省三・
　　　　　　　朝田　隆・水野雅文

編　　集　水野雅文

発行者　株式会社　医学書院
　　　　代表取締役　金原　優
　　　　〒113-8719　東京都文京区本郷 1-28-23
　　　　電話 03-3817-5600(社内案内)

印刷・製本　三美印刷

本書の複製権・翻訳権・上映権・譲渡権・公衆送信権(送信可能化権を含む)は(株)医学書院が保有します.

ISBN978-4-260-01974-3

本書を無断で複製する行為(複写，スキャン，デジタルデータ化など)は，「私的使用のための複製」など著作権法上の限られた例外を除き禁じられています．大学，病院，診療所，企業などにおいて，業務上使用する目的(診療，研究活動を含む)で上記の行為を行うことは，その使用範囲が内部的であっても，私的使用には該当せず，違法です．また私的使用に該当する場合であっても，代行業者等の第三者に依頼して上記の行為を行うことは違法となります．

JCOPY　〈㈳出版者著作権管理機構　委託出版物〉
本書の無断複写は著作権法上での例外を除き禁じられています．複写される場合は，そのつど事前に，㈳出版者著作権管理機構
(電話 03-3513-6969，FAX 03-3513-6979，info@jcopy.or.jp)の許諾を得てください．

■ 執筆者一覧

水野　雅文	東邦大学医学部精神神経医学・教授
朝倉　　聡	北海道大学保健センター・大学院医学研究科精神医学分野・准教授
張　　賢徳	帝京大学医学部附属溝口病院精神神経科・教授
針間　博彦	東京都立松沢病院精神科・部長
北島　剛司	藤田保健衛生大学医学部精神神経科学講座・准教授
粥川　裕平	名古屋工業大学・名誉教授
斎藤　　環	筑波大学医学医療系社会精神保健学・教授
山口　大樹	東邦大学医学部精神神経医学講座
松本　和紀	東北大学大学院医学系研究科予防精神医学寄附講座・准教授
辻野　尚久	東邦大学医学部精神神経医学講座
奥山　真司	トヨタ自動車株式会社人事部・主査・統括精神科医
鈴木　映二	国際医療福祉大学熱海病院・教授
宮地　英雄	北里大学医学部精神科学・専任講師
白川　　治	近畿大学医学部精神神経科学教室・教授
辻井　農亜	近畿大学医学部精神神経科学教室・講師
塩入　俊樹	岐阜大学大学院医学系研究科精神病理学分野・教授
中尾　智博	九州大学病院精神科神経科・講師
成瀬　暢也	埼玉県立精神医療センター・副病院長
山下　俊幸	京都府立洛南病院・院長
井上　幸紀	大阪市立大学大学院医学研究科神経精神医学・教授
熊谷　直樹	東京都福祉保健局障害者施策推進部
内藤　　宏	藤田保健衛生大学医学部精神神経科学・教授
上田昇太郎	奈良県立医科大学精神医学講座
岸本　年史	奈良県立医科大学精神医学講座・教授
高柳陽一郎	富山大学大学院医学薬学研究部神経精神医学講座
鈴木　道雄	富山大学大学院医学薬学研究部神経精神医学講座・教授

執筆者一覧

中根　秀之	長崎大学大学院医歯薬学総合研究科医療科学専攻リハビリテーション科学講座・教授
根本　隆洋	東邦大学医学部精神神経医学講座・准教授
Lee Andrew Kissane	慶應義塾大学医学部医療政策・管理学教室
野崎　昭子	東京武蔵野病院第一診療部・副部長
藤井　千代	国立精神・神経医療研究センター精神保健研究所司法精神医学研究部・室長
北中　淳子	慶應義塾大学文学部人間科学専攻・准教授
中込　和幸	国立精神・神経医療研究センター病院・副院長

（執筆順）

■精神科臨床エキスパートシリーズ 刊行にあたって

　近年，精神科医療に寄せられる市民の期待や要望がかつてないほどの高まりを見せている．2011年7月，厚生労働省は，精神疾患をがん，脳卒中，心臓病，糖尿病と並ぶ「5大疾患」と位置づけ，重点対策を行うことを決めた．患者数や社会的な影響の大きさを考えると当然な措置ではあるが，「5大疾患」治療の一翼を担うことになった精神科医，精神科医療関係者の責務はこれまで以上に重いと言えよう．一方，2005年より日本精神神経学会においても専門医制度が導入されるなど，精神科医の臨床技能には近時ますます高い水準が求められている．臨床の現場では日々新たな課題や困難な状況が生じており，最善の診療を行うためには常に知識や技能を更新し続けることが必要である．しかし，教科書や診療ガイドラインから得られる知識だけではカバーできない，本当に知りたい臨床上のノウハウや情報を得るのはなかなか容易なことではない．

　このような現状を踏まえ，われわれは《精神科臨床エキスパート》という新シリーズを企画・刊行することになった．本シリーズの編集方針は，単純明快である．現在，精神科臨床の現場で最も知識・情報が必要とされているテーマについて，その道のエキスパートに診療の真髄を惜しみなく披露していただき，未来のエキスパートを目指す読者に供しようというものである．もちろん，エビデンスを踏まえたうえでということになるが，われわれが欲して止まないのは，エビデンスの枠を超えたエキスパートの臨床知である．真摯に臨床に取り組む精神科医療者の多くが感じる疑問へのヒントや，教科書やガイドラインには書ききれない現場でのノウハウがわかりやすく解説され，明日からすぐに臨床の役に立つ書籍シリーズをわれわれは目指したい．また，このような企画趣旨から，本シリーズには必ずしも「正解」が示されるわけではない．執筆者が日々悩み，工夫を重ねていることが，発展途上の「考える素材」として提供されることもあり得よう．読者の方々にも一緒に考えながら，読み進んでいただきたい．

　企画趣旨からすると当然のことではあるが，本シリーズの執筆を担うのは第一線で活躍する"エキスパート"の精神科医である．日々ご多忙ななか，快くご執筆を引き受けていただいた皆様に御礼申し上げたいと思う．

本シリーズがエキスパートを目指す精神科医，精神科医療者にとって何らかの指針となり，目の前の患者さんのために役立てていただければ，シリーズ編者一同，望外の喜びである．

2011 年 9 月

シリーズ編集　野村総一郎
中村　　純
青木　省三
朝田　　隆
水野　雅文

■序

　平成25年から精神疾患が国の定める医療計画5疾病に加わり，精神科領域でもいよいよ予防，早期発見，早期治療の重要性と実現性が，具体的に語られる時代が参りました．早期からの適切な把握と支援により，疾病の進展と重症化を防ぎ，満足度の高い社会生活の実現を目指すことが，精神科地域ケアの目指す方向性だと思います．このような予防医学的発想と戦略は，身体疾患を対象とする一般医学領域においてはすでに当然のこととして積極的に取り組まれています．

　精神科臨床においても，近年の薬物療法・心理社会療法・診断技術の進歩，病院から地域へという視点の転換，さらに神経科学研究がもたらす脳機能に関するさまざまな新知見など，精神科領域における早期介入（early intervention）の実現に向けて世界中で大きな期待を膨らませています．

　確かに精神科領域における予防的視点は，まずは統合失調症をモデルに発展してきました．しかし臨床の場においては，統合失調症の早期発見やat risk状態からの発症頓挫のみを標的にしたアプローチなどありえません．当事者・家族は，精神病症状が顕在化するよりずっと前から，それぞれの症状や生活上の困難に対する援助を求めて受診や相談に来られます．この状態を的確にとらえ，医療，相談，観察や見守り，時には励ましも含めた適切なアプローチを行うことは，当事者・家族の負担軽減に加え，精神病の顕在発症を抑えるうえでも有効です．現代社会のなかで広がり続ける精神科サービスに対するニーズは，身近な，より一般的な精神身体症状を適切に把握し，その時点における適切なかかわりを行える専門家の養成を待っているということもできましょう．

　そのためにはまずわれわれ精神科医が，精神疾患の早期徴候の把握や治療について改めて勉強し，急な患者さんにも即応できる準備をする必要があります．そのうえで，地域においてはかかりつけ医や保健師とのネットワーク，学校では養護教諭やスクールカウンセラー，職域においては産業医や産業カウンセラーとの連携を築き，スティグマがなくアクセスのしやすい治療環境の構築を目指すことが求められているのだと思います．

　本書では，この分野の将来への展望にまで触れています．さまざまな切り口で早期治療の重要性を検討し，今後の発展のために必要な視点を共有したいと思います．

　人口減少社会のなかで，若者への支援は大切です．1人でも多くの若者が病いを乗

り越え，かわし，自らの望む人生を送れるように，専門家としての適切なかかわりのあり方を読者の皆様とともに学んでいきたいと願います．

《精神科臨床エキスパート》シリーズの1冊である本書では，こうした臨床実践のなかから，これからの精神科早期介入のあり方を考えるヒントとなる一書を目指しました．本書が，読者諸氏の日常の精神科臨床のお役に立つなら，編者にとって望外の喜びです．

2014年6月

編集　水野雅文

■目次

● 序論　　なぜ早期段階の対応が重要か？　　　　　　　　　　　（水野雅文）　1

- はじめに………………………………………………………………………………………1
- 早期介入の広がり……………………………………………………………………………1
- 早期介入を支持するエビデンス……………………………………………………………2
  1. 受診経路の問題　3
  2. 精神病未治療期間における脳損傷の進展　5
- 早期介入のモデル……………………………………………………………………………6
- おわりに─医療化することが目的ではない………………………………………………7

第1部　早期段階の主訴・症候の診方と鑑別　　　　　　　　　　　　9

● 第1章　不安　　　　　　　　　　　　　　　　　　　　　　　（朝倉 聡）　10

- はじめに………………………………………………………………………………………10
- 臨床的な位置づけ……………………………………………………………………………11
- 実際の診察・診断の流れ……………………………………………………………………13
  1. 問診のポイント　13
  2. 鑑別のポイント　15
  3. 経過観察時の注意点　17
  4. 治療導入のタイミングと注意点　18
  5. 患者・家族説明のポイント　19

● 第2章　抑うつ　　　　　　　　　　　　　　　　　　　　　　（張 賢徳）　22

- はじめに………………………………………………………………………………………22
- 臨床的な位置づけ─病的な抑うつの見分け方……………………………………………23
  1. 単極性うつ病について　23
  2. 双極性障害について　24

3. ARMS(at-risk mental state)について　24
- 実際の診察・診断の流れ……………………………………………………25
1. 問診のポイント　25
2. 鑑別のポイント　26
3. 経過観察時の注意点　26
4. 治療導入のタイミングと注意点　28
5. 患者・家族説明のポイント　29

第3章　思考障害と減弱精神病症状　　　　　　　　　（針間博彦）　31

- はじめに……………………………………………………………………31
- 臨床的な位置づけ…………………………………………………………32
1. 前駆期の症状　32
2. ARMSと減弱精神病症状　36
- 実際の診察・診断の流れ……………………………………………………39
1. 臨床ケース　39
2. 問診のポイント　41
3. 鑑別のポイント　41
4. 経過観察時の注意点　41
5. 治療導入のタイミングと注意点　42
6. 患者・家族説明のポイント　42

第4章　不眠　　　　　　　　　　　　　　　（北島剛司・粥川裕平）　45

- はじめに……………………………………………………………………45
- 臨床的な位置づけ…………………………………………………………45
- 実際の診察・診断の流れ……………………………………………………47
1. 問診のポイント　47
2. 鑑別のポイント　48
3. 経過観察のタイミングと注意点　53
4. 治療導入のタイミングと注意点　53
5. 患者・家族説明のポイント　56

第5章　不登校とひきこもり　　　　　　　　　　　　　（斎藤　環）　57

- はじめに……………………………………………………………………57
- 臨床的な位置づけ…………………………………………………………57
不登校　57

- 不登校への対応方針 … 59
- 臨床的な位置づけ … 61
    1. 「不登校」と「ひきこもり」の関係　61
    2. ひきこもり　61
- 実際の診察・治療的支援の流れ … 62
    1. 鑑別診断　62
    2. 治療的支援の方法　64
- おわりに … 68

第6章　希死念慮と自傷　（山口大樹）　70

- はじめに … 70
- 臨床的な位置づけ … 70
    1. 「自傷」から「自殺」への進展　70
    2. 早期精神病との関連　71
    3. 危険因子と保護因子　72
- 実際の診察・診断の流れ … 73
    1. 緊急時における治療的介入　73
    2. 日常診療における治療的介入　74
    3. 自殺予防を念頭においた薬物療法　75
- 社会として自傷・自殺を防ぐアプローチ … 76
- おわりに … 76

第2部　疾患別の早期段階における徴候，治療，対応　79

第1章　統合失調症　80

A.　早期徴候　（松本和紀）　80

- 疾患概念と早期徴候の特徴 … 80
    1. 前駆期　80
    2. ARMS（at-risk mental state）　81
    3. 初回エピソード精神病/統合失調症　82
    4. 統合失調症の早期徴候　83
- 診断のポイント … 83
    1. APSやBLIPSを示していない状態　84
    2. APSやBLIPSを示している状態　84
    3. 他の精神疾患に精神病症状を伴う状態　84

4. 統合失調症を除く統合失調症スペクトラム障害　85
　　　5. その他の精神疾患との鑑別および併存診断　85
　　　6. まとめ　88
　● 臨床ケース……………………………………………………………………………88

　B. 早期段階の治療と対応………………………………………（辻野尚久）　93

　● はじめに………………………………………………………………………………93
　● 早期精神病の治療……………………………………………………………………93
　　　1. 発症後早期段階の治療　93
　　　2. ARMSへの介入　95
　● 早期精神病の予後……………………………………………………………………96
　　　1. ARMSの予後　96
　　　2. 顕在発症後における転帰不良の同定とその対応　96
　　　3. 維持期における治療　97
　● 臨床ケース─ARMS症例に対するCBTによる介入 ……………………………98
　● まとめ…………………………………………………………………………………99

第2章　双極性障害　102

　A. 早期徴候……………………………………………（奥山真司・北島剛司）　102

　● 疾患概念………………………………………………………………………………102
　● 早期徴候（早期再発徴候を含む）の特徴と診断のポイント……………………103
　　　1. 初診時とその直後の時期　103
　　　2. 経過途中での徴候の再確認　105
　　　3. 再発徴候に対する早期の気づきへの取り組み　106
　　　4. 気分障害の早期徴候としての睡眠障害と体内リズムの乱れからの検討　107
　● 臨床ケース……………………………………………………………………………109
　　　1. 重篤な症状例　110
　　　2. 早期の症状例　110
　　　3. より早期の症状例　110
　　　4. 本人固有の早期症状例　111
　　　5. 本人固有の前駆徴候例　111
　● まとめ…………………………………………………………………………………111

　B. 早期段階の治療と対応………………………………………（鈴木映二）　113

　● 治療……………………………………………………………………………………113
　　　1. 全体的指針　113

    2. うつ病と迷ったときには双極性障害の治療を導入する　113
    3. 併存症にも配慮する　113
    4. 治療関係を構築する　114
    5. 双極性障害の説明を行う　114
    6. 治療薬の性格を知り，使い分けることがポイントとなる　114
    7. 緊急性が要求される場合　115
- 予後　123
    1. すぐに精神科専門医を紹介する　123
    2. 早く治すべきかよく治すべきか　123
    3. 維持療法が重要である　123
- 臨床ケース　124
- まとめ　125

第3章　うつ病　127

A. 早期徴候　（宮地英雄）　127

- はじめに　127
- 疾患概念と早期徴候の特徴　127
    1. 早期徴候をふまえた疾患概念　127
    2. 早期徴候の特徴　128
- 診断のポイント　129
    1. 診断へ至る流れ　129
    2. 診断基準の検討　131
- 臨床ケース　133
- おわりに　134

B. 早期段階の治療と対応　（白川 治・辻井農亜）　135

- はじめに　135
- 早期段階のうつ病の治療　135
    1. 治療の前提　135
    2. 治療の場の決定　136
    3. 精神療法　137
    4. 薬物療法　139
    5. 生活習慣指導　140
    6. 家族への説明　140
    7. 児童青年期のうつ病　141
- 予後　141

重症例の見極め，専門病院に送るタイミング　142
- 臨床ケース………………………………………………………………………142
- おわりに…………………………………………………………………………143

第4章　不安障害の早期徴候と治療・対応　　　　　　　　　　（塩入俊樹）146

- はじめに…………………………………………………………………………146
- 疾患概念と早期徴候の特徴……………………………………………………146
    1. 不安障害および不安障害の下位分類の疾患概念　146
    2. 早期徴候の特徴　147
- 診断のポイント…………………………………………………………………148
    1. 疾患を疑う着眼点　148
    2. 鑑別ポイントと必要な検査　151
    3. 注意すべき併存疾患　151
- 治療………………………………………………………………………………151
    1. 治療導入のタイミング　151
    2. 精神療法，薬物療法，生活指導　153
    3. 患者・家族への説明のポイント　156
- 予後………………………………………………………………………………157
- 臨床ケース………………………………………………………………………158
- おわりに…………………………………………………………………………159

第5章　強迫性障害の早期徴候と治療・対応　　　　　　　　　　（中尾智博）161

- 疾患概念と早期徴候の特徴……………………………………………………161
    1. 疾患概念　161
    2. 早期徴候　161
- 診断のポイント…………………………………………………………………163
    1. 診断基準　163
    2. 鑑別診断と併存疾患について　164
- 治療………………………………………………………………………………165
    1. 治療導入と心理教育　165
    2. 曝露反応妨害法による介入　166
    3. 曝露反応妨害法以外の行動療法　167
    4. 薬物療法　167
- 予後と難治例への対応…………………………………………………………168
- 臨床ケース………………………………………………………………………168
- おわりに…………………………………………………………………………169

第6章　物質使用障害と行動嗜癖（アディクション） （成瀬暢也） 171

- 疾患概念と早期徴候の特徴……………………………………………………………………171
- 診断のポイント…………………………………………………………………………………172
  1. 物質使用障害　172
  2. 行動嗜癖　173
  3. 若年者の物質使用障害　174
- 治療………………………………………………………………………………………………174
  1. 若年者の依存　175
  2. 自助グループの活用　175
  3. 患者に対する治療者の姿勢　175
- 予後………………………………………………………………………………………………176
- 臨床ケース………………………………………………………………………………………177
- おわりに…………………………………………………………………………………………178

第3部　精神科未受診例の早期発見と支援　179

第1章　学校における早期発見，早期支援 （山下俊幸） 180

- はじめに…………………………………………………………………………………………180
- 学校保健の現状…………………………………………………………………………………180
- 学校における精神保健…………………………………………………………………………181
- 学校における早期発見，早期支援の基盤……………………………………………………182
- 学校との連携の実際……………………………………………………………………………182
  1. 教職員の気づきを生かす　183
  2. 校内でこころの健康問題を共有する　183
  3. 子どもや家族への支援―相談や受診への支援　183
  4. 医療機関の取り組みと連携　184
- 臨床ケース………………………………………………………………………………………185
- おわりに…………………………………………………………………………………………186

第2章　産業現場での早期発見，早期支援 （井上幸紀） 187

- 産業現場におけるメンタルヘルス不調者の増加と国の対応…………………………………187
- 産業現場におけるメンタルヘルス不調の基本的な考え方……………………………………188
- 職場の体制整備…………………………………………………………………………………188
- 個別対応としての面接や質問紙などの利用…………………………………………………189
- さまざまな連携の重要性について……………………………………………………………190

- 就労を支援するために……………………………………………………………………………191

第3章　地域（保健所／精神保健福祉センターなど）との連携　　（熊谷直樹）　192

- はじめに……………………………………………………………………………………………192
- 保健所，精神保健福祉センターなどの基本的な役割………………………………………192
  1. 市町村　192
  2. 保健所　193
  3. 精神保健福祉センター　194
  4. 保健師と精神保健福祉相談員　194
- 臨床ケース…………………………………………………………………………………………194
  1. 奇行と閉じこもりが目立ち保健所の訪問指導を通じて入院に至った例　194
  2. 乳児健診を契機に母親の抑うつを把握し受診につないだ例　195
- 地域精神行政機関との連携のコツと留意事項………………………………………………195
  1. 連携のコツ　195
  2. 地域精神行政機関との連携における留意事項　196
- おわりに……………………………………………………………………………………………197

第4章　他科医受診を契機に発見される精神疾患　　（内藤　宏）　198

- はじめに……………………………………………………………………………………………198
- 精神疾患のはじまりと自律神経症状……………………………………………………………198
- 他科医が遭遇する医学的に説明困難な症状……………………………………………………200
- 他科医と協同した精神医療の実現………………………………………………………………202
- 精神科医に求められること………………………………………………………………………203

第5章　救急現場でみつかる精神疾患　　（上田昇太郎・岸本年史）　204

- はじめに……………………………………………………………………………………………204
- 初療で遭遇する精神疾患の未治療患者…………………………………………………………204
  1. 自殺企図，自傷行為のケース　205
  2. 外来での対応と入院適応の評価　205
  3. 入院後―ICU，病棟での対応　207
  4. 退院時までに行うべきこと　207
- 身体疾患による症状との鑑別が困難な精神症状を呈しているケース……………………209
  1. パニック障害　209
  2. 緊張病性昏迷　210
  3. 解離性昏迷・痙攣　211

- アルコール・薬物による問題を生じるケース……………………………………212

第4部　早期治療をめぐるトピックス　217

第1章　統合失調症の早期治療を支持するエビデンス（高柳陽一郎・鈴木道雄）218

- はじめに………………………………………………………………………………218
- 統合失調症の経過と想定されている生物学的背景……………………………218
- 精神病未治療期間短縮の試み……………………………………………………219
- 早期精神病に対する包括的早期介入……………………………………………220
- ハイリスク群の精神病顕在発症を防止する試み………………………………221
- 早期介入に対する批判……………………………………………………………222
- おわりに………………………………………………………………………………223

第2章　早期精神病治療の国際的ガイドライン　（中根秀之）225

- はじめに………………………………………………………………………………225
- 国際的治療ガイドライン……………………………………………………………225
  1. WPA（World Psychiatric Association）　225
  2. 英国　226
  3. カナダ　227
  4. オーストラリア　229
- おわりに―治療ガイドラインの概観……………………………………………229
  1. 臨床病期に応じた治療　230
  2. 早期介入の治療目標　230
  3. 早期介入治療ガイドラインの治療の内容　230

第3章　精神科早期治療の取り組み　（根本隆洋）233

- はじめに………………………………………………………………………………233
- 東邦大学医療センター大森病院…………………………………………………233
- ユースクリニック……………………………………………………………………233
- イル ボスコ…………………………………………………………………………234
  1. 目的と概要　234
  2. 役割と活動　235
  3. プログラムの概要　236
  4. プログラムへの導入　240
  5. 継続的評価　241

- イル ボスコの機能 …………………………………………………………… 241
  1. ARMS に対する機能　241
  2. 初回エピソード統合失調症に対する機能　242
- 早期精神病ユースデイケアの意義と課題 ………………………………… 242
  1. 意義　242
  2. 課題　242
- おわりに──重症化させないための早期治療 …………………………… 244

第4章　海外の精神科早期治療ベストプラクティス
（Lee Andrew Kissane・野崎昭子）　246

- はじめに ……………………………………………………………………… 246
- 英国のメンタルヘルス計画 ………………………………………………… 246
- NHS のメンタルヘルスサービス …………………………………………… 247
  1. プライマリケア　248
  2. セカンダリケア　248
  3. 児童に対するケア　249
  4. 司法精神医学におけるケア　249
  5. 学習障害に対するケア　249
  6. 対象者に応じた多様なメンタルヘルスサービス　250
- 精神病への早期介入サービス（EIP）の開発 …………………………… 250
  1. 早期介入サービスの拡大　250
  2. 早期介入サービスの根拠　250
- 精神病初回エピソードの評価と治療 ……………………………………… 251
  1. 成人への治療　252
  2. 早期介入における薬物療法　252
  3. 非薬物療法　253
  4. 治療抵抗性の患者への治療　253
  5. 児童への治療　254
  6. 抗精神病薬治療中の患者の管理　254
- おわりに ……………………………………………………………………… 255

第5章　精神科早期治療における臨床倫理
（藤井千代）　257

- はじめに ……………………………………………………………………… 257
- 医療倫理の原則 ……………………………………………………………… 257
- 顕在発症後の早期介入における倫理 ……………………………………… 258
- 顕在発症前の早期介入における倫理 ……………………………………… 260

1. 精神病発症閾下における介入の意義　260
　　2. 「偽陽性」に関するさまざまな論点　260
　　3. 抗精神病薬使用の是非　261
　　4. スティグマに関係する検討課題　262
- おわりに……………………………………………………………………………263

第6章　早期介入のリスクとベネフィット　　（北中淳子）　264
　　　　　—医療人類学的視点から

- 早期介入の両義性……………………………………………………………………264
- 早期介入の歴史………………………………………………………………………265
- ループ効果……………………………………………………………………………266
- 早期介入の明暗—リスク・アイデンティティ……………………………………267
- 近代的時間, 臨床的時間……………………………………………………………268

第7章　早期精神疾患をめぐる将来の研究の方向性　　（中込和幸）　271

- はじめに………………………………………………………………………………271
- 精神病への移行の予測因子…………………………………………………………272
　　1. 認知機能障害　272
　　2. 脳画像　273
　　3. ストレス　274
- 発症予防から機能的転帰の向上へ…………………………………………………275
- 今後の研究の方向性—トランスレーショナルリサーチの可能性………………275
- おわりに………………………………………………………………………………277

● 索引……………………………………………………………………………………279

序論

なぜ早期段階の対応が重要か？

はじめに

　精神疾患が国の定める医療計画の対象であるいわゆる"5疾病"に加わり，精神科領域でもいよいよ予防，早期発見，早期治療の重要性が，具体的に語られる時代になった．これからは早期からの適切な支援により，重症化させずに社会包摂を実現することが，精神科地域ケアの新たな展開のあり方になるだろう．こうした予防医学の視点は，一般医学領域においては当然のこととして迎えられ，すでに隆盛している．

　当事者・家族は，精神病症状の顕在化や確定診断前の状態においても，それぞれの状態に対する援助を求めて受診や相談に来る．このような早期段階の状態像を的確にとらえ，医療，相談，観察や見守りなどの適切なアプローチを行うことは，当事者・家族の進行形の負担を軽減することに加え，精神病への顕在発症を抑えるうえでも有効である．

　わが国の精神科地域ケアをめぐる議論は，この数十年間，精神科病院の長期入院者の退院・社会復帰を軸に組み立てられてきた．今も長い入院生活をしている人が多数いることを思えば，きわめて重要でかつその解消は喫緊の課題であることは間違いない．だが，これからの精神科地域ケアを考えるとき，長期入院者の解消と同時に大切なことは，新たな長期入院者を生み出さないという視点であり，それには新規の発症だけでなく再発防止も含めた広い意味での予防的視点をもつアプローチが必要である．その意味でもそろそろ早期発見，早期介入を軸に，社会から引き剝がされない仕組みで支えられた地域ケアモデルを考えていく必要があるように思う．

早期介入の広がり

　精神疾患の治療においても，早期治療の重要性はクレペリンの時代から繰り返し指摘されてきた．また，わが国においても，昭和30年代の精神衛生資料をひも解くと，当時は活発な精神衛生活動が行われ，早期治療の重要性が繰り返し強調されていた．

　しかし，臨床的に注目され方法論が探られ始めたのは，世界的にも1990年頃からのことである．以降今日まで，主に早期精神病（early psychosis）と呼ばれる統合失調症やその他の精神病に至る前の精神病発症危険状態（at-risk mental state）や超ハイリ

スク状態(ultra high risk)から，初回エピソードからの回復期までを対象として，さまざまな検討が重ねられてきた．精神病未治療期間(duration of untreated psychosis；DUP)の長さと転帰の関連，治療臨界期(critical period)における介入の重要性などの疫学的エビデンスの蓄積に加え，非定型抗精神病薬や心理社会的治療の発展と普及など，早期発見後の治療に用いるさまざまなツールが揃ってきたことなどが，早期介入の重要性についての再認識を促している要因としてあげられよう．

統合失調症のような精神病に対する早期介入を論じる際には，早期精神病の早期発見・早期治療の問題と，リスク状態の発見や顕在発症の予測・予防的試みとは，明確に区別して議論する必要がある．前者は，当事者・家族，周囲の者がさまざまな精神症状や機能低下に苦痛や負担を感じており，少しでも早く援助が得られるような環境づくりや適切な治療開始のための診断・治療技能の開発向上を目指すものであり，こうした状況に対する早期介入の重要性については異論の余地はないだろう．治療臨界期，特に初回エピソードにおける治療の成否は長期の転帰への影響を考えても重要である．

一方，後者のアプローチでは，疾病や病理の側面を強調するよりも，レジリエンス(回復力)の強化を目指す環境調整や心理社会的かかわりが重要である．精神病理学的診断のつきにくい閾値下の状態であり，医療だけがかかわれば解決する課題とは限らず，疫学や介入の有効性などのエビデンスの積み上げとともに，プライバシーや倫理，教育上の配慮などからさまざまに議論されていく必要があるだろう．こうした状態に対しては，精神病の発症メカニズムの解明や原因治療の発見への期待などから強い関心がもたれており，さまざまな研究が進められている．しかし，治療の視点からみれば，いわば研究途上のアプローチであり，この点が筆者が顕在発症した精神病に対する早期介入とは一線を画す必要性を強調する所以である．

しかし，一線を画するといっても，それはあくまで治療者や研究者側の姿勢の問題であり，臨床現場にあって「発病していない人は診ません」という看板はありえない．発症間際にみられるより一般的な精神身体症状を適切に把握し，その時点における適切なかかわりを行える専門家の養成が重要と考えられる．

早期介入を支持するエビデンス

精神病の前駆期における介入の要否は，侵襲性を含め個別的な検討をも必要とし，時に倫理的問題も生じる課題である．そもそも"前駆期"とは後方視的用語であり，結果的にある疾患に至った場合に，その段階は前駆期あるいは前駆状態にあったことを含意している．精神病状態としては閾値には達していないものの，不安や抑うつ，種々の陰性症状などがあり，陽性症状ははっきりとしていない状態なども含まれる．患者が機能障害や苦痛，不快感から医療的援助を求めていればケアが必要な状態とみなされるが，一過性で精神病へは発展しない場合も多数存在する．最近ではむしろ閾値下の状態が年余にわたって持続する症例に対して関心が集まってきている．そうした段階(stage)に応じた治療法の検討や開発は，予防精神医学において最も関心を集

めているテーマでもある（第4部3章「精神科早期治療の取り組み」, 233頁参照).

ここでは早期段階の精神疾患に対して，その重症化の防止という観点からの介入や支援の重要性について，これまで得られている知見を整理してみたい.

1 | 受診経路の問題

まずはきわめて臨床的な理由から述べる．わが国の保険医療体制下では，住民は，いつでも，どこでも，保険証1枚あれば医療機関を自由に選んで保険診療を受けることができる自由アクセスシステムとなっており，受診行動に関する調査は非常に困難である．これに対して，英国の国民健康保険制度（National Health Insurance）では，全土が細かな診療圏に区切られており，住民は救急などの例外を除き，まずはあらかじめ登録したGP（general practitioner）と呼ばれる家庭医，あるいはわが国でいうところのかかりつけ医を受診し，必要があれば専門医に紹介されるシステムになっており，信頼に足る疫学研究が盛んである．そこで，Goldbergらの調査結果（図1）[1]をもとに，精神疾患の初期段階における受診行動について考えてみる．

Goldbergらが家庭医（GP）を中心とする地域医療制度の整ったロンドンで行った悉

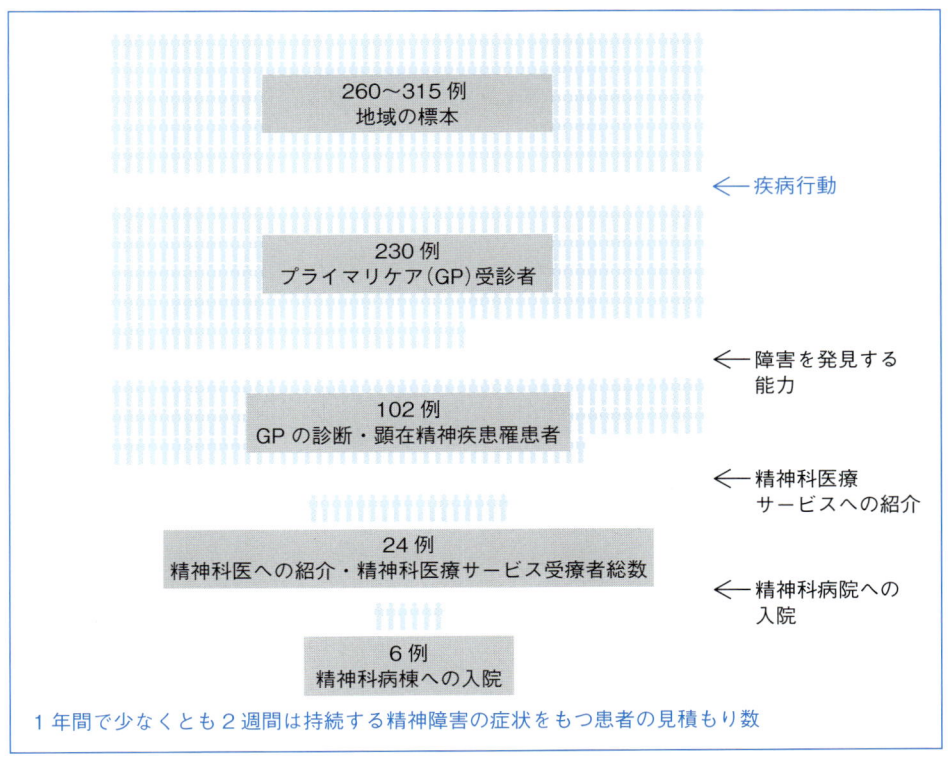

図1　各レベルでの common mental disorders の人口1,000人当たりの年間罹患数
〔Goldberg D, Huxley P：Common Mental Disorders：A Bio-social Model. Tavistock/Routledge, London, 1992
（中根允文訳：一般診療科における不安と抑うつ―コモン・メンタル・ディスオーダーの生物・社会的モデル．
p6, 創造出版, 2000)〕

皆による地域疫学研究[2]によれば，1年間に2週間以上にわたる不眠や不安も含めた何らかの精神障害（common mental disorders）を呈する者は，人口1,000人に対し年間260～315名程度であった．しかし地域のなかで，実際に精神科医療に罹る受診行動には，いくつかのふるい分けのプロセス（フィルター）があるという．すなわち，このなかでGPを受診する者は230名ほどで，残りの「315（ないし260）マイナス230」名は，症状の軽重によらず受診することがない．さらに，この230名の受診者に対して，英国のGPは102名を精神障害ありと正しく診断していたという．逆の言い方をすれば，家庭医としての専門的訓練を十分に受けている英国のGPでさえ「230マイナス102」名のなかに精神保健上の問題を見出すことができなかったことになり，ここでも早期介入の視点からみれば治療の機会を逸している人々が存在することが示されている．今日まで英国のGPはごく日常的に抗うつ薬などの向精神薬を用いて，相当数の精神症状を呈する患者に対応している．その結果，102名のうち精神科専門医へ紹介された者は24例にとどまっているし，さらに入院を必要とした者は6名であった．したがって，この時点で，何らかの精神症状をもつ約300名のうちの9割は，一度も精神科医の診療を受けないことになる．重要なことは，受診の機会を逃した者のなかには，軽症者ばかりではなく，統合失調症をはじめとする重度の精神疾患の前駆状態にある者も含まれている点にある．

　一般に，かかりつけ医や産業医など身体科の医師は，身体的愁訴をみれば社会的な機能障害よりも，まずは生命的危機に関するような疾患を発見することに注意を向けるだろう．抑うつや不安を自覚する患者が，主に身体症状を訴えているときに，その背後にある精神症状に素早く的確な診断を下すには相応の技能を要する．逆に，身体愁訴に相当する身体的所見が見出せないときには，精神疾患が存在しなくても，精神障害ありとみなされてしまうこともあるだろう．その多くの場合は，慢性的な疼痛や神経学的な訴えのある患者で，従来の身体疾患や症候群の診断基準を満たさない場合などである．精神科医であっても，すべての精神疾患には身体症状がつきものであり，すべての疾患はこころの負担になっていることを忘れられてはならない．

　不眠，焦燥，集中困難や軽度の意欲低下，不安，抑うつ，不快な気分，希死念慮などは，ライフイベントに遭遇した際に万人が呈する一般的な心理反応でもある．しかし，これらは重篤な精神疾患の初期あるいは前駆期の症状の特徴でもある．前駆状態は，「疾患（障害）」の基準は満たしていなくても，本人や家族の負担はかなり大きい場合もあり，援助を求めていたりケアを必要とする状態であったりする．これらの一般的な症状が前駆症状や初期症状となる症例を的確に診断する能力は，有効な治療を早期に開始することを可能とし，予後不良な疾患の転帰を良好なものにする可能性につながる．しかし，それは精神科医にとっても容易な課題ではない．繰り返しになるが，common mental disordersと呼ばれる不安や抑うつに代表されるありふれた精神症状と，統合失調症や躁うつ病などの精神病の前駆症状，さらに精神病を発症する思春期における心性に伴うさまざまな行動変化の間には，それぞれ大きな重複がある．精神科医には，重度の精神疾患の前徴であるかもしれないという視点と，健康な発達

における一過性の減少に過ぎないという視点の，両者を適切に持ち合わせ，使い分ける技能が求められている．そこで本書においては，第1部「早期段階の主訴・症候の診方と鑑別」において，これらの一般的精神症状の把握と対応についてエキスパートに執筆いただいた．

もちろんわが国では，受診経路自体が英国の例とは大きく異なり，精神科クリニックを直接受診するケースも多くあろうが，common mental disorders に悩む人々の多くは，やはり他科の専門医や開業医を受診しているはずである．かかりつけ医のメンタルヘルスにおけるゲートキーパーとしての役割は大きく，重いといえる．したがって，わが国でいえば，かかりつけ医と地域の精神保健サービスとの統合的アプローチあるいはネットワークともいえるものを形作る工夫が必要である．そこで，本書においては第2部「疾患別の早期段階における徴候，治療，対応」として，各疾患の早期段階における疾病の早期徴候の特性や治療，対応などのコツについて，また第3部「精神科未受診例の早期発見と支援」として，さまざまな場面における早期段階の症例の診方について執筆をお願いした．

医療費削減ムードのなかで新たなインフラの整備は期待薄である．現状のインフラと保険制度の縛りのなかで今日のニーズに応えられる精神保健サービスの新たな機能を発揮させるにはさまざまな困難がある．しかし，精神保健においても，医療経済的には疾患の予防こそが一番効果的であることを忘れてはならないだろう．

2 | 精神病未治療期間における脳損傷の進展

明らかな精神病症状を呈してから，初めて精神科専門医の治療を継続的に受け出したとみなされるまでの期間，すなわち治療開始の遅れを精神病未治療期間（DUP）と呼ぶ．現時点では，DUPは治療開始の遅れを評価する唯一の測定値である．これまでの数回の調査を合わせると，わが国のDUPは中央値で3〜5か月，平均値は16〜18か月に及んでいる．この長さは，医療先進国にあっては，精神疾患の治療開始にきわめて大きな遅れがあることを指摘せざるをえない．厚生労働科学研究費による「統合失調症の未治療期間とその予後に関する疫学的研究」における調査[3]では，初診の時点においてDUPが3年，すなわち生涯初診の段階ですでに治療臨界期を超えてしまっている症例が1/4にものぼっていることや，約1割では自殺未遂の既往があることなども報告されている．医療先進国であるはずのわが国においてさえ，統合失調症の治療開始にかかわる状況の改善は急を要する課題であることが示されている．

ドイツのHäfnerら[4]は初回エピソード統合失調症232名の連続例の患者に家族も含めた丁寧な後方視的面接を行い，非特異的な徴候も含め何らかの前駆的精神症状の出現が，初回エピソードにどれほど先立っていたかを調査した．その結果，最初に何らかの関連ある症状が呈されてから初回エピソードの開始までの期間は，平均で約4.8年にのぼったという（図2）．Häfnerらは，のちに統合失調症と診断される症例のおよそ9割がこの図のような発症経過をたどるとしている．精神病に先立つ前駆的精

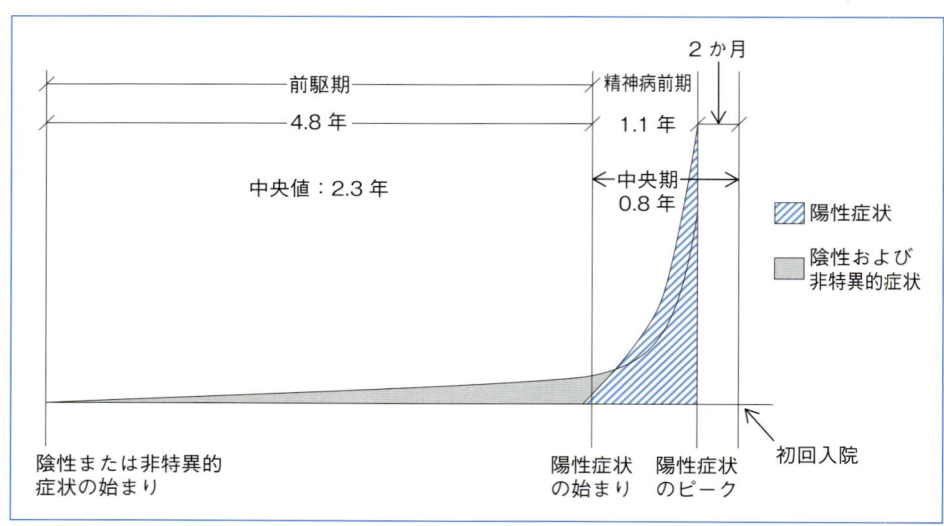

図2　初発徴候から初回入院までの経過(n＝232：男性108，女性124)
(Häfner H, Maurer K, Ruhrmann S, et al：Early detection and secondary prevention of psychosis：facts and visions. Eur Arch Psychiatry Clin Neurosci 254：117-128, 2004 を改変)

神症状には，精神病理学で強調される知覚過敏，軽微な知覚障害(幻覚など)，妄想気分など精神病により特異的な症候も含まれるが，さらに先立っては不眠や不安，焦燥，さらには不登校や閉居などの社会機能の障害が生じていることは前述のとおりである．別の言い方をすれば，顕在発症する前に何らかのアプローチをするチャンスは数年にわたり存在しているのである．

さらに重要なことは，こうした前駆期においてさえ，さまざまな認知機能の低下[5]や脳形態の変化，特に皮質容積の減少[6]が繰り返し報告されていることである．こうした発病初期における脳損傷進行に関する生物学的エビデンスについては，第4部7章「早期精神疾患をめぐる将来の研究の方向性」(271頁参照)において詳細に解説いただく．

● 早期介入のモデル

精神疾患のなかでも，特に精神病のような生涯罹病率が1〜2%の疾患に対しては，指標的介入(indicated prevention)と呼ばれる，早期の徴候を指標にそれを示した個体に対する重点的介入こそが，医療経済的な視点からも最適と考えられている．

ここで地域における早期介入の具体的なイメージを得るために，古典的なモデルを紹介したい．

このバッキンガム・プロジェクトと呼ばれる介入計画はFalloonらにより1984年から，英国オックスフォードのアイルスビュリーという人口35,000人の村で，17〜65歳の約20,000人を対象に行われた[7]．

精神疾患の予防を目的とした精神保健システム作りを目的としたこの計画は，家庭医(GP)の協力を得て彼らをあらゆる精神身体疾患のゲートキーパー役として再ト

レーニングし，同時に精神科医，保健師，看護師，ケアワーカーなどからなる多職種チームを編成した．

精神病状態の早期発見には，2段階からなるアプローチが展開された．1段階目は，前駆症状をもつ可能性のあるすべての患者を認識し専門家に紹介できるよう，GPにDSM-Ⅲにある統合失調症の前駆症状を再教育し，簡便なスクリーニングシートの活用を促すことであった．2段階目は，不眠，思考障害，それに伴う行動異常のような指標が発見されたときに，直ちに専門の精神保健ワーカーによる詳細なアセスメントが受けられるようなシステムを立ち上げることであった．GPからの紹介があれば，24時間以内に多職種チームの誰かによりアセスメントがなされた．前駆状態にあると判断されたケースに対しては，ストレスマネジメントや精神障害に関する本人や家族への心理教育といった心理社会的介入を頻回に行い，それにごく少量の抗精神病薬の投与を組み合わせ，包括的アプローチを実施した．

その結果，4年間の追跡期間中，発見された統合失調症の顕在発症はわずか1例のみで，これは人口10万人地域での年間発症率で0.75に当たり，同じ地域での介入前のデータからの予測値(7.4)を著しく下回った[7]．

この研究において介入の対象となった症例のなかには，追跡期間中には顕在発症には至らなかった症例も含まれていた．結果的な発症症例数の減少は望ましいものであったが，それらの症例が介入の結果として発症しなかったのか，自然経過として顕在発症には至らなかったのかを区別することはできない．ここに未発症症例への早期介入の倫理的課題が示され，統合失調症の顕在発症だけを標的とした早期介入の意義の評価には原著者も考察で述べているように慎重な判断が求められている．この後Falloonが主宰したOptimal Treatment Projectは，より一般的な地域介入と早期治療の重要性を示すためのより包括的なアプローチへ進展していった[8]．関心のある方には関連書籍を参照いただきたい．

統合失調症をはじめとする精神病の発症頓挫や初回エピソードへの包括的治療を主体とするわが国における早期介入の実際については，第4部において執筆いただいた．

おわりに―医療化することが目的ではない

症候学に頼った現在の診断分類をもとに考えたとき，精神疾患は個体による治療反応性の差異の大きな疾患であるということができるだろう．加えて重症化，すなわち疾病の進展による結果について考えるときには，疾患そのものがもたらす神経毒性による脳損傷の進展と，その直接の結果だけではないさまざまな社会機能の低下の二側面を検討する必要がある．その予測は困難であり，人類にとっていつの日にそれが可能なものとなるのか想像もつかない．

重症化を食い止めるために最も有効と思われる早期介入という手段を選ぶとき，それが治療学的に"正しい"手段であることが証明されるのを待つ必要はない．目の前に，患者が，あるいは何らかの精神的な困難に悩む健常な人がいるときに，"正しい"

方法がみつかるまで手をこまねいて苦悩する様子を観察していたほうがよいとする医療人はいないだろう．医療に援助を求めてきた人，help-seeking behavior を示した人に対して，医療には応需する義務がある．

早期介入の目的は健康人の医療化ではない．重症化させないアプローチをしっかり身につけ，自信をもって早期段階の精神疾患に向き合いたいものである．

●文献

1) Goldberg D, Huxley P：Common Mental Disorders：A Bio-social Model. Tavistock/Routledge, Londno, 1992〔中根允文（訳）：一般診療科における不安と抑うつ―コモン・メンタル・ディスオーダーの生物・社会的モデル．p 6, 創造出版，2000〕
2) Goldberg D, Huxley P：Mental Illness in the Community：The Pathway to Psychiatric Care. Tavistock, London, 1980
3) 水野雅文（研究代表者）：厚生労働省科学研究費補助金（障害者対策総合研究事業）―統合失調症の未治療期間とその予後に関する疫学的研究（平成 20〜22 年度総合研究報告書）．pp 7-34, 2011
4) Häfner H, Maurer K, Ruhrmann S, et al：Early detection and secondary prevention of psychosis：facts and visions. Eur Arch Psychiatry Clin Neurosci 254：117-128, 2004
5) Fusar-Poli P, Deste G, Smieskova R, et al：Cognitive functioning in prodromal psychosis：a meta-analysis. Arch Gen Psychiatry 69：562-571, 2012
6) Pantelis C, Velakoulis D, McGorry PD, et al：Neuroanatomical abnormalities before and after onset of psychosis：a cross-sectional and longitudinal MRI comparison. Lancet 361：281-288, 2003
7) Falloon IR：Early intervention for first episodes of schizophrenia：a preliminary exploration. Psychiatry 55：4-15, 1992
8) Falloon IR, Montero I, Sungur M, et al：Implementation of evidence-based treatment for schizophrenic disorders：two-year outcome of an international field trial of optimal treatment. World Psychiatry 3：104-109, 2004

●Further reading

- 水野雅文，村上雅昭，佐久間啓（編）：精神科地域ケアの新展開―OTP の理論と実際．星和書店，2004
  （Ian Falloon が提唱した Optimal Treatment Project に基づく包括的な地域ケアの実践が，東京都港区のみなとネット 21 プロジェクト，福島県郡山市あさかホスピタルのささがわプロジェクトをもとに実践的に解説されている）
- 水野雅文，鈴木道雄，岩田仲生（監訳）：早期精神病の診断と治療．医学書院，2010〔Jackson HJ, McGorry PD（eds）：The Recognition and Management of Early Psychosis：A Preventive Approach, Second Edition. Cambridge University Press, Cambridge, 2009〕
  （早期精神病の発見・診断・治療について，世界中の第一線臨床家・研究者が解説したテキスト．翻訳はわが国で早期介入を実践・研究するメンバーが総出で行った）
- 水野雅文（監訳），小林啓之（訳）：サイコーシス・リスクシンドローム―精神病の早期診断実践ハンドブック．医学書院，2011（McGlashan TH, Walsh BC, Woods SW：The Psychosis-Risk Syndrome：Handbook for Diagnosis and Follow-up. Oxford University Press, 2010）
  〔いわゆる at-risk mental state（ARMS）の診断意義，診断基準，症例，SIPS/SOPS などの診断ツールの最新版が解説されている．DSM-5 には今後の研究のための病態（Conditions for Further Study）の項目に減弱精神病症候群（準精神症症候群）（Attenuated Psychosis Syndrome）として掲載されている〕
- 水野雅文：一般診療科医と精神科医のメンタルヘルス連携ハンドブック．東京都福祉保健局障害者施策推進部精神保健・医療課，2012
  〔一般診療科医師（かかりつけ医）と精神科医の連携は，精神疾患の早期発見・早期治療には不可欠である．かかりつけ医が精神疾患を疑ったときの診療ガイドブックであり，疾患ごとに診断基準や検査ツールがまとめられている〕

〈水野雅文〉

第1部

早期段階の主訴・症候の診方と鑑別

第 1 章

不安

はじめに

　不安は誰しもが体験する情動反応で，不快でじっとしていられないような感覚を伴い，しばしば発汗，動悸などの自律神経症状が出現する．正常な不安は，危険を察知し，それに対して防御の準備を行うなど日常生活において適応的な側面をもっている．一方，病的な不安では，通常，危険が少ないと考えられる対象や状況においても防御反応が生じ，過剰な強度や頻度，持続期間の長さなどから，日常生活に機能障害を呈してしまうこととなる．病的な不安は，不安障害やうつ病性障害など多くの精神障害でみられ，統合失調症の妄想気分のような特有の不気味な不安緊迫感としてみられることもある．

　不安とうつとの関係については，特に英国で一元論か二元論かの大論争（The great debate）が行われたことを考えても，重要な問題であると考えられる．うつ病性障害に不安症状を伴う場合があることは，以前より検討されており，代表的なうつ病の症状評価尺度であるハミルトンうつ病評価尺度においても不安症状の評価項目が組み込まれている．近年の操作的診断による大うつ病性障害についての検討でも，何らかの不安障害を併存していることが多いことが示されている．

　統合失調症においても不安症状が出現することは，以前より指摘されているが，伝統的な階層的診断では，精神病性障害である統合失調症は，不安障害の上位診断であり，不安症状は併存しているというよりは，精神病症状から 2 次的に起こってきていると考えられることが多かったと思われる．しかし，近年の操作的診断による検討では，統合失調症における不安障害の併存は，統合失調症の経過，日常生活の障害度に陽性症状や陰性症状と独立して影響を与えることが指摘されてきており，不安障害と統合失調症を見分けることとともに統合失調症のなかに併存する不安障害をみつけることも重要な観点となってきている．

　DSM-5[1]によると，不安症/不安障害は，過剰な恐怖や不安，それに関連する行動上の障害を特徴とするものとされている．恐怖は現実に差し迫った危険に対する情動反応で，不安は将来の危険を予期することにより起こるものとされる．DSM-5 では，「分離不安症/分離不安障害」「選択性緘黙」「限局性恐怖症」「社交不安症/社交不安障害（社交恐怖）」「パニック症/パニック障害」「広場恐怖症」「全般不安症/全般性不安障

害」と典型的な発症年齢の低い順に整理されており，早期段階に症候をとらえる観点からは，この順番に特有の不安症状を確認していくことは有用と考えられる．また，物質・医薬品誘発性不安障害，他の医学的疾患による不安障害などを鑑別することが必要となる．それぞれの不安障害は，恐怖や不安が引き起こされる対象や状況，回避行動のとり方，恐怖や不安に対する特有の考えの起こり方などから鑑別されうるが，複数の不安障害の併存が多いことにも注意が必要である．通常の発達段階で起こってきやすい恐怖や不安との鑑別は，その過剰さ，持続期間の長さなどから行われることとなるが，このとき，社会文化的要素を考慮に入れることは重要である．

　多くの不安障害は発症年齢が低く，治療的対応が行われなければその後も持続し，のちにうつ病性障害や物質使用障害などほかの精神障害が併存してくる場合が多いため，不安障害の早期徴候の把握は長期的な日常生活の支障を回避し，ほかの精神障害の発症危険性を低下させる可能性を探る観点などにおいても意味があることと考えられる．

臨床的な位置づけ

　うつ病性障害における不安症状については，DSM-5では，不安性の苦痛を伴う(with anxious distress)ものを特定することが採用され，その重症度を4段階で評価することとなっている．大うつ病性障害の一亜型として不安うつ病(anxious depression)についての検討も行われてきているが，これらでは，主に2つの方法で不安うつ病が考えられている．1つ目は操作的診断基準で大うつ病性障害と診断され，かつ，不安症状が強いもの(ハミルトンうつ病評価尺度の不安/身体化症状項目得点≧7など)であり，2つ目は操作的診断基準で大うつ病性障害と診断され，かつ，何らかの不安障害が併存しているものである．前者は，次元的不安うつ病(dimensional diagnosis of anxious depression)，後者は症候的不安うつ病(syndromal diagnosis of anxious depression)などと呼ばれることもある[2]．米国における多数例による前方視的研究である Sequenced Treatment Alternatives to Relieve Depression(STAR★D)研究[3]では，ハミルトンうつ病評価尺度の不安/身体化症状項目得点≧7を不安うつ病として検討している．不安うつ病群では不安の弱いうつ病群と比較し，就業率や教育歴が低く，うつ病の重症度は高く，不安障害の併存は多く，抑うつ症状の重症度をコントロールしてもメランコリー/内因性の特徴をもつ者が多かったとされる．この不安うつ病群では65%に全般性不安障害の併存がみられ，治療反応率は低く，最終観察時点での残遺症状が多く，治療に対する忍容性は低く，副作用が現れやすかったという．このように，うつ病性障害において不安症状の強い群を取り出して検討してみることは，症候学的にも治療学的にも意味のあることと考えられる．

　最近行われた，Achimら[4]による52の研究の4,032例を対象としたメタ解析の結果では，統合失調症圏の疾患において少なくとも1つの不安障害が併存しているものは38.3%であり，そのうち社交不安障害が14.9%と最も多く，外傷後ストレス障害が

12.4％，強迫性障害が12.1％，全般性不安障害が10.9％，パニック障害が9.8％，特定の恐怖症が7.9％であったという．統合失調症に社交不安障害[5]，外傷後ストレス障害[6]，強迫性障害[7]，パニック障害[8]が併存すると自殺企図が多くなることが指摘されており，また，社交不安障害[9]，強迫性障害[10]，パニック障害[8]の併存は，精神病症状の重症度にも関連するとされている．さらに，社交不安障害[5]，外傷後ストレス障害[11]，強迫性障害[12]，パニック障害[13]の併存は，統合失調症による生活の質の低下にも関連しているとされる．このように，統合失調症においても精神病症状のみならず不安症状，不安障害の併存に注意をはらうことは重要と考えられる．

　不安障害の有病率が高いことは臨床的に重要である．米国の9,282人を対象としたDSM-Ⅳに基づくNCS-R（National Comorbidity Survey Replication）[14]によると，不安障害の生涯有病率は，分離不安障害が9.2％，特定の恐怖症が12.5％，社交不安障害が12.1％，パニック障害が4.7％，広場恐怖が1.3％，全般性不安障害が5.7％であったと報告されている．また，不安障害は治療的対応が行われなければ慢性に経過することが多く，のちにほかの精神障害が併存してくることにも注意が必要である．18歳以上の43,093人を対象とした米国のNESARC（National Epidemiologic Survey on Alcohol and Related Conditions）[15]によると，大うつ病性障害における不安障害併存の生涯有病率は，何らかの不安障害が41.4％，特定の恐怖症が20.4％，社交不安障害が12.8％，広場恐怖を伴うパニック障害が3.1％，広場恐怖を伴わないパニック障害が10.8％であったと報告されている．しかし，臨床的には前駆する不安障害は見逃されやすいことにも注意が必要である．Zimmermanら[16]が大うつ病性障害患者を対象に行った研究では，通常診療による診断と半構造化面接を使用した診断では併存する不安障害の診断率が異なり，社交不安障害では2.1％対32.7％，パニック障害では8.1％対15.7％，全般性不安障害では6.7％対20.0％であったと報告されている．さらに，不安障害は，自殺念慮，自殺企図と関連することも指摘されていることから，不安症状を見逃さず慎重に対応することが重要である[17,18]．

　不安障害の早期段階の対応としては，児童青年期にも注意をはらうことが必要である．通常の発達においても幼小児期には大きな音や知らない人に恐怖を抱くことはみられる．また，始歩期には愛着する対象から離れることや暗闇などに恐怖することもある．学童期には怪我をすることや自然災害などに不安を抱いたり，自分や周囲の人の健康に関して心配したりすることもみられるようになる[19]．恐怖や不安は発達段階において通常みられるものではあるが，その強度や頻度が過剰で持続期間が長く日常生活に機能障害を呈するようになってきていないかを，注意深く確認することが必要である．

　児童青年期の不安障害については，12か月有病率は10～20％程度とされている[20]．また，児童期の不安障害は青年期にほかの不安障害やうつ病性障害などが発症する危険因子ともされる[21]．児童期に不安障害が発症すると学業が難しくなり，その後，物質使用障害や行為障害なども併存してくることが多くなると指摘されている[22,23]．児童青年期の不安障害は有病率が高いにもかかわらず，見逃され治療的対応がなされな

いままになっていることが多い[24]．不安障害においても早期に発見し治療的対応を行うことは，児童青年期の子どもが学業や友人関係，家族関係の問題などその後の発達課題を達成し，成人期における良好な社会生活を営んでいけるようになるためにも重要であると考えられる．

さらに臨床的に重要なことは，不安障害をもつ親の子どもは不安障害を発症しやすく[25]，不安障害をもつ子どもの親は不安障害であることが多いということである[26]．親と子どもともに不安障害をもっている場合は，互いに影響し合うため治療においては注意が必要である．不安障害の発症要因としては遺伝的，気質的要因と環境的要因とを考える必要があるが，気質的要因としては行動抑制[27]や情報処理過程における特有の偏りが[28]，環境的要因としては不幸な出来事や親からの否定的な情報，親の不安な行動をモデリングすることなどが指摘されている[29]．行動抑制とは，幼小児期にみられる見慣れない人や環境に対して恐がりで無口，控えめな傾向であるが，この傾向は50％程度の子どもで児童期を通して維持され，不安障害発症の要因になることが多いとされる[27]．情報処理過程については注意の偏りと解釈の偏りが不安障害の発症要因として検討されている[28]．行動抑制をもつ子どもに親の不安傾向の強い養育態度が重なることが，不安障害発症の要因となりやすいため，家族を含め不安障害の治療を考えていくことも重要と思われる．

実際の診察・診断の流れ

1 │ 問診のポイント

(1) うつ病性障害

　うつ病性障害の診察の際には，抑うつ症状のみならず不安症状にも注意をはらって問診を行うことが重要と考えられる．特に発症年齢の低い分離不安障害，選択性緘黙，社交不安障害の併存については，生育歴，発達歴を聴取するなかで確認していく必要がある．パニック障害，広場恐怖，全般性不安障害についてはうつ病性障害の発症に伴って，あるいは発症のあとに出現してくることがあることにも注意する．

(2) 統合失調症

　統合失調症の初期症状としての不安症状も重要である．不安感を引き起こしうる出来事のあとに不安症状が起こっている場合でも，それが，何かに脅かされているような不気味な外界の変容感を伴った不安緊迫感でないかは常に確認する必要がある．併せて，幻聴や思考形式の障害が存在しないか注意深く問診することも必要である．

(3) 不安障害

　一方，それぞれの不安障害についての問診も重要である．分離不安障害は，愛着をもつものから離れることに対して過剰な恐怖や不安を感じることを特徴とするが，就

学前に発症することが多く，本人が症状を訴えることが難しいこともあるため，親による行動観察に関する陳述も重要となる．

　選択性緘黙は，特定の話をしなくてはいけない状況で全く話せなくなることを特徴とし，5歳以下の発症が多いとされるが，幼稚園や学校などに行き始める前にはあまり問題にされていないことが多い．診察場面でも全く話さないこともみられるため，親や教師による行動観察に関する陳述も重要となる．

　特定の恐怖症は，DSM-5では限局性恐怖症となり，恐怖刺激に基づき，動物（クモ，虫，犬など），自然環境（高所，嵐，水など），血液・注射・負傷（注射針，侵襲的な医学的処置など），状況（航空機，エレベータ，閉所など），その他（窒息や嘔吐につながる状況，子どもでは大きな音や着ぐるみなど）に分けられているが，特定の恐怖症では1つのみではなく複数の対象や状況に対して恐怖症症状をもつことが多いとされるため，訴えられる対象や状況以外にも恐怖症症状が出現していないか確認することは重要である．特定の恐怖症は児童期に発症することが多いが，どの年代でも発症する可能性はある．子どもの場合は，恐怖や不安を抱いたり，かんしゃくを起こしたり，じっと動かなくなったり，くっついて離れなくなったりすることで表現することがあるということも念頭においておく．

　社交不安障害は10歳代半ばで発症することが多いとされ，発症後，不登校になるなどして受診する場合もみられるが，対人交流場面を避けるようにして大学に進学したり，就職したりしている場合もあることに注意する．子どもの場合は，恐怖や不安を抱いたり，かんしゃくを起こしたり，じっと動かなくなったり，くっついて離れなくなったり，縮こまったり，社会的な状況で話せなくなったりすることで表現することがある．また，「自分から嫌な臭いが出ているのではないか」「変な目つきになっているのではないか」「おかしな表情や外見になっているのではないか」など特に気になっている症状があるかどうかを確認する．そして，「周囲の人の様子から直感的に感じとられるか」「どの程度それが確からしいか」「そのために自分が仲間に加わると周囲の人に迷惑をかけてしまうと感じるか」も確認する．また，「学校や職場などこれからもよい対人関係を維持しなければならない状況で症状が強くなるか」を尋ね，症状が状況依存性かどうかも確かめる．これらは，特にわが国で検討されてきた自己臭恐怖や自己視線恐怖，醜形恐怖などの確信型対人恐怖の症状としても重要である．

　パニック障害は，20歳代で発症することが多く，予期しないパニック発作が繰り返し起こり，1か月以上，もっと発作が起こるのではないかという心配，あるいは，発作と関連した行動上の変化が起こるといった特徴を有するため，これらを確認する．さらに，広場恐怖を伴っていないかの確認も行う．

　広場恐怖は，逃げることや助けを求めることが難しい状況で強い恐怖や不安が起こり，そのような状況を避けることを特徴とするため，問診ではこれらを確認する．パニック発作やパニック障害が広場恐怖に先行する例は，一般住民例では30%程度，臨床例では50%程度とされる．児童期に広場恐怖が発症することはまれで，青年後期〜成人前期に発症することが多いが，40歳代以降に発症することもある．パニッ

ク発作やパニック障害が先行しない広場恐怖の発症年齢は20歳代後半とされる．

　全般性不安障害は，日常生活の多くのことに対し過剰な不安や心配を呈することを特徴とする．全般性不安障害は青年期以前に発症することはまれであり，成人期以降〜老年期まで広い年代で発症する．仕事や健康，経済状況，家族に何か悪いことが起こるのではないか，家庭内の雑事を処理したり約束を守ったりすることができないのではないかなど，さまざまな心配が起こってくる．さらに，問診では，落ち着きのなさ，緊張感，イライラ感，疲れやすさ，集中力低下，筋緊張亢進，不眠などを伴っているかを確認する．

2 鑑別のポイント

(1) うつ病性障害

　発症年齢の低い分離不安障害，選択性緘黙，社交不安障害などの症状が一定期間持続し，日常生活の困難さが強くなり，その後，抑うつ症状が出現してきていると考えられる場合は，不安障害とうつ病性障害が併存していると診断し，それぞれの障害に対して治療的対応を考慮したほうがよいと思われる．パニック障害，広場恐怖，全般性不安障害などの症状が，抑うつ症状に伴って出現し，うつ病性障害の治療によって抑うつ症状の改善とともに軽快する場合は，うつ病性障害による不安症状と考えてよいかもしれない．このような不安うつ病においても，自殺念慮や自殺企図の可能性などに注意して経過をみる必要がある．

(2) 統合失調症

　特に思春期〜30歳代で，強い不安緊迫感が出現し，行動上の変化がみられてきた場合には，常に統合失調症の可能性を念頭におくことは重要と考えられる．明らかな対象や状況によらず，抽象的で漠然とした外界の変容感や破滅感を伴うものである場合は，妄想気分による不安緊迫感ではないか注意深く観察する必要がある．この際，周囲からの接触性が妨げられることが起こらないかについても確認していく．さらに，妄想知覚のようにこの不安緊迫感から知覚された現象の特殊な意味づけがなされ発展していかないかも注意してみていく．

(3) 不安障害

　それぞれの不安障害は，恐怖や不安が引き起こされる対象や状況，回避行動のとり方，恐怖や不安に対する特有の考えの起こり方などから鑑別を試みる．発症年齢の低い分離不安障害，社交不安障害は不登校の要因として重要であるが，分離不安障害では愛着をもつものから離れる恐怖や不安によるもの，社交不安障害では他者から否定的に評価されることに対する恐怖や不安によるものとして鑑別する．また，分離不安障害では夜間などに1人でいると「誰かが部屋を覗き込んでいる」「恐ろしいものが近づいてくる」などと訴えることがあり，精神病性障害との鑑別が必要になることがあ

る．そのような訴えは，夜間など特定の状況でしか起こらなかったり，愛着をもつものがそばにあると改善するなどが鑑別点となる．

選択性緘黙においては，コミュニケーション障害により，話すこと自体に問題が起こっていないか確認する必要があり，学校などの特定の社会的状況以外では問題なく話ができることで鑑別する．また，社交不安障害との関連が指摘されており，学校などの社会的状況で恐怖や不安が強くなり話をすることを回避していると考えられる場合は，両方の障害の併存を考慮する．

特定の恐怖症のみで，臨床場面に現れることは少ないと思われるが，児童期に特定の恐怖症が発症し，その後，ほかの精神障害が発症してくることが多いため，それらの障害の発症危険因子として重要と考えられる．状況型の特定の恐怖症と広場恐怖との鑑別は，どちらも飛行機や閉所，エレベータなど恐怖する状況が重なるため難しいことがある．鑑別点としては，状況型の特定の恐怖症では，飛行機が墜落してしまうのではないかと恐れるなど直接的な恐怖感により，その状況を回避することがあげられる．恐怖や不安が妄想的な考えに基づいて起こってきていないかどうかも確認し，精神病性障害と鑑別することも重要である．

社交不安障害と正常範囲の恥ずかしがり屋な性格傾向との鑑別は，主に社会的状況における恐怖や不安，回避行動がどの程度日常生活に支障をきたしているかによってなされることが多いと思われるが，支障をきたしているようであれば治療的対応を考慮したほうがよい．醜形恐怖症および妄想性障害の身体型については，わが国で特に検討されてきた自己臭恐怖，自己視線恐怖，醜形恐怖などの確信型対人恐怖との関係で重要と考えられる．DSM-5 では，それぞれ，外見へのとらわれのみに限定されているか，洞察が保たれているかによって社交不安障害と鑑別することがあげられているが，いずれの障害でも社会的状況での恐怖や不安，回避行動がみられる．回避性パーソナリティ障害では，社交不安障害よりも広範な回避行動がみられるとされるが，併存していると考えられることも多い．精神病性障害でも社会的状況における恐怖や不安がみられるが，ほかの精神病症状の有無で鑑別される．しかし，顕在発症前の状態とは鑑別が難しいこともある．

パニック障害では，パニック様発作を起こす可能性のある甲状腺機能亢進症，副甲状腺機能亢進症，褐色細胞腫，前庭機能不全，痙攣性疾患，僧帽弁逸脱症，不整脈などの一般身体疾患との鑑別は重要である．また，コカイン，アンフェタミン，カフェインなどの中枢神経刺激物質，アルコール，バルビツール酸などの中枢神経抑制物質の離脱症状ではないか確認する必要がある．特に 45 歳以上の発症や意識消失，失禁，不明瞭な会話，健忘などの症状がみられるときには，一般身体疾患や物質誘発性の不安発作の可能性を考慮して適切な検査や身体的検索を行う必要がある．パニック発作は，ほかの不安障害においても起こることがあるが，分離不安障害では家や愛着をもつものと離れることが，特定の恐怖症では恐怖している対象や状況が，社交不安障害では社会的状況が，全般性不安障害では過度の心配が誘因となり，状況依存性がみられる．パニック障害では，予期しない突然のパニック発作が特徴と考えられるが，状

況依存性のパニック発作と予期しないパニック発作が両方みられる場合は，ほかの不安障害とパニック障害が併存していると考えられる．

広場恐怖では，ほかの不安障害，うつ病性障害，物質使用障害などとの併存が多いことに注意が必要である．分離不安障害，特定の恐怖症，社交不安障害，パニック障害などは，広場恐怖に先行することが多く，うつ病性障害，物質使用障害などは広場恐怖発症後にみられることが多い．うつ病性障害でも外出することが難しくなることがあるが，これは，疲れやすさ，億劫感，自尊感情の低下などによるものであり，パニック発作が起こることを恐れて外出できないわけではないところが広場恐怖との鑑別点となる．

全般性不安障害における心配は，制御が困難であり，広がりが大きく，苦痛を伴っており，誘因がなくても持続期間が長く，頻繁に起こり，日常生活に支障をきたしてくることが多いとされ，これらが病的ではない通常の心配との鑑別点と考えられる．通常，強迫観念は自我違和的かつ侵入的なもので，強い衝動や心象を伴う点が全般性不安障害における心配とは異なる．また，うつ病性障害や精神病性障害においても過度の心配が起こることがあるが，その経過中のみに起こっている場合は全般性不安障害によるものとは考えない．

3｜経過観察時の注意点

(1) うつ病性障害

うつ病性障害，特に不安の強い不安うつ病については，より慢性化しやすく，自殺念慮や自殺企図の危険が高く，日常生活への障害度が大きく，治療反応性が得られにくいことなどが指摘されてきていることから，注意深く経過観察することが重要である．治療にあたっては，抑うつ症状のみならず，不安症状に対しても治療的介入を考慮して経過をみることが必要である．

(2) 統合失調症

強い不安緊迫感や，時に接触性が悪くなる様子がみられる場合は，統合失調症の可能性を考え，不安緊迫感の内容を注意深く確認する必要がある．併せて，周囲の人々が話をしているのを見ると，その内容がはっきりしなくても「自分の悪口を言っているのではないか」などと感じることはないかなど，精神病症状に発展していきそうな症状を確認していく．はっきりとした人の声にならないものでも不安緊迫感は強まることがある．

(3) 不安障害

分離不安障害では，増悪と軽快の時期があるとされ，症状の現れ方に年齢による違いがみられることに注意が必要である．幼小児期では，愛着をもつものから離れることに対する不安のみを訴えるが，学童期になると，事故や誘拐，強盗，死ぬことな

ど，特定のことで愛着をもつものから離れてしまうのではないかと心配するようになる．成人期では，引っ越しや結婚などの環境の変化に対応することが難しくなる．

　選択性緘黙では，同級生だけでなく教師とも話せないことで学業に支障をきたす場合がある．また，同級生などとの相互の社会的交流が難しくなり，からかわれたりいじめられたりすることが多くなることにも注意が必要である．

　社交不安障害では，不登校となったり，就職ができなかったり，結婚ができなかったりすることで日常生活に困難をきたすが，治療を求めて受診することは少ないとされる．自己治療的にアルコールなどを使用する場合もあり，物質使用障害の併存にも留意する必要がある．また，孤立した生活が続き，のちにうつ病性障害が併存してくることが多いことにも注意をはらう必要がある．

　パニック障害では，広場恐怖などのほかの不安障害やうつ病性障害との併存に注意が必要である．うつ病性障害が併存する例では，1/3 程度がうつ病性障害がパニック障害に先行し，2/3 程度がパニック障害がうつ病性障害に先行するとされる．薬の副作用などにも敏感なことが多く，頻回に救急外来などを受診することもあるため，注意を要する．

　広場恐怖は慢性に経過することが多く，その 1/3 以上はほとんど外出できない，仕事ができないなど日常生活に大きな支障をきたしていることに注意が必要である．特に男性では，物質使用障害が併存しやすいことに留意する必要がある．

　全般性不安障害は増悪と軽快を繰り返して慢性に経過することが多いとされ，ほかの不安障害やうつ病性障害との併存に注意をはらう必要がある．また，慢性の身体疾患をもつ老年期の症例では，倒れるのではないかと過剰に心配し，活動が制限されることが多くなることにも注意が必要である．

4｜治療導入のタイミングと注意点

(1) うつ病性障害

　うつ病性障害においては，不安症状を見逃さずに評価し治療を考えることが重要である．発症年齢が低い分離不安障害，選択性緘黙，社交不安障害などについては，不安障害に対して早期に治療導入し改善を図ることにより日常生活の困難さが軽減されると，のちにうつ病性障害が発症する危険性が低下する可能性はあると思われる．また，不安の強い不安うつ病の治療においては，自殺の危険性や治療反応性について，治療初期から注意をして対応することが重要と考えられる．

(2) 統合失調症

　統合失調症についても，早期に不安障害を治療し，不安障害に伴う日常生活の困難さを軽減することは，発症危険性を低下させる観点から意義があるかもしれない．統合失調症の前駆症状としての不安症状については，その鑑別が難しいことも考えられ，注意深い経過観察が必要である．

(3) 不安障害

　分離不安障害をもつ子どもの場合，登校を促すと怒り出し暴力をふるうことや，家庭内では親にまとわりつき，多くの要求をすることもみられ，親が疲弊していることもあり，早期の治療導入が望ましいと考えられる．

　選択性緘黙をもつ子どもの場合においても，学業に支障をきたし友人関係を築けず，いじめやからかいの対象となることも多いため，早期の治療導入が望ましいと考えられる．家庭では話ができているため，親は学校の問題のみを訴えることも考えられる．社会的状況で不安感が強くなりやすいことを改善していく必要があると親にも丁寧に説明していくことが求められる．

　特定の恐怖症では，恐怖する対象や状況を避けることで日常生活が制限されていることも多いため，可能であれば早期に治療導入することが望ましい．うつ病性障害や物質使用障害で受診した場合も，特定の恐怖症が存在していないか確認することは重要である．

　社交不安障害では，恥ずかしがり屋な性格傾向と考えて受診しないことも多いが，学業や仕事など日常生活に困難をきたしているようであれば，治療導入を考慮することが望ましい．不登校や就職の面接が受けられないなど，困難な状況であっても社交不安障害に気づかれず，周囲の人からも理解されないことで，ますます追いつめられていく場合があることにも注意が必要である．

　パニック発作に至らない症状限定発作においては，のちにパニック発作が出現する可能性があるため，注意して経過をみる必要がある．また，児童期に分離不安障害を呈しているとのちにパニック障害が発症する可能性が高くなることがあるため，注意が必要である．パニック障害には増悪時と軽快時があるが，のちに広場恐怖やうつ病性障害を伴ってくる可能性があるため，発症時には治療導入し注意深く経過観察することが重要と考えられる．

　広場恐怖は慢性に経過して寛解しにくく，重症化すればほとんど外出できなくなることもあるため，早期に治療導入することが望ましい．また，のちにうつ病性障害や物質使用障害などのほかの精神障害が併存してくる可能性もあり，注意を要する．

　全般性不安障害においては，幼小児期より心配性であったとする患者も多く，不安を感じやすい傾向の存在に注意が必要である．学童期より学校の成績などに過度にこだわったり，完璧主義な側面が強かったりする場合もある．成人期になり慢性の身体疾患に罹患すると，さまざまなことに対する心配が増強することもある．増悪と軽快を繰り返し慢性に経過するため，いずれかの時点で治療導入することが望ましい．特に日常生活への障害度やうつ病性障害の併存などを考慮して対応する必要がある．

5 ｜ 患者・家族説明のポイント

　不安は誰しもが体験する情動反応であるため，患者あるいは家族も不安症状の存在については理解しやすい側面はある．しかし，逆に，それが病的な不安で治療的対応

が必要であることについての理解は得られにくい可能性もあり，丁寧に臨床症状や予想される経過について説明する必要があると考えられる．また，不安障害の病態を説明する際には，遺伝的，気質的要因と環境的要因の双方を考慮することが重要であると考えられる．家族も不安障害あるいは不安を感じやすい傾向をもっていたり，うつ病性障害や物質使用障害をもっていたりする可能性についても考慮して説明することが必要になる場合もある．また，不安を感じやすい傾向をもつ家族のもとで生育する場合，親の行動をモデリングして発達する可能性や過保護な状況になることも考えられ，家族を含めて治療を考慮することも必要となる．

● 文献

1) American Psychiatric Association：Diagnostic and Statistical Manual of Mental Disorders：DSM-5. American Psychiatric Publishing, Washington DC, 2013
2) Ionescu DF, Niciu MJ, Mathews DC, et al：Neurobiology of anxious depression：a review. Depress Anxiety 30：374-385, 2013
3) Fava M, Rush AJ, Alpert JE, et al：Difference in treatment outcome in outpatients with anxious versus nonanxious depression：a STAR*D report. Am J Psychiatry 165：342-351, 2008
4) Achim AM, Maziade M, Raymond E, et al：How prevalent are anxiety disorders in schizophrenia? A meta-analysis and critical review on a significant association. Schizophr Bull 37：811-821, 2011
5) Pallanti S, Quercioli L, Hollander E, et al：Social anxiety in outpatients with schizophrenia：a relevant cause of disability. Am J Psychiatry 161：53-58, 2004
6) Tarrier N, Picken A：Co-morbid PTSD and suicidality in individuals with schizophrenia and substance and alcohol abuse. Soc Psychiatry Psychiatr Epidemiol 46：1079-1086, 2011
7) Sevincok L, Akoglu A, Kokcu F：Suicidality in schizophrenic patients with and without obsessive-compulsive disorder. Schizophr Res 90：198-202, 2007
8) Goodwin R, Davidson L：Panic attacks in psychosis. Acta Psychiatr Scand 105：14-19, 2002
9) Lysaker PH, Salvatore G, Grant ML, et al：Deficits in theory of mind and social anxiety as independent paths to paranoid features in schizophrenia. Schizophr Res 124：81-85, 2010
10) Cunill R, Castells X, Simeon D：Relationships between obsessive-compulsive symptomatology and severity of psychosis in schizophrenia：a systematic review and meta-analysis. J Clin Psychiatry 70：70-82, 2009
11) Calhoun PS, Bosworth HB, Stechuchak KA, et al：The impact of posttraumatic stress disorder on quality of life and health service utilization among veterans who have svhizophrenia. J Trauma Stress 19：393-397, 2006
12) Braga RJ, Mendlowicz MV, Marrocos RP, et al：Anxiety disorders in outpatients with schizophrenia：prevalence and impact on the subjective quality of life. J Psychiatr Res 39：409-414, 2005
13) Ulaş H, Polat S, Akdede BB, et al：Impact of panic attacks on quality of life among patients with schizophrenia. Prog Neuropsychopharmacol Biol Psychiatry 34：1300-1305, 2010
14) Kessler RC, Berglund P, Demler O, et al：Lifetime prevalence and age-of-onset distributions of DSM-Ⅳ disorders in the National Comorbidity Survey Replication. Arch Gen Psychiatry 62：593-602, 2005
15) Hasin DS, Goodwin RD, Stinson FS, et al：Epidemiology of major depressive disorder：results from the National Epidemiologic Survey on Alcoholism and Related Conditions. Arch Gen Psychiatry 62：1097-1106, 2005
16) Zimmerman M, Chelminski I：Clinician recognition of anxiety disorders in depressed outpatients. J Psychiatr Res 37：325-333, 2003
17) Sareen J, Cox BJ, Afifi TO, et al：Anxiety disorders and risk for suicidal ideation and suicide attempts：a population-based longitudinal study of adults. Arch Gen Psychiatry 62：1249-1257, 2005
18) Boden JM, Fergusson DM, Horwood LJ：Anxiety disorders and suicidal behaviours in

adolescence and young adulthood：findings from a longitudinal study. Psychol Med 37：431-440, 2007
19) Connolly SD, Bernstein GA：Work Group on Quality Issues：Practice parameter for the assessment and treatment of children and adolescents with anxiety disorders. J Am Acad Child Adolesc Psychiatry 46：267-283, 2007
20) Costello EJ, Egger HL, Angold A：The developmental epidemiology of anxiety disorders. Ollendick TH, March JS (eds)：Phobic and Anxiety Disorders in Children and Adolescents—A Clinician's Guide to Effective Psychosocial and Pharmacological Interventions. pp334-380, Oxford University Press, New York, 2004
21) Bittner A, Egger HL, Erkanli A, et al：What do childhood anxiety disorders predict? J Child Psychol Psychiatry 48：1174-1183, 2007
22) Marquenie LA, Schadé A, van Balkom AJ, et al：Origin of the comorbidity of anxiety disorders and alcohol dependence：findings from a general population study. Eur Addict Res 13：39-49, 2007
23) Weissman MM, Wolk S, Wickramaratne P, et al：Children with prepubertal-onset major depressive disorder and anxiety grown up. Arch Gen Psychiatry 56：794-801, 1999
24) Chavira DA, Stein MB, Bailey K, et al：Child anxiety in primary care：prevalent but untreated. Depress Anxiety 20：155-164, 2004
25) Warner V, Mufson L, Weissman MM：Offspring at high and low risk for depression and anxiety：mechanisms of psychiatric disorder. J Am Acad Child Adolesc Psychiatry 34：786-797, 1995
26) Cooper PJ, Fearn V, Willetts L, et al：Affective disorder in the parents of a clinic sample of children with anxiety disorders. J Affect disord 93：205-212, 2006
27) Turner SM, Beidel DC, Wolff PL：Is behavioral inhibition related to the anxiety disorders? Clinical Psychology Review 16：157-172, 1996
28) Hadwin JA, Garner M, Perez-Olivas G：The development of information processing biases in childhood anxiety：a review and exploration of its origins in parenting. Clin Psychol Rev 26：876-894, 2006
29) Fisak B Jr, Grills-Taquechel AE：Parental modeling, reinforcement, and information transfer：risk factors in the development of child anxiety? Clin Child Fam Psychol Rev 10：213-231, 2007

〈朝倉　聡〉

第2章 抑うつ

● はじめに

　精神医学では，正常か異常かの判断（線引き）が古くて新しいテーマとして，いまだにわれわれの前に大きく立ちはだかっている．精神的な不調が正常範囲のものか，異常（病的）なものか，その判断が治療開始の可否を決めるきわめて重要なポイントになる．

　正常/異常の線引きを行う一応の目安として，質的な変調か量的な変調かという考え方がある．質的な変調とは，健常人ならば普段は体験しないようなもので，幻覚がその代表である．そして，質的な変調は異常（病的）と考えられる．一方，量的な変調とは，健常人も普段から体験するようなもので，不安やうつ気分がその代表である．したがって，量的な変調は，少しでも現れたら直ちに異常（病的）ということにはならない．量の多寡が過ぎると異常（病的）だと判断されることになる．ここで，「どこでその線引きを行うのか」という悩ましい問題にぶつかることになる．本章のテーマである抑うつはまさにそのジレンマの好例である．「過剰診断 vs. 過少診断」がいつも問題になる．

　現在，われわれは米国精神医学会作成のDSM（現在第5版）[1]という診断基準をもっている．正常/異常の線引きを考えるとき，何らかの拠り所が必要になる．DSMが世界的に流布している現状を考えると，これを無視することはできない．しかし，DSMの大うつ病性障害（major depressive disorder；MDD）に対して，診断基準が緩すぎるという批判がある．ある一定以上の重症度があり，「これぞうつ病」として策定されたはずのMDDですら，過剰診断の批判を受けているのである．例えば，あるコホートを経時的に追うと，その期間中に約40％がMDDの基準を満たす[2,3]．「人口の4割がうつ病になるのはおかしい」という批判[2]が当然出てくる．

　早期発見を重視するならば，ある程度の偽陽性はやむをえず発生し，過剰診断に傾くことになる．しかし，人口の4割が「病気」になってしまう診断基準はさすがに再考の余地がありそうだ．おそらく，現行のMDD診断基準は，正常範囲の抑うつ（normal distress）をキャッチしてしまう率が高いのだろう．われわれ医療者はMDDの中の正常/異常を診立てる必要がある．

臨床的な位置づけ―病的な抑うつの見分け方

1 単極性うつ病について

　抑うつに関する「重症化させないための精神疾患の診方と対応」でまず大事な点は，normal distress と，病気としてのうつ病との見分け方である．先述のように DSM の MDD の中にも normal distress が入り込んでいる可能性が高いので，まずはこの点から検証しておこう．このテーマを一貫して研究しているグループに Wakefield らがおり，最近も臨床に還元できる研究結果を発表している[4]．それによると，初発の MDD で，社会機能の障害が軽度で，精神運動抑制も無価値感も自殺念慮も精神病症状もなく，6 か月以内に寛解するケース（治療の有無を問わず）は，3 年後の MDD の発生率・GAD（generalized anxiety disorder，全般性不安障害）の発生率・自殺未遂の発生率がいずれも MDD の既往がない人と同等であり，それ以外の MDD 群に比べると有意に低かった．うつ病という病気は再発性の疾患であるという前提に立てば，「初発の MDD で，社会機能の障害が軽度で，精神運動抑制も無価値感も自殺念慮も精神病症状もなく，6 か月以内に寛解するケース」は一時的に MDD のレベルに達したものの，normal distress であったと考えられる．

　この結果から得られるヒントは，抑うつ症状の内容と持続期間が重要ということである．つまり，精神運動抑制，無価値感，自殺念慮，精神病症状のいずれかがあれば，病気としてのうつ病である可能性がきわめて高い．また，症状の内容によらず，持続期間が 6 か月を超えていれば病気の可能性がきわめて高い（表 1-1）．

　日常臨床に落とし込んで考えると，初発で社会機能の障害が軽度の MDD を初診で診た時，上記の 4 症状がすべてなく，発症から 6 か月以内であれば，積極的な抗うつ薬治療は必要ないと考えられる．逆に，上記 4 症状のうち 1 つでもあれば，発症からの期間にかかわらず，医学的な治療を進める．また，症状の内容によらず，発症から 6 か月以上持続しているケースでも，医学的な治療を進める．

　「軽症うつ病には抗うつ薬を使わないほうがよい」という単純な論調が広がりつつあるが，軽症群の中にも医学的治療を要する人がいることを認識する必要がある．また逆に，MDD をみたらとにかく抗うつ薬を処方する，という考えも極端すぎる．上記

表 1-1　うつ病（病気）と正常抑うつの特徴

normal distress でもみられる MDD 症状	うつ病（病気）である可能性が高い特徴
抑うつ気分 興味・喜び感の著しい減退 食欲減退 不眠 気力減退，易疲労 思考力・集中力の減退 精神運動抑制は目立たない（→社会機能の障害が軽度）	精神運動抑制 無価値感 希死念慮・自殺念慮 精神病症状（幻覚，妄想） 抑うつの持続が 6 か月以上

2 | 双極性障害について

　もう1つ，抑うつから始まる重要な病気として双極性障害がある．躁状態から始まるケースでは診断に困ることは少ない（ただし，統合失調症との鑑別に留意を要する）が，実際には抑うつ状態から始まり，うつ病の診断で治療を受けている人が多い．そこで，受診・未受診にかかわらず，抑うつ状態をみたら，双極性障害の可能性を念頭におく必要がある．その患者が将来，双極性障害として顕在化する可能性を示唆する所見として，Ghaemiら[5]の案が参考になる（表1-2）．双極スペクトラム障害という疾患単位はDSM-5[1]では採用されていないが，Ghaemiらの定義案[5]は臨床経験とデータに基づいており，傾聴に値する．

3 | ARMS（at-risk mental state）について

　抑うつの診立てでもう1つ重要なテーマはARMS（at-risk mental state）の問題である．統合失調症の症状の1つとして抑うつ状態があることはよく知られているが，統合失調症の診断がつくのであれば，その抑うつも治療の対象にすることに異論はないだろう．問題は統合失調症の診断がつくほどではないARMSと呼ばれる状態における抑うつをどう診立てるかである．ARMSの約40％にうつ病性障害がみられるという報告[6]があるほど，ARMSには高率に抑うつがみられる．

　ARMSの厳密な定義は難しいが，一応の目安はある．①短期間の間欠的な精神病状態，②微弱な陽性症状（精神病レベル未満の陽性症状），③遺伝的リスク（第1親等に統合失調症スペクトラム障害を認めるか，本人に失調型パーソナリティ障害を認め

表1-2　双極スペクトラム障害：定義案

A. 1回以上の大うつ病エピソード
B. 原発性の軽躁病または躁病エピソードがない
C. 以下のどちらかと，Dのうち2つを満たす．または，以下の両方と，Dのうち1つを満たす
　1. 第一度近親者（親・子・同胞）に双極性障害の家族歴
　2. 抗うつ薬に誘発された躁病または軽躁病
D. Cのうち1つも満たさない場合は，以下の9項目のうち6項目を満たす
　1. 発揚気質（基底気分が非抑うつ的）
　2. 繰り返す大うつ病エピソード（4回以上）
　3. 短い大うつ病エピソード（平均3か月未満）
　4. 非定型の抑うつ症状（DSM-Ⅳの診断基準）
　5. 精神病性の大うつ病エピソード
　6. 若年発症の大うつ病エピソード（25歳未満）
　7. 産後発症の大うつ病エピソード
　8. 抗うつ薬の効果の「へたり」（急性の効果はあるが，予防効果がない）
　9. 3つ以上の抗うつ薬治療に反応しない

（Ghaemi SN, Ko JY, Goodwin FK：Journal of Psychiatric Practice 7：287-297, 2001 より許可を得て転載）

る場合)と機能低下(社会的職業的機能の低下)の併存である[7]．そもそもARMSは統合失調症発症前の状態として概念提示されたものだが，抑うつや不安，強迫症状など多彩な精神症状を併せもつことが知られている[8]．

ARMS自体の意義には賛否両論ある．プライマリケア医やスクールカウンセラーなど何らかの経路で精神科臨床につながったARMS群のうち1年後に何らかの精神病に進展するのは22%であるが，一般人口の調査ではARMS群のたった0.6%しか1年後にそうならないという結果をふまえ，ARMS概念の妥当性に疑問を投げかける意見がある[9]．しかし，筆者は診察室を訪れた人の2割が1年後に精神病に進展しているという結果は無視できない値であると考える．また，精神病以外に目を転じてみると，ARMS群の約70%にDSMのI軸診断がつき，約40%にII軸診断がつく[9]．主な精神症状として，うつ症状，躁症状，不安，物質乱用・依存などがあげられており，精神病に進展しない群でも総じて転帰不良であることが示唆されている[9]．これより，精神病への進展を念頭におきつつ，しかしそれに限定しない視点をもってARMSをみる必要がある．この視点をもてば，ARMSから多彩な精神疾患を発見することができ，その臨床的な意義は大きいと筆者は考えている．

抑うつとARMSの関係として重要なことは，抑うつ併存群のほうが社会的機能ならびに全体的な機能などの点で予後不良であることだ[9,10]．そのような抑うつ状態に対する治療は必ずしも精神病への進展を防ぐことにはならないが，機能的な予後を改善させる可能性は示唆されている[10]．若者の抑うつをみたらARMSのことを思い出し，他の精神症状をチェックすることが臨床的に重要だといえる．そして，それに該当するなら，その抑うつを治療の対象とするか，あるいは少なくとも注意深い経過観察の対象とすべきである．

実際の診察・診断の流れ

1│問診のポイント

抑うつをみたら，まずは過去の精神科病歴を確認すること．過去に中等症以上(社会生活に支障をきたすレベル)の抑うつ状態があるなら，現在軽症であっても病気としてのうつ病である可能性が高い．また，双極性障害や統合失調症など他の精神疾患の病歴があるなら，病気の症状あるいは併存症としての抑うつと考えて治療を検討していくことになる．

次のポイントは，正常範囲の抑うつ(normal distressやnormal sadness)なのか，病的なものなのかの診立てである．病前性格や，トリガーとなる出来事の有無(了解可能性)だけで判断すべきではない．信頼できるエビデンスは表1-1にまとめたとおりである．抑うつ症状の内容と持続期間を必ず確認する．精神運動抑制，無価値感，希死・自殺念慮，精神病症状のいずれかがあれば，病気としてのうつ病である可能性がきわめて高いため治療の対象とする．また，症状の内容によらず，持続期間が6か

月を超えている場合も病気の可能性がきわめて高いので治療の対象とする．

ARMSとの関連でいえば，精神病症状が間欠的あるいは微弱であっても，その抑うつには注意を要する．あるいは本人の遺伝的リスク（第1親等に統合失調症スペクトラム障害を認めるか，本人に失調型パーソナリティ障害を認める場合）と社会的・職業的機能低下の併存があれば，これにも注意を要する．精神病への移行だけではなく，ARMSは多彩な精神疾患を示唆する状態としても知られているので，抑うつをみたら，他の精神症状を確認する習慣をつけておきたい．

病的な抑うつと判断したなら，双極性障害の可能性を念頭においた問診を行う．まずは軽躁・躁エピソードの確認である．しかし，それらがはっきりしない場合も少なくない．ここであっさりと双極性の可能性を捨て去るのではなく，Ghaemiらの定義案[5]（表1-2）をチェックする．

表1-1に基づくチェックで病的だと判断されない場合でも，家族歴の確認は重要である．Ghaemiらの定義案[5]にもあるとおり，双極性障害の家族歴は本人の双極性障害を示唆する．単極性うつ病もある程度の遺伝性が考えられていることから，その家族歴の確認も必要である．家族歴は現在の抑うつが病的であることを示唆する．家族歴の確認での留意点は，一般の人はうつ病と双極性障害の区別を知らないことが多いということである．それらをまとめて「うつ病」ととらえている人が多いので，その中には双極性が混ざり込んでいる可能性を念頭においておく．

2｜鑑別のポイント

ここまで述べてきたことに鑑別点が含まれている．それらをフローチャート的にまとめておく（図1-1）．本文で補足しながら活用していただきたい．

3｜経過観察時の注意点

肝に銘じておくべきことは，初診時に下した診断が固定的な診断ではないということである．例えば，初診時に適応障害と診断し，その時点ではそれが正しくとも，経過中にMDDの診断基準を満たせば，病名を変更し治療方針も立て直さねばならない．もう1点強調しておきたいことは，患者の症状や生活状況などに関する客観情報ならびに家族歴について，可能な限り，患者以外の情報提供者から情報を得ておくことである．

以下，「臨床的な位置づけ」の項で前述した場合分けに準じてポイントを述べる．

(1) 単極性うつ病

横断的にMDDに合致するほどのレベルであっても，過去に精神科病歴がなく，現在，精神運動抑制，無価値感，希死・自殺念慮，精神病症状のいずれもなく，発症から6か月未満であれば，積極的な薬物療法は必要ない．ただ，そのような抑うつ状態

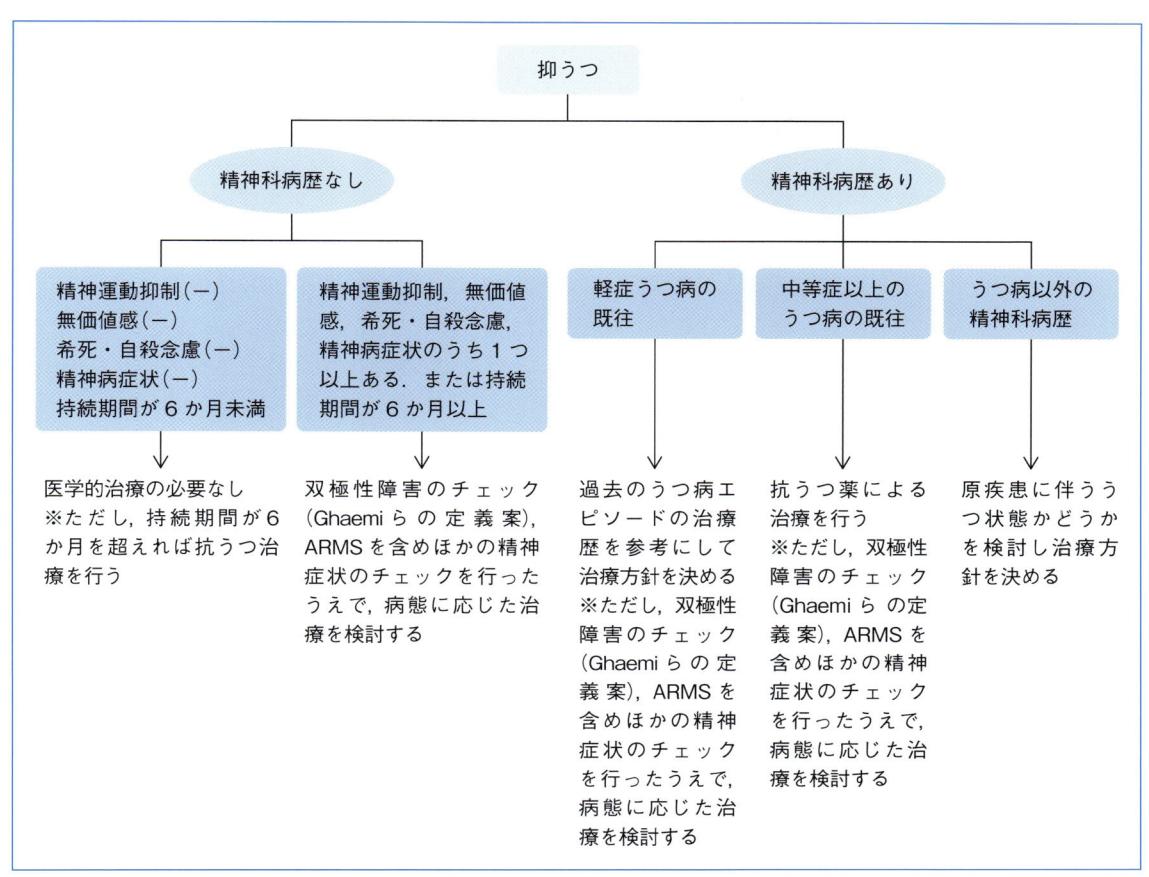

```
                          抑うつ
                    ┌───────┴───────┐
              精神科病歴なし         精神科病歴あり
            ┌─────┴─────┐      ┌──────┼──────┐
        精神運動抑制(−)  精神運動抑制，  軽症うつ病の  中等症以上の  うつ病以外の
        無価値感(−)     無価値感，    既往        うつ病の既往   精神科病歴
        希死・自殺念慮(−) 希死・自殺念慮，
        精神病症状(−)   精神病症状のうち1つ
        持続期間が6か月未満 以上ある．または持続
                       期間が6か月以上
            ↓              ↓             ↓            ↓            ↓
      医学的治療の必要なし 双極性障害のチェック 過去のうつ病エ  抗うつ薬による  原疾患に伴ううつ
      ※ただし，持続期間が6 (Ghaemiらの定義案)， ピソードの治療 治療を行う    つ状態かどうか
      か月を超えれば抗うつ治 ARMSを含めほかの精神 歴を参考にして ※ただし，双極性 を検討し治療方
      療を行う           症状のチェックを行った 治療方針を決める 障害のチェック   針を決める
                       うえで，病態に応じた治 ※ただし，双極性 (Ghaemiらの定
                       療を検討する         障害のチェック   義案)，ARMSを
                                          (Ghaemiらの定   含めほかの精神
                                          義案)，ARMSを   症状のチェック
                                          含めほかの精神   を行ったうえで，
                                          症状のチェック   病態に応じた治
                                          を行ったうえで，  療を検討する
                                          病態に応じた治
                                          療を検討する
```

図1-1 抑うつの診立てと対応

でも6か月を超えて続けば，病気のうつ病である可能性が高いので，それを確認するような経過観察は必要である．そして，発症後6か月までの間でも，上記4症状のいずれかが出現しないかという経過観察も必要である．症状や社会機能レベルを確認するために，患者以外の情報提供者からの情報を必要に応じて得るようにする．

(2)双極性障害

双極性障害の診断が明確につくなら，積極的な医学的治療を要するので，ここでいう「経過観察」の対象ではない．

問題は，軽躁・躁エピソードのはっきりしない抑うつ状態である．Ghaemiの定義案[5](表1-2)を参考にしながら診立てを行い，治療者の中で双極性診断の確度が高まったなら，それを患者に説明し，治療方針を一緒に検討していくのがよいと筆者は考えている．患者が若年者で，本人への告知がためらわれる場合には，親をはじめとする近親のキーパーソンにまず説明し，今後の対応を検討していく．

(3) ARMS

統合失調症の診断が確定しているなら，積極的な医学的治療を要するので，ここでいう「経過観察」の対象ではない．

抑うつをみたら ARMS をチェックする習慣をつけておく．間欠的あるいは微弱な精神病症状，あるいは本人の遺伝的リスク（第 1 親等に統合失調症スペクトラム障害を認めるか，本人に失調型パーソナリティ障害を認める場合）と社会機能低下の併存を早い段階で確認しておく．この確認は一度だけではなく，抑うつの経過をみながら，折に触れ行う．近親のキーパーソンからの情報も必要に応じて得るようにする．また，ARMS は多彩な精神疾患を示唆する状態としても知られているので，他の精神症状を確認する習慣をつけておきたい．

治療者の中で ARMS 診断の確度が高まったなら，それを患者に説明し，治療方針を一緒に検討していくのがよいと筆者は考えている．患者が若年者で，本人への告知がためらわれる場合には，親を始めとする近親のキーパーソンにまず説明し，今後の対応を検討していく．

4 | 治療導入のタイミングと注意点

診断が何であれ，あるいは診断基準を満たすほどではない閾値下の状態であれ，患者の主観的な苦痛が大きいか，社会機能の低下が明らかであるなら，治療導入を考える．その際に問題になるのは，薬物療法を行うかどうかである．身体的に非侵襲的な治療（心理教育やカウンセリングなど）や社会的なケアを行うことについては大きな異論は出されないであろう．

(1) 抑うつに対する抗うつ薬治療

軽症レベルのうつ病に対して「抗うつ薬のベネフィット/リスク比が乏しいので，最初の治療としては勧められない」という英国の NICE ガイドラインのフレーズが本邦でもよく知られているわけだが，その結果，「軽症うつ病＝抗うつ薬は使用しない」という短絡的な方針に陥る治療者が出てきはしまいかと危惧される．最初は身体的に非侵襲的な治療方針を勧める英国でさえ，その方針の治療が奏効しなければ，次のステップとして抗うつ薬が勧められている[11]．つまり，抗うつ薬の効果が否定されているわけではないということを治療者は知っておくべきである．

では，MDD の基準を満たせば，全例に抗うつ薬を始めればよいのか―これもまた短絡的だろう．どの時点から抗うつ薬を始めればよいのか―その判断材料となるのが，すでに紹介した Wakefield ら[4]の研究結果である（表 1-1）．抑うつ状態にある人で，精神運動抑制，無価値感，希死・自殺念慮，精神病症状のいずれかがあれば，抗うつ薬治療の対象になる．また，症状の内容によらず，持続期間が 6 か月を超えている場合もその対象になる．

MDD よりも軽いレベルの抑うつにはどうすればよいか？　主要な治療ガイドライ

ンをみると，このような抑うつにも抗うつ薬の効果が否定されているわけではないことがわかる[11]．持続期間が2年以上であったり，過去に中等症以上のうつ病エピソードを有していることであったり，最初の非侵襲的な治療が奏効しない場合などという条件が付けられているが，抗うつ薬も治療の選択肢として数えられている．筆者自身はここでも Wakefield ら[4]の4症状を重視している．全体として軽い印象を受ける抑うつ状態であっても，症状の内容を確認することが大切である．

(2) 抗うつ薬治療における注意点

抗うつ薬を投与する際には，副作用に注意せねばならない．重篤な副作用には特に注意が必要で，ここでは自殺関連事象について述べておく．25歳未満ではプラセボと比べて抗うつ薬によると思われる自殺関連事象が有意に多い（オッズ比：1.62）[12]．このような事象は投与初期や増薬期に現れやすいといわれているので，25歳未満に抗うつ薬を投与する際にはそのリスクを本人と家族に説明し，少量から開始してゆっくり増薬し，増薬している間は週1回以上診察するのが望ましい．自殺関連事象発生の要因としてアカシジアが背景にあると考えられている．患者，家族には「イライラが強くなったり，落ち着かなくなったり，死にたい気持ちが強まったりしたら，抗うつ薬を中止して，連絡をください」と伝える．

自殺関連事象などと副作用に書かれてしまうと，抗うつ薬の処方控えが懸念される．これをふまえ，米国 FDA (Food and Drug Administration) は「うつ病自体が自殺の強い危険因子であり，深刻な病気である」ことを抗うつ薬の警告文の中に入れるよう勧告し，過度な処方控えに注意を払っている．抗うつ薬によると思われる自殺関連事象の発生率は多く見積もって5％程度と考えられる．治療者の側の慎重すぎる処方態度によって抗うつ治療が不十分になることは避けたい[13]．

抗うつ薬投与でもう1つ注意せねばならない問題は躁転である．軽躁・躁エピソードのない抑うつ状態でのその予測は大変難しいが，Ghaemi の定義案[5]（表1-2）に基づいて双極性の診立てをつけておくことが役立つだろう．

ARMS にみられる抑うつ状態への抗うつ薬治療の評価は定まっていないようである．本章でここまで述べてきた抗うつ薬治療を要する抑うつと同じ基準で考えてよいのではないかと筆者は考えている．

5 | 患者・家族説明のポイント

インフォームド・コンセントやシェアード・ディシジョン・メイキングが勧められる今日，患者や家族に診立てや治療方針を説明しないまま，治療者の判断だけを伝えるという態度は望ましくない．医学的な治療を要さない抑うつなのか，積極的な治療を要する抑うつなのか，抗うつ薬を使うのがよい状態なのか，抗うつ薬を使う際に注意することは何か，など患者や家族への説明時に重要となるポイントについて，エビデンスを援用しつつ筆者の考えを述べてきた．ご再読いただければ幸いである．

悪い知らせを伝えるには配慮を要する．特に若い患者には一層の慎重さが必要である．しかし，診立てと治療を伝えないわけにはいかない．筆者はまず親にそれらを伝え，親との関係を構築しつつ，患者本人にいつ，どのように伝えるかを検討するようにしている．親をはじめキーパーソンと治療者との関係性は非常に重要であり，患者を支えるサポートになりうる．キーパーソンを同定し，早い段階で連絡をとっておくことを心がけたい．

● 文献

1) American Psychiatric Association：Diagnostic and Statistical Manual of Mental Disorders, Fifth Edition. American Psychiatric Publishing, Washington DC, 2013
2) Parker G：Is depression overdiagnosed? Yes. BMJ 335：328, 2007
3) Moffitt TE, Caspi A, Taylor A, et al：How common are common mental disorders? Evidence that lifetime prevalence rates are doubled by prospective versus retrospective ascertainment. Psychol Med 40：899-909, 2010
4) Wakefield JC, Schmitz MF：Predictive validation of single-episode uncomplicated depression as a benign subtype of unipolar major depression. Acta Psychiatr Scand Aug 17. doi：10.1111/acps.12184, 2013
5) Ghaemi SN：Mood Disorders：Practical Guide in Psychiatry, Second Edition. Lippincott Williams & Wilkins, Philadelphia, 2007〔松崎朝樹(監訳)：気分障害ハンドブック．メディカル・サイエンス・インターナショナル，2013〕
6) Fusar-Poli P, Nelson B, Valmaggia L, et al：Comorbid depressive and anxiety disorders in 509 individuals with an at-risk mental state：impact on psychopathology and transition to psychosis. Schizophr Bull 40：120-131, 2014
7) 根本隆洋，水野雅文：精神病発症危険状態への薬物療法について．精神科治療学 28：901-908, 2013
8) Hui C, Morcillo C, Russo DA, et al：Psychiatric morbidity, functioning and quality of life in young people at clinical high risk for psychosis. Schizophr Res 148：175-180, 2013
9) Fusar-Poli P, Yung AR, McGorry P, et al：Lessons learned from the psychosis high-risk state：towards a general staging model of prodromal intervention. Psychol Med 44：17-24, 2014
10) Fulford D, Niendam TA, Floyd EG, et al：Symptom dimensions and functional impairment in early psychosis：More to the story than just negative symptoms. Schizophr Res 147：125-131, 2013
11) Davidson JRT：Major depressive disorder treatment guidelines in America and Europe. J Clin Psychiatry 71(suppl E1)：e04, 2010
12) Stone M, Laughren T, Jones ML, et al：Risk of suicidality in clinical trials of antidepressants in adults：analysis of proprietary data submitted to US Food and Drug Administration. BMJ 339：b2880, 2009
13) 張 賢徳，広井真介：抗うつ薬と衝動性・自殺．こころの科学 158：68-72, 2011

〔張 賢徳〕

第 3 章

思考障害と減弱精神病症状

はじめに

　　筆者に与えられたテーマは，統合失調症に代表される精神病性障害の早期段階にみられる「思考障害と精神病様症状」であるが，「精神病様症状（psychotic-like symptoms）」は定義があいまいであるため，「減弱精神病症状（attenuated psychotic symptoms）」という語を用いることにする．ここでいう早期段階とは，一般に前駆期ないし精神病発症危険状態（at-risk mental state；ARMS）と呼ばれる病期を示す．定義上，前駆期と ARMS は同一の概念ではない．前駆期とは，診断を可能にする特徴的な精神病状態の発現，すなわち顕在発症ののちに初めて遡って確認される，後方視的（retrospective）な概念である．統合失調症の前駆期は平均 5～6 年である[1]．その一方，ARMS は精神病状態発現に対するハイリスク群の一種であり，前方視的（prospective）な概念である．操作的基準を用いた ARMS の 12 か月の精神病状態移行率は，13～50% である[2]．

　　従来，この時期にはさまざまな症状が出現することが指摘されているが，そのなかに患者によって「思考障害」として訴えられるものがある．例えば，Yung ら[3]は統合失調症の後方視的研究において最もよくみられる前駆症状を，集中力および注意力の低下，欲動と動因の低下，抑うつ，睡眠障害，不安，対人的閉じこもり，猜疑心，役割機能の悪化，易刺激性とまとめているが，そのうち最初の「集中力および注意力の低下」は，のちに述べるように「思考障害」に関連している．本章では，こうした「思考障害」に焦点を当てつつ，この時期の明らかに精神病性でない症状について述べる．

　　次項では，統合失調症の前駆期における症候という視点から，Huber らによる基底症状と中安らによる初期統合失調症症状を中心に取り上げる．これらはいずれも記述現象学的方法によって患者の主観的体験を記述したものである．次いで，ARMS という視点から，各種の操作的診断基準を取り上げる．そこでは，診察者によって観察される客観的所見が重視される．記述現象学的方法と操作的診断基準という手法の相違が，取り上げられる症状に相違をもたらしていることについても述べる．

臨床的な位置づけ

1 | 前駆期の症状

(1) 基底段階/基底症状

Huber ら[4]は，精神病状態の発現に先行して長期間経過する体感型統合失調症と，精神病状態の消褪後に持続する純粋欠陥症候群をモデルとして，精神病前(prepsychotic)および精神病後(postpsychotic)の基底段階(basic stages)という概念を発展させた．基底症状(basic symptoms)とは，この精神病前および後の基底段階に認められ，患者によって体験され報告される，苦痛を伴う微細な主観的症状である．それらは体験症状であって行動症状ではなく，顕著でない限り観察者によって客観的に気づかれない[5]．それらの症状が「基底」と呼ばれたのは，Schneiderの一級症状を含む陽性精神病症状の発展の基底をなす一次的症状であり，また基礎となる疾患過程により近接的であると想定されたからである．すなわち，精神病前の基底段階における非特徴的な基底症状は，やや特徴的な基底症状を経て，定型的な精神病症状へと移行しうる[6]．

精神病前の基底段階には，精神病エピソードに移行せずに完全寛解する前哨症状群(outpost syndrome)と，初回精神病エピソードに連続的に移行する前駆症(prodrome)がある．両者は横断的病像から区別できず，経過を追うことによって後方視的に区別される．経過研究によれば，前哨症状群は3日〜4年続き(平均5か月)，前哨症状群から前駆期あるいは初回エピソード発現までの期間は平均10.2年であった[7]．

(2) 基底症状の基準

基底症状はボン大学基底症状評価尺度(Bonn Scale for the Assessment of Basic Symptoms；BSABS)[8]のなかで，A. 直接マイナス症状を伴う力動的欠損，B. 間接マイナス症状を伴う力動的欠損，C. 認知的思考・知覚・行為障害，D. 体感症，E. 中枢-植物性障害という5つのカテゴリーのもと，98の項目が定義された．基底症状評価尺度の英語版である統合失調症傾向評価表成人版(Schizophrenia Prediction Instrument-Adult Version；SPI-A)[9]では，32の項目に簡略化されている(表1-3)．そのうち，B. 認知-注意障害(B1〜B6)，C. 認知障害(C1〜C6)，D. 自己および周囲の体験の障害の一部(D3)は，患者が「思考障害」として訴える体験を明細化し分別したものである．

これらの基準を用いた前方視的な追跡調査[10]の結果，精神病，特に統合失調症の前駆期を定めるための2つの基底症状基準が作成された．第1の基準は10の認知的-知覚的(cognitive-perceptive)基底症状からなり，COPERと短縮される．これらは個々の基底症状の予測精度に関する所見に基づいて選定されたことから，予測基底症状(predictive basic symptoms)と呼ばれる[11]．基準は10の症状のうち1つ以上が1年以上前に初めて出現し，かつ過去3か月以内に存在したことである．

第2の基準は，同じデータの方法論的再分析によって最も予測的なものとして選択

表1-3 基底症状：統合失調症傾向評価表成人版(SPI-A)の症状項目

A. 感情-力動障害
- A1 特定のストレッサーに対する耐性の障害
- A2 気分，情動反応性の変化
- A3 他者に対する肯定的情動反応性の低下

B. 認知-注意障害
- B1 注意の分割不能
- B2 刺激によって明らかに気がそれると感じること[聴覚性および視覚性気付き亢進]
- B3 集中困難
- B4 30分以上物事を心に保持することの困難
- B5 思考の緩徐化
- B6 「思考エネルギー」，目的思考の欠如

C. 認知障害
- C1 ささいな決定に関する優柔不断さの増悪
- C2 思考干渉[自生思考]
- C3 思考途絶
- C4 受容言語の障害[即時理解ないし即時判断の障害]
- C5 表出言語の障害
- C6 即時想起の障害[即時記憶の障害]

D. 自己および周囲の体験の障害
- D1 さまざまな情動を区別する能力の低下
- D2 人との日常的やりとりによる情動反応性の亢進
- D3 思考促迫[自生思考]
- D4 不安定な関係念慮[面前他者に関する注察・被害念慮]
- D5 他者の顔や体の知覚の変化

E. 身体知覚障害
- E1 麻痺・硬直感覚[一部，皮膚異常感覚]
- E2 遠位領域の疼痛感覚
- E3 身体内の遊走感覚[体感異常]
- E4 感電感覚
- E5 運動・圧迫感覚[体感異常]
- E6 身体の縮小あるいは拡大感覚

F. 知覚障害
- F1 光/視覚的刺激に対する過敏[視覚の強度増大]
- F2 光視症[要素幻視]
- F3 巨大視，微小視[視覚の質的変容]
- F4 音/雑音に対する過敏[聴覚性気付き亢進，聴覚の強度増大]
- F5 聴覚刺激の強度あるいは質の知覚の変化[聴覚の強度ないし質的変容]
- F6 身体精神離人症[現実感喪失]

[ ]内は合致する初期統合失調症症状．
〔Schultze-Lutter F, Addington J, Rurhmann S：Schizophrenia Proneness Instrument, Adult version (SPI-A). Giovanni Fioriti Editore, Rome, 2007 より筆者訳〕

された9の認知的基底症状からなるクラスターであり，認知的障害(cognitive disturbances)と呼ばれ，COGDISと短縮される．基準は9の症状のうち2つ以上が過去3か月以内に存在したことである．平均約10年間の追跡調査期間における精神病状態移行率は，COPERでは65%，COGDISでは79%であり，大半の移行は最初の3年間に生じた．さらに，次に行われた24か月の追跡調査研究[5]では，COPERによる群は平均12.3か月以内に38%が統合失調症を主とする精神病状態に移行した．COPERとCOGDISの項目と定義を表1-4に示す[12]．COPERとCOGDISの症状項目は約半数が重なり合っている．これらの項目のうち，注意の分割不能，思考干渉，思考保続，思考促迫，思考途絶，受容言語の障害，表出言語の障害，観念と知覚・空想と真の記憶の分別能力の低下，抽象思考の障害は，患者が「思考障害」として体験しうるものであり，それらはCOPERとCOGDISのいずれにおいても項目の大半を占めている．

(3) 初期統合失調症症状

中安ら[13,14]は旧来前駆期とされてきた時期に統合失調症特異的な症状を見出したことから，この時期はすでに統合失調症の発病であるとして「初期」と呼び，それに対して顕在発症を「極期」と呼んでいる．「初期」にある患者は病識が保たれており，そのため苦悩が強く自発的来院が多いのが特徴である．彼らは当初，統合失調症に特異的な

表 1-4　基底症状(COPER, COGDIS)の定義と対応する初期統合失調症症状

基底症状	COPER	COGDIS	定義	初期統合失調症症状
注意の分割不能		○	複数の感覚を用いる要求に対処することの困難．視覚と聴覚といった2つ以上の感覚からの感覚入力を統合することが特に困難である．例えば，患者は口頭発表を聞きながら同時にメモを取ることができない	
思考干渉	○	○	現在の考えと無関係の全くささいな考えが侵入し，患者が現在考えていることに支障をきたす．こうした考えは情動的に中立であり，患者にとって特に意味がなく，そのときの話題や感情状態と関連がない	自生思考
思考保続	○		特に感情的意味のない日常の些事，過去の出来事，会話などの強迫様再現．これは心のなかに固定化されて患者の注意を占め，終わらせることが困難であり，作業や睡眠を妨げる	
思考促迫	○	○	共通の話題をもたない，多くのとりとめのない，さまざまな，全く無関係の考えあるいは考えの断片が，次々と心に浮かんでは消える．患者はそれらを抑えることも誘導することもできない	自生思考
思考途絶	○	○	思考の主観的な途絶．思考の突然の空白，思考の中断，思考の消失(抜け落ち)，思路を失うことなどとしても体験される	
受容言語の障害	○	○	読んだ(視覚性)あるいは聞いた(聴覚性)日常的言語の即時理解の障害．読んでいる，あるいは聞いているとき，患者は単語，単語の続き，文章を理解しその意味を認識することができない	即時理解ないし即時判断の障害
表出言語の障害		○	患者によって体験される言語性表出の困難であり，特に適切な単語を見つけて用いることが困難である．これは言葉を正確に用いるという言語的流暢さの障害として体験される．正しい単語が想起されない，あるいは遅れて想起され，時に正しい単語とわずかな関連しかなく，したがって不正確となる単語しか想起されないこともある	
観念と知覚，空想と真の記憶の分別能力の低下	○		内的─精神的な日常的出来事と外的─知覚された日常的出来事の弁別が困難である．健忘や解離による記憶の欠損は存在しない	
抽象思考の障害「具象化」		○	抽象的ないし象徴的な語句や内容の理解の障害，および患者によって報告される，視覚記号の理解などに関する具象化現象	
不安定な関係念慮「主体中心化」	○	○	おぼろげな主観的自己関係づけ感であり，認知によって直ちに訂正される．他者によるある出来事，発言，動作が自分に関係があるように漠然と感じるが，同時にそれはありえない，少なくとも蓋然性に乏しいことがわかっている．関係念慮ないし妄想以外の点では，推論や説明探求といった知的過程に障害はなく，現実検討は完全に保たれている	面前他者に関する注察・被害念慮
視覚的知覚障害	○		管状視野などの部分視，光視症，近方視および遠方視，微小視，巨大視，変形視，色彩知覚の変化，他者の顔および身体の知覚の変化，患者自身の顔の知覚の変化，視覚刺激の擬似運動，二重視，傾斜視，距離あるいは大きさの推定の障害，直線/輪郭の知覚の障害，視覚刺激の維持	要素幻視 視覚の強度増大ないし質的変容
聴覚的知覚障害	○		要素幻聴，聴覚刺激の強度ないし質の変化，聴覚刺激の維持	要素幻聴 聴覚の強度増大ないし質的変容
視覚の細部による注意の固着		○	視野がそのなかのある側面によって支配されること．視野にある1つの視覚的刺激やある部分が際立ち，環界の他の部分から切り離されているように見え，注意がすべてそれに向けられるほど目立っている．患者は不意にこうした細部に目を向け，釘付けにされ，魅了され，目を背けるのが困難である	
現実感喪失	○		周囲との感情的結び付きの変化であり，①疎遠・疎隔化によって環界が非現実的な，変化した，あるいは変わったものに見える，あるいは②感情的結び付きが強まり，しばしば肯定的ないし多幸的感情を伴う	現実感喪失

〔針間博彦：基底症状と超ハイリスク(UHR)基準からみた早期精神病の診断と症候学．臨床精神医学 41：1395-1405, 2012 より一部改変〕

表 1-5　初期統合失調症症状（30 種）

No.1　自生思考	No.17　非実在と判断される複雑幻視ないし会話幻聴
No.2　自生視覚表象	No.18　味覚・嗅覚の変化
No.3　自生記憶想起	No.19　皮膚異常感覚
No.4　自生内言ないし考想化声	No.20　身体動揺・浮遊感
No.5　自生空想表象	No.21　体感異常
No.6　聴覚性気付き亢進	No.22　二重心ないし二重身
No.7　視覚性気付き亢進	No.23　体外離脱体験
No.8　固有感覚性気付き亢進	No.24　離人症
No.9　漠とした被注察感ないし実体的意識性	No.25　現実感喪失
No.10　緊迫困惑気分/対他緊張	No.26　即時理解ないし即時判断の障害
No.11　聴覚の強度増大ないし質的変容	No.27　即時記憶の障害
No.12　要素幻聴	No.28　心的空白体験
No.13　呼名幻声	No.29　アンヘドニア
No.14　自生音楽表象（音楽性幻聴）	No.30　面前他者に関する注察・被害念慮
No.15　視覚の強度増大ないし質的変容	
No.16　要素幻視	

No.1〜10 は特異的 4 主徴に含まれる 10 種の症状．
〔中安信夫，関由賀子，針間博彦：初期分裂病．中安信夫，村上靖彦（編）：初期分裂病─分裂病の顕在発症予防をめざして．p16，岩崎学術出版社，2004 年より引用，一部改変〕

いし疾病特徴的な初期症状として自生体験，気付き亢進，漠とした被注察感，緊迫困惑気分からなる〈初期分裂病の特異的 4 主徴〉を提出したが，のちに自験 64 例の症候学的検討から〈初期分裂病の特異的 4 主徴〉の下位症状 10 種に加えて新たに 20 種の症状，総計 30 種の症状を統合失調症の初期症状（初期統合失調症症状）として提出した（表 1-5）．さらに，これら 30 種のうち，自験 102 例の 1/3 以上の症例に認められたものを〈診断に有用な高頻度初期統合失調症症状〉と称して臨床に供している．その群別を以下に示す．

- 第 1 群：自生体験〔自生思考，自生記憶想起，自生空想表象，自生音楽表象（音楽性幻聴）〕
- 第 2 群：気付き亢進（聴覚性気付き亢進）
- 第 3 群：緊迫困惑気分/対他緊張とその関連症状（緊迫困惑気分/対他緊張，漠とした被注察感ないし実体的意識性，面前他者に関する注察・被害念慮）
- 第 4 群：即時的認知の障害（即時理解ないし即時判断の障害，即時記憶の障害）

〈診断に有用な高頻度初期統合失調症症状〉のうち，第 4 群の即時的認知の障害は厳密には「思考の障害」でないものの，患者にとっては「思考障害」と感じられる．第 1 群の自生体験や第 2 群の気付き亢進もまた，患者には「集中力の低下」という「思考の障害」として感じられることがある．

　基底症状と初期統合失調症症状は，統合失調症の一次障害に最も近接し，かつ臨床経過上最初期に出現するものであると想定されているという点において同様の概念であり，いずれも患者の体験陳述に基づく記述現象学的方法によって抽出された症状である．実際，両者のうち多くの項目が定義の上で重なり合う．SPI-A と初期統合失調症症状の対応について表 1-3 に，COPER と COGDIS との対応について表 1-4 に示す．

(4) 内因性若年-無力性不全症候群

この時期の「思考障害」を中心にとらえた臨床類型に，内因性若年-無力性不全症候群がある．これは1968年，Glatzelら[15]によって提唱された症候群であり，①身体感情障害，②疎隔体験，③思考障害の3種からなるものである．身体感情障害は体感異常に，疎隔体験は離人症一般に相当する．思考障害に関して，Glatzelはこの「集中困難」として訴えられることが多い障害は「特に微細で早期の，客観的にはいまだ軽度の思考障害であり，時間的に，さらに発展上，滅裂の前にある」と述べている．中安と筆者[16]は，これは「思考の障害」ではなく，即時記憶の障害，即時理解ないし即時判断の障害，思路構成の障害といった個々別々の症状と理解している．また，体感異常と離人症は初期統合失調症症状に含まれるものであることや，自験例および文献例の検討から内因性若年-無力性不全症候群にはほぼ必ず初期統合失調症症状が各種併存していることから，本症候群は初期統合失調症の変異型と理解される．Huber[6]もまた，のちにこれら3種の症状を基底症状に組み込み，本症候群の大部分は統合失調症の不全型(formes frustes)であると位置づけ，数年後にその過半が精神病に移行したと報告している．

2 | ARMSと減弱精神病症状

(1) ARMSの基準

精神病状態発現の切迫したリスクを示す前方視的概念に超ハイリスク(ultra high risk；UHR)群がある．これは従来のハイリスク基準である素因要因に，症候学的な状態要因(減弱あるいは短期精神病症状)など複数のリスク要因を組み合わせ，より発症リスクの高い群をとらえることを目指すものである．UHRはあくまでハイリスク群であるので，その経過は必ずしも精神病状態に移行するとは限らない．

UHR群の操作的基準を定めたものに，豪州のARMS包括評価(Comprehensive Assessment of At-Risk Mental State；CAARMS)[17]や，これを一部改変した米国の精神病リスク症候群構造化面接(Structured Interview for Psychosis-Risk Syndromes；SIPS)[18]などがある．CAARMSでは次の3つの群がARMSとして定められている．①脆弱性群：素因リスク要因と精神状態および/あるいは機能の重大な悪化の組み合わせ，②減弱精神病群：重症度あるいは頻度が精神病状態の閾値に達していない症状の存在，③短期間欠性限定精神病症状群：明らかな精神病症状が1週間以内に自然に消褪したという過去1年間の病歴．SIPSの精神病リスク症候群の基準(Criteria of Psychosis-Risk Syndromes；COPS)もこれと同様の3群を定め，それぞれ遺伝的リスク・機能低下症候群，減弱陽性症状症候群，短期間欠性精神病症候群と呼んでいる．いずれの基準においても，減弱精神病症状/減弱陽性症状の群が対象例の大半(約80%)を占める[5]．

表 1-6　DSM-5：減弱精神病症候群（準精神病症候群）

A	以下の症状のうち少なくとも1つが弱い形で存在し，現実検討は比較的保たれており，臨床的関与に値する程度の重症度または頻度を有している． 　(1) 妄想 　(2) 幻覚 　(3) まとまりのない発語
B	上記の（1つまたは複数の）症状は，過去1カ月の間に少なくとも週1回は存在していなければならない．
C	上記の（1つまたは複数の）症状は，過去1年の間に始まったか，あるいはその間に増悪していなければならない．
D	上記の（1つまたは複数の）症状は，臨床的関与に値するほど苦痛を与え，能力を低下させている．
E	上記の（1つまたは複数の）症状は，精神病性の特徴を伴う抑うつ障害または双極性障害を含む他の精神疾患によってうまく説明されるものではなく，物質または他の医学的疾患の生理学的作用によるものでもない．
F	どの精神病性障害の基準も満たされたことはない．

〔日本精神神経学会（日本語版用語監修），髙橋三郎，大野　裕（監訳）：DSM-5 精神疾患の診断・統計マニュアル．p775，医学書院，2014 より転載〕

(2) 減弱精神病症候群（準精神病症候群）(attenuated psychosis syndrome)

　これは DSM-5[19]の「今後の研究のための病態」の1つとして掲載されたカテゴリーである．その診断基準（表 1-6）をみると，症候学的特徴は妄想，幻覚，まとまりのない発語という精神病症状のうち少なくとも1つが，現実検討が保たれた弱い形で，臨床的対応を要するほど十分な重症度あるいは頻度で存在するというものである．この基準は COPS（SIPS）の減弱陽性症状症候群に影響を受けたものである．弱い妄想として猜疑心や被害関係念慮，弱い幻覚として知覚変容や錯覚，弱い形のまとまりのない発語として奇妙な発語，焦点の定まらない会話，とりとめのない会話などが，症状の例としてあげられている．これらの症状は，統合失調型パーソナリティ障害の診断基準にもみられる（表 1-7）[18〜20]．

　ここで「まとまりのない発語 (disorganized speech)」とは，DSM-Ⅲ-R[21]における「減裂または著しい連合弛緩」が DSM-Ⅳ[22]および DSM-5[19]において置き換えられた用語であり，Bleuler[23]が統合失調症の基本障害とした形式的思考障害を，会話面の症状として客観的に評価したものである．

(3) 基底症状と減弱精神病症状
a 両者の相違

　減弱精神病症状のなかには普通でない知覚体験など，基底症状と重なり合う項目も含まれているが，両者は基本的に異なる視点に立っている．すなわち，減弱精神病症状では外部の観察者が客観的に判断しうる内容の異常に焦点がおかれている一方，基底症状は患者の主観的訴えの形式の異常を重視したものであり，客観的に把握可能な異常が出現する前にみられる微細な主観的体験をとらえている．Schultze-Lutter ら[5]は両者の相違点を次のようにまとめている．

表 1-7　減弱精神病症状

DSM-5 減弱精神病症候群	COPS (SIPS)	DSM-5 統合失調型 パーソナリティ障害	ICD-10(DCR) 統合失調型障害
弱い形の妄想 ・猜疑心，被害関係念慮を含む被害的観念内容	P.1 普通でない思考内容/妄想観念(尺度3-5) ・疑念を伴う心的出来事 ・被害的でない関係念慮 ・優格観念 ・魔術的思考 P.2 猜疑心/被害念慮(尺度3-5)	(1)関係念慮 (2)変わった思い込みあるいは魔術的思考 (5)猜疑心あるいは猜疑的念慮 (9)猜疑的恐怖を伴う傾向がある過度の社交不安	(4)変わった思い込みあるいは魔術的思考 (5)猜疑心あるいは猜疑的念慮
・優れた能力の非現実的感覚など誇大的内容	P.3 誇大観念(尺度3-5)	―	―
弱い形の幻覚 ・知覚変容 ・繰り返し出現する，現実検討の保たれた錯覚や幻覚	P.4 知覚異常(尺度3-5) ・錯覚 ・知覚変容 ・偽幻覚	(3)身体的錯覚を含む普通でない知覚体験	(7)普通でない知覚体験(錯覚，離人症，現実感喪失など)
弱い形の解体した発語 ・変わった会話(あいまいな，隠喩的な，凝りすぎた，常同的) ・焦点の定まらない会話(混乱した，早すぎるあるいは遅すぎる，言葉の誤用，無関係な内容，脱線する) ・とりとめのない会話(迂遠，接線的) ・まれに出現する思考途絶や連合弛緩	P.5 解体したコミュニケーション(尺度3-5)脱線する，凝りすぎた，迂遠な，接線的な会話	(4)あいまいな，迂遠な，隠喩的な，凝りすぎた，常同的など，変わった思考と会話	(8)あいまいな，迂遠な，隠喩的な，凝りすぎた，常同的な思考

①基底症状はしばしば患者によって能動的に代償されるため(例えば一層の努力によって)，必ずしも変わった考えや会話，陰性症状，形式的思考障害として観察可能ではない

②患者は基底症状を自己の内部に生じたものとみなし，周囲の変化に関係づけないため，認知的基底症状をものの見え方，聞こえ方など，感覚の障害と思っていることが多い

③認知的基底症状は思考処理過程の障害であり，思考内容に関するものではない．したがって，魔術的思考，関係念慮，猜疑的念慮のように，患者の病前の外界認識・解釈方法からの内容に関する逸脱ではない

ⓑ 症状移行系列

　予測的基底症状(COPER)は減弱した精神病症状が生じるその前の時期に出現し，そのためそれらを用いることによって前駆期の最初期を発見できると想定されている

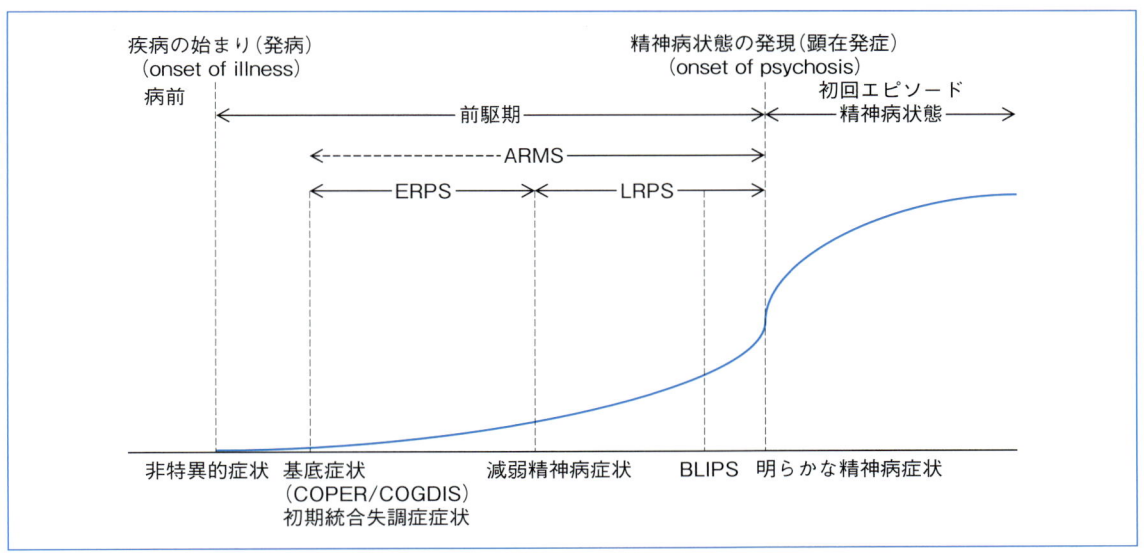

図1-2 精神病状態に至る症状移行系列
ARMS：精神病発症危険状態，ERPS：精神病発症早期リスク状態，LRPS：精神病発症後期リスク状態，COPER：認知的-知覚的基底症状，COGDIS：認知的障害，BLIPS：短期限定間欠性精神病症状群
〔針間博彦：基底症状と超ハイリスク(UHR)基準からみた早期精神病の診断と症候学．臨床精神医学 41：1395-1405，2012 より一部改変〕

ことから，精神病状態発現リスクがあると考えられる人の基準を定めるうえで，精神病発症早期リスク状態(early at-risk of psychosis state；ERPS)と精神病発症後期リスク状態(late at-risk of psychosis state；LRPS)が区別される．ERPS の基準は精神病状態発現の切迫したリスクのない早期の群を定義しようとするものであり，10 の COPER のうち 1 つ以上，および/あるいは UHR 群の基準のうち脆弱性群の基準を満たしていることが要件である．LRPS の基準は精神病状態発現のリスクがより差し迫っている人を同定しようとするものであり，UHR 群のうち減弱陽性症状群と短期限定間欠性精神病症状群の基準からなる[2]．非特異的症状，予測基底症状，減弱精神病症状，短期限定間欠性精神病症状を経て，明らかな精神病症状に至るという症状移行系列(図 1-2)は，前方視的研究によって確認されている[24]．

実際の診察・診断の流れ

1│臨床ケース

自験例をあげ，診察・診断の流れについて述べる．

〈症例：初診時 17 歳（高校 3 年生），男性〉
　主訴：人に見られている気がする．物忘れをする．
　生育歴・家族歴：特記事項なし．
　現病歴：元来友人は少なく，1 人で過ごす時間が多かった．X－5 年（13 歳，中学 2 年生），学校では休み時間の教室や廊下で，また街中で，「周りの人に見られている」感じがした．X－3 年（15 歳，高校 1 年生），この感じが強まり，人ごみを避けるようになった．本当に見られているのかわからなかったが，見られているのは自分の行動が変だからではないかと思った．また，しようとしていたことをすぐに忘れるという「物忘れ」に気づくようになった．X－2 年（16 歳，高校 2 年生）頃から，「理由がないのにドキドキし，人前に出るような感じに緊張し，心臓の鼓動が速くなったりする」ようになった．X－1 年（17 歳，高校 3 年生）の夏頃より，「見られる感じ」と「物忘れ」がひどくなり，また「ぼうっとして時間の感覚が分からない」「計画を立てて行うことができない」などと感じるようになった．インターネットで調べ，自分は「認知症」の症状に当てはまっていると思い，X 年 1 月，母親とともに当院を受診した．
　初診時所見：身だしなみ，礼節は保たれる．やや生気に欠き，表情変化は少ない．問診に対して受身に話す．問いへの理解はよく，話のまとまりは保たれる．病識があり症状を言語化できる．
　体験・行動症状：中 2 より，面前他者に関する注察（被害）念慮．高 1 より，即時記憶の障害，即時理解ないし即時判断の障害，おそらくそれに伴う決断困難，時間感覚の障害．高 2 より，緊迫困惑気分．
　初診時診断：初期統合失調症．
　治療経過：面接を繰り返すなかで，以下の症状も聴取された．被注察感（「バイト中は緊張状態が多い．人がいてもいなくても，周りに見られている感じがする」），自生視覚表象（「マンガや映画の映像が目の前に出てきてコマ続きに見える．そちらに気が向いてしまい，時間が経ってしまう」），焦点や距離感の障害（「視線をどこに向けたらよいのかわからず，全体を見ている感じになる．歩いているとき，下に物が置いてあっても見えなくてぶつかる．ものの距離感がつかめない．車が前から近づいてきても，ただ見ているだけで反応が遅くなる」）．患者と母親に対して「神経過敏症」と説明し，スルピリド 100 mg/日の投与を開始し，150 mg/日まで増量して継続した．これにより緊迫困惑気分，注察感，面前他者に関する注察念慮，自生視覚表象は速やかに軽快し，「気分がよくなり落ち着いた」という．X 年春，高校を卒業し小売店に就労した．以後，通院・服薬を継続し仕事を続けているが，X＋1 年 5 月現在まで，視覚の障害が時に出現し，また即時記憶の障害が残存するとともに，「人に頼まれたことをメモしないとすぐに忘れる．会話をしていても言葉が出てこないことが多い．耳が遠くなったみたいに相手のいうことがよく理解できず，何回も聞き直したりする」といった即時理解ないし即時判断の障害をしばしば訴える．
　診断：緊迫困惑気分，被注察感，面前他者に関する注察念慮，自生視覚表象，即時

理解ないし即時判断の障害，即時記憶の障害という初期統合失調症症状が認められることから，初期統合失調症と診断される．また，それらの症状のうち最初の2つを除いたものと，距離感の障害など視覚的障害は，基底症状に属するものである．注察念慮は減弱精神病症状でもあることから，本例はARMSの減弱精神病状態群の基準も満たしている．

2 | 問診のポイント

　面接は患者の主訴について十分に聴くことが出発点となる．この時期の体験は微細であり，まだ患者によって言語化されていないことがほとんどであるため，患者の苦痛に共感を示しつつ，生活状況のなかでの体験の実際の生じ方に沿って，了解しながら患者の訴えを丁寧に聴くことが重要である．そのなかで患者が体験を言語化できるよう，具体的な質問を重ねていく．その一方，チェックリストや構造化面接を用いて症状の有無を逐一確認することは，必ずしも患者の訴えや苦痛に応じたものにならないため，初回面接で行うべきではない．

3 | 鑑別のポイント

　この時期の患者には病識があるので，症状に対する自覚と苦痛，また対処行動が生じる．そのため，二次的反応として不安，抑うつ，対人状況の回避，外出困難，易刺激性などが生じうる．自殺念慮が生じることもまれではない．したがって，うつ病，社交不安障害，適応障害といった一見類似の障害から鑑別するには，個々の症状をばらばらに評価するのではなく，全体的な症状布置を理解し，一次症状を弁別しなければならない．一次症状として前述した基底症状や初期統合失調症症状が複数個確認されれば，統合失調症状の前駆期の疑い，ないし初期統合失調症という臨床診断が下される．減弱精神病症状と判断しうる客観的な症状が把握される場合，ARMSという診断はより確実に行われる．

　ところで，初期統合失調症との鑑別が問題となる障害に，アスペルガー症候群がある．この症候群でも初期統合失調症症状と同一もしくは類似の症状が認められ，例えばtime slip現象は自生記憶想起に，ファンタジーへの没頭は自生空想表象に，感覚過敏は聴覚性気付き亢進などに相当する．アスペルガー症候群患者では初期統合失調症患者において高頻度に認められる「緊迫困惑気分/対他緊張とその関連症状」の3種（前記参照）を欠いていることが，鑑別診断のうえで有用である．また，アスペルガー症候群では物心ついた時点においてすでに症状が認められることから，思春期以降に症状が出現している場合，アスペルガー症候群は否定的である[25]．

4 | 経過観察時の注意点

　外来治療を継続し，不安，抑うつといった二次的な問題に対処すること，学校での対人関係や家庭内の問題も取り扱うこと，症状に対する有効な対処行動を促すこと，病状に関して家族に十分な説明を行うことなどが重要である．学業や就業と平行して治療を続けることが望ましいが，いったん休息をとる時期も必要である．特に自殺念慮の出現に注意し，自殺念慮が切迫している場合や自殺企図が生じた場合は，入院も考慮に入れた慎重な対応が必要である．

5 | 治療導入のタイミングと注意点

　治療の目的は症状を可能な限り取り去り，患者のつらさや生活上の支障を軽減することである．早期精神病国際治療ガイドライン[26]によれば，この時期の患者に対する抗精神病薬の投与は，DSM-Ⅳ/ICD-10 の精神病性障害の基準を満たさない限り通常適応ではなく，その例外は機能が急速に悪化している場合や自傷他害のリスクが存在する場合である．

　筆者は通常，スルピリドの 50～300 mg/日を第一選択とし，二次的な不安に対してロラゼパムなどベンゾジアゼピン類をしばしば併用している．幻覚妄想状態や緊張病状態など顕在発症が間近であると判断された場合，自殺のおそれが切迫している場合，暴力的興奮を示す場合などは，リスペリドン，オランザピン，アリピプラゾールなど非定型抗精神病薬の付加を考慮する．その際は必要性と作用・副作用に関する十分な説明を患者と家族に行う．患者や家族の安全が危ぶまれる場合は，即時の入院が必要である．

6 | 患者・家族説明のポイント

　この時期の患者に対しては決して「統合失調症」といわず，「神経過敏症」「対人緊張」など，患者の感じ方に沿った言葉を用いて説明する．患者が「うつ病」「社交不安障害」「発達障害」などと自己診断していることもあるが，その場合はただ否定するのではなく，一次症状と二次的反応の弁別をふまえ，典型的なそれらとの違いを丁寧に説明する．「統合失調症の前駆期」という断定的な説明は，必ず顕在発症するかのような誤解を招き適切でない．DSM-5 の「減弱精神病症候群」という診断名も，すでに精神病であるかのような誤解を招くおそれがある．説明においては「治療をすればよくなる」という治療的楽観を患者と家族に示すことが最も重要であるが，病状によっては「重症化すると統合失調症など精神病の状態になる場合がある」と言い添える必要がある．

● 文献

1) Rurhmann S, Schultze-Lutter F, Klosterkötter J：Sub-threshold states of psychosis—a challenge to diagnosis and treatment. Clin Neuropsychiatry 7：72-87, 2010
2) Klosterkötter J, Schultze-Lutter F, Bechdolf A, et al：Prediction and prevention of schizophrenia：what has been achieved and where to go next? World Psychiatry 10：165-174, 2011
3) Yung AR, Klosterkötter J, Cornblatt B, et al：At-risk mental state and prediction. Jackson HJ, McGorry PD, eds：The Recognition and Management of Early Psychosis—A Preventive Approach. pp 83-106, Cambridge University Press, Cambridge, 2009〔針間博彦，高柳陽一郎（訳）：ARMSと予測．水野雅文，鈴木道雄，岩田仲生（監訳）：早期精神病の診断と治療．pp 80-102, 医学書院，2010〕
4) Huber G, Gross G：Basic symptom concept-historical aspects in view of early detection of schizophrenia. Neurol Psychiatry Brain Res 5：183-190, 1998〔針間博彦（訳）：基底症状概念—分裂病早期発見の観点からみた歴史的側面．精神科治療学 15：1307-1312, 2000〕
5) Schultze-Lutter F, Klosterkötter J, Picker H, et al：Predicting first-episode psychosis by basic symptom criteria. Clin Neuropsychiatry 4：11-22, 2007
6) Huber G：Psychiatrie. Lehrbuch für Studium und Weiterbildung. 7. Auflage Schattauer GmbH, 2005
7) Huber G, Gross G, Schüttler R：Schizophrenie：Verlaufs-und sozialpsychiatrische Langzeituntersuchungen an den 1945-1959 in Bonn hospitalisierten schizophrenen Kranken. Monographien aus dem Gesamtgebiete der Psychiatrie（Book 21）. Springer, Berlin, 1979
8) Gross G, Huber G, Klosterkötter J, et al：BSABS；Bonner Skala für die Beurteilung von Basissymptomen. Bonn Scale for the Assessment of Basic Symptoms Manual, Kommentar, Dokumentationsbogen. Springer, Berlin, 1987〔針間博彦（訳）：BSABS．臨床精神病理 26：209-213, 2005〕
9) Schultze-Lutter F, Addington J, Rurhmann S：Schizophrenia Proneness Instrument, Adult version（SPI-A）. Giovanni Fioriti Editore, Rome, 2007
10) Klosterkötter J, Hellmich M, Steinmeyer EM, et al：Diagnosing schizophrenia in the initial prodromal phase. Arch Gen Psychiatry 58：158-164, 2001
11) Ruhrmann S, Schultze-Lutter F, Klosterkötter J：Early detection and intervention in the initial prodromal phase of schizophrenia. Pharmacopsychiatry 36（Suppl 3）：S162-167, 2003
12) 針間博彦：基底症状と超ハイリスク（UHR）基準からみた早期精神病の診断と症候学．臨床精神医学 41：1395-1405
13) 中安信夫，針間博彦，関由賀子：初期症状．松下正明（総編集），浅井昌弘，牛島定信，倉知正佳，他（編）：臨床精神医学講座 2．精神分裂病Ⅰ．pp 313-348，中山書店，1999
14) 中安信夫，関由賀子，針間博彦：初期分裂病．中安信夫，村上靖彦（編）：初期分裂病—分裂病の顕在発症予防をめざして．pp 11-50，岩崎学術出版社，2004
15) Glatzel J, Huber G：Zur Phänomenologie eines Typs endogener juvenil-asthenischer Versagenssyndrome. Psychiatria clin 1：15-31, 1968〔高橋俊彦，大磯英雄，青木勝，他（訳）：内因性若年無力性不全症候群の一型に関する現象学．思春期青年期精神医学 2：103-118, 1992〕
16) 中安信夫，針間博彦：稀な精神症状群ないし状態像．内因性若年-無力性不全症候群—原典紹介と批判的検討．精神科治療学 12：357-370, 1997〔中安信夫（編）：稀で特異な精神症候群ないし状態像．pp 205-224，星和書店，2004 に一部改変し転載〕
17) Yung AR, Yuen HP, McGorry PD, et al：Mapping the onset of psychosis：the Comprehensive Assessment of At-Risk Mental States. Aust N Z J Psychiatry 39：964-971, 2005
18) McGlashan TH, Walsh BC, Woods SW：The Psychosis-Risk Syndrome：Handbook for Diagnosis and Follow-Up. Oxford University Press, Oxford, 2010
19) American Psychiatric Association：Diagnostic and Statistical Manual of Mental Disorders：DSM-5. American Psychiatric Publishing, Washington DC, 2013
20) 中根允文，岡崎祐士，藤原妙子，他（訳）：ICD-10 精神および行動の障害—DCR 研究用診断基準．医学書院，2008
21) American Psychiatric Association：Diagnostic and Statistical Manual of Mental Disorders：DSM-Ⅲ-R. American Psychiatric Publishing, Washington DC, 1987
22) American Psychiatric Association：Diagnostic and Statistical Manual of Mental Disorders：DSM-Ⅳ. American Psychiatric Publishing, Washington DC, 1994

23) Bleuler E：Dementia praecox, oder Gruppe der Schizophrenien. Leipzig, Deuticke, Leipzig, 1911〔飯田 真，下坂幸三，保崎秀夫，他(訳)：早期性痴呆または精神分裂病群．医学書院，1974〕
24) Schultze-Lutter F, Ruhrmann S, Berning J, et al：Basic symptoms and ultrahigh risk criteria：symptom development in the initial prodromal state. Schizophr Bull 36：182-191, 2010
25) 中安信夫：初期統合失調症 vs. アスペルガー症候群—「初期統合失調症症状」に焦点化して．児童青年精神医学とその近接領域 51：325-334, 2010
26) International Early Psychosis Association Writing Group：International clinical practice guidelines for early psychosis. Br J Psychiatry Suppl 48：s120-124, 2005

〔針間博彦〕

第4章 不眠

はじめに

　　不眠の症状は一般的にも頻度が高く，わが国の一般人口での調査では21.4%に及ぶ[1]．臨床現場においてもありふれた訴えであるが，その対応は決して単純ではない．軽度のものに対して無用な薬物療法は医原性の依存の形成につながり，単純な不眠症であってもその慢性化・重症化への懸念と，ほかの精神疾患の発症への注意が求められる．精神疾患に合併した場合にはその治療の成否を握るといっても過言ではなく，ほかの睡眠障害を単なる不眠症と誤診すれば睡眠障害の難治化につながる．これらを考え合わせても，患者の「不眠」の訴えに接した場合，単なる睡眠薬の処方に依拠した一括りの対処では今日求められる水準の診療とは言い難い．特に，疾患を重症化させないための初期対応という観点からは，不眠の訴えの陰に潜むさまざまな事態に対する理解が重要であり，本章はこの点についてまとめる．

臨床的な位置づけ

　　不眠の対処によって何の重症化を防ぐことができるか．不眠そのものの重症化とは，薬物療法やその他の治療介入に反応せず，本人の苦痛と日中機能低下が顕著となることといえよう．また，不眠症の多くは亜急性(ないし慢性)の疾患であるが，急性あるいは一過性の不眠の段階で遷延化を防ぐことも重症化を防ぐことに含まれるであろう．一方，不眠からほかの身体疾患・精神疾患が発症ないし増悪することも，防ぐべき重症化として考えなければならない．

　　整理するため，本章では，①持続的ではなく，かつ軽度の不眠，②持続的あるいは程度が強く，日中機能にも影響があるが，症状としては不眠のみであるもの，③ほかの精神・身体疾患とリンクし，その治療とも密接に関連してとらえられるべき不眠，④不眠が前景となるがほかの睡眠障害として対処すべきもの，に分けて考えてみたい(表1-8)．

　　①のレベルの「不眠」，すなわち「不眠症」に比べて程度が臨床的閾値以下であった場合でも，実際の臨床場面(例えば，他疾患で通院中に軽度の不眠の訴えがたまたまみられた場合など)においては問題になる．すなわち，睡眠衛生指導のみで改善した可

表 1-8　不眠の訴えがみられた場合に考慮すべき「重症化」

1	持続的ではなく，かつ軽度の不眠 　―睡眠薬の長期連用，アルコール依存 　―日中機能への影響
2	持続的あるいは程度が強く，日中機能にも影響があるが，症状としては不眠のみであるもの 　―不眠の慢性化・日中機能への影響との間で生じる悪循環 　―睡眠薬の長期連用・多剤併用，アルコール依存 　―うつ病をはじめとする精神疾患の遅延発症の見落としや対処の遅れ 　―うつ病をはじめとする精神疾患の発症そのもの（予防の失敗）
3	ほかの精神・身体疾患とリンクし，その治療とも密接に関連してとらえられるべき不眠 　―隠れた身体疾患や精神疾患への対処の遅れ，重症化 　―不眠による身体疾患や精神疾患の経過への悪影響（難治化，再燃） 　―睡眠薬による身体状況の悪化（持ち越し・過鎮静，転倒，肝腎機能悪化）
4	不眠が前景となるが，ほかの睡眠障害として対処すべきもの 　―見落としによる"不眠"の難治化 　―ストレス耐性の低下，うつ症状の惹起

能性があるにもかかわらず，漫然とした睡眠薬投与にて睡眠薬の常用量依存を生じるケースなどである．

②は「不眠症」として診断基準で明確に定義されている．不眠症の診断基準は「精神疾患の診断・統計マニュアル（Diagnostic and Statistical Manual of Mental Disorders；DSM）」と「睡眠障害国際分類（International Classification of Sleep Disorders；ICSD）」の両方に含まれるが，いずれも大改訂が行われ，前者は第5版（DSM-5）が[2]，後者は第3版（ICSD-3）が発表となった．症状が「不眠症のみ」である②は，慢性化，あるいは日中機能の低下によるストレスの増強および生活のメリハリの喪失から，不眠がさらに増強するという悪循環にしばしば陥る．特に，精神生理性不眠症では不安を伴って訴えが重症化し，薬剤の多剤併用に陥りやすい．不眠症における睡眠薬の必要外の長期使用あるいは多剤併用という弊害が近年問題視され，平成25年にわが国で作成されたガイドラインでも治療のあり方の見直しが図られている[3]．また，次にも述べるように，当初は不眠症のみであっても，のちにうつ病などを発症することに注意する必要がある．

③の身体疾患あるいは精神疾患に関連した不眠についての重要な観点は，しばしば不眠が疾患の初期徴候であってすでに身体疾患あるいは精神疾患が発症しており，直ちに診断・治療が必要になる可能性である．例えば，軽度の意識障害を伴う不眠が脳髄膜炎の発症時にみられることがある．また，特に不眠に隠れたうつ病の早期発見の重要性が自殺予防の点からも強調されるようになって久しい．本章で強調するもう1つの観点は，精神疾患などとともにみられる不眠の「独立性」である．従来，不眠は精神疾患の「部分症状」として従属する（精神疾患の発症によって不眠が生じ，精神疾患が改善すれば不眠もおのずと治癒する）との位置づけであった．今回DSM-ⅣからDSM-5への大きな変更点として，原発性不眠症（primary insomnia）との呼称が廃止され，不眠障害（insomnia disorder）と変更されている．これは，原発性と2次性を区

別するという従来のものから，後者について「合併症」ととらえる形への転換に基づいている[2])．ここで，②のみならず③も「不眠症」としてとらえる意味が生じる．近年の研究において，不眠が精神疾患発症の強い危険因子であり[4])，また寛解後の残遺性不眠が再燃の危険因子であることが示唆されている[5])．すなわち，不眠症は独立性をもった臨床単位として精神疾患との間において相乗効果による悪循環を形成する病態であり，これを糸口とした精神疾患の再発予防や自殺予防などに対する効果的介入も焦眉の課題となっている．

④においても，しばしば誤診のために「不眠」が難治化している事例をみかけることが多い．具体的には，むずむず脚症候群，周期性四肢運動障害，概日リズム睡眠障害，睡眠時無呼吸症候群である．しばしば患者の訴えは不眠のみであるため，正しい診断は的確な問診と必要に応じた睡眠ポリグラフ検査(polysomnography；PSG)によってしかなされない．しかも，これらの睡眠障害は直接的・間接的にストレス耐性の低下や抑うつ症状を惹起し，さらに病状をこじらせている場合がある．

実際の診察・診断の流れ

1 問診のポイント

不眠に対する基本的な問診では，寝付きの悪さ(入眠困難)，頻回の途中覚醒(睡眠の維持困難)，朝早く目が覚めて再び眠れない(早朝覚醒)，眠っているにもかかわらず翌朝回復感が乏しい(熟眠困難)などを聴取する．それが診断や睡眠薬の選択に直結する．DSM-5では，熟眠障害(non-restorative sleep)は，うつ病や睡眠時無呼吸症候群によくみられるということで，不眠障害の診断基準から除外されている．

次いで，不眠の頻度や持続の程度，また症状の強さの程度を確かめる．DSM-5の「不眠障害(insomnia disorder)」の診断基準では，不眠症状が週に3夜で3か月以上持続していること，何らかの日中機能に影響が生じていることが求められている(表 1-9)[2])．日中機能に影響を及ぼさない軽度のもの，あるいは経過で一時的と思われる場合には，できるだけ睡眠衛生指導で対応するのがよい．ただし期間については，精神疾患への早期介入の観点から，著しい不眠は1日単位でも，例えば急性精神病状態を発症している場合があり，また2週間持続する不眠はうつ病を疑うべきであるとされ，3か月間不眠を放置してよいというわけではない．

これと同時に，病前性格や不眠の病歴を聴取する．不眠の出現に先立つ「きっかけ」や，症状の消長と関係する要因，他院での受診歴と受けた投薬を問診することは，診断を(患者の行動様式を含めた精神医学的な観点で)検討するうえで必要である．

一定以上の不眠の強さあるいは不眠の継続が認められれば，次は症状が不眠だけか，あるいは「プラスアルファ」で別の徴候が存在するかを検索することが大きなポイントとなる．プラスアルファの内容は多岐にわたるが，精神疾患の一般の診断において旧来強調されてきた「外因・内因・心因その他」の順に可能性を検討することが，不

表 1-9　DSM-5 の不眠障害(insomnia disorder)の診断基準

A	睡眠の量または質の不満に関する顕著な訴えが，以下の症状のうち1つ(またはそれ以上)を伴っている： (1) 入眠困難(子どもの場合，世話する人がいないと入眠できないことで明らかになるかもしれない) (2) 頻回の覚醒，または覚醒後に再入眠できないことによって特徴づけられる，睡眠維持困難(子どもの場合，世話する人がいないと再入眠できないことで明らかになるかもしれない) (3) 早朝覚醒があり，再入眠できない．
B	その睡眠の障害は，臨床的に意味のある苦痛，または社会的，職業的，教育的，学業上，行動上，または他の重要な領域における機能の障害を引き起こしている．
C	その睡眠困難は，少なくとも1週間に3夜で起こる．
D	その睡眠困難は，少なくとも3カ月間持続する．
E	その睡眠困難は，睡眠の適切な機会があるにもかかわらず起こる．
F	その不眠は，他の睡眠-覚醒障害(例：ナルコレプシー，呼吸関連睡眠障害，概日リズム睡眠-覚醒障害，睡眠時随伴症)では十分に説明されず，またはその経過中にのみ起こるものではない．
G	その不眠は，物質(例：乱用薬物，医薬品)の生理学的作用によるものではない．
H	併存する精神疾患および医学的疾患では，顕著な不眠の訴えを十分に説明できない．

〔日本精神神経学会(日本語版用語監修)，髙橋三郎，大野 裕(監訳)：DSM-5 精神疾患の診断・統計マニュアル．p356, 医学書院，2014 より転載〕

眠の原因の鑑別においても有用であろう．

　外因としては，急性の身体疾患において時に夜間の不眠が前景に立つことがあり，特に意識障害があれば直ちに全身精査を考慮する必要があるため，傾眠，注意の困難，記憶・見当識障害などの有無を診察時に確認する．薬物(医療用，違法・脱法のものも含む)やアルコールの使用も不眠の原因となり，まず除去を図る必要性が高い．

　内因として，不眠がしばしば急性のうつ病，躁病，急性錯乱を含めた統合失調症圏の発症徴候である可能性があり，診断の遅れは自殺や本人・周囲にとって不利益となる言動，治療困難などの事態の悪化を招くため，鑑別の優先度が高い．この際，精神症状については訴えず，不眠が唯一の訴えであることがよくある．全体の印象で「何かしらの違和感」を感じる場合には，精神医学的に詳細な問診を行うのがよい．

　心因その他として，ここでは適応障害，不安障害，ほかの睡眠障害を含めるが，前記の比較的重篤な状況が除外できれば，心理的ストレスなどについて少し掘り下げて問診を行うのが実践的である．さらに，その他の睡眠障害の徴候については，以下に改めて述べるように問診事項が多くて大変であるが，極力漏れのないように丁寧かつ要領よく問診を行う．

2 ｜ 鑑別のポイント

　次に，不眠を呈する各種の疾患ごとに鑑別点をまとめる．ここで強調する1つ目の点は，不眠を呈する下記の疾患はしばしば複数が重畳することである．極端な例では，不眠が主訴の1人の患者において，うつ病，アルコール性の不眠，概日リズム睡

眠障害，むずむず脚症候群，睡眠時無呼吸症候群，精神生理性不眠症がすべて合併するなどということもありうる．1つの疾患の診断は他の否定を意味しないため，基本的にはすべての可能性について網羅的に鑑別し，治療的対応もしばしば複数同時に行う必要がある．2つ目の点は，はじめは不眠のみであっても，のちに精神疾患やほかの睡眠障害が顕在化する場合が多いということである．うつ病をはじめとする気分障害の遅延発症だけでなく，むずむず脚症候群や睡眠時無呼吸症候群もあとから加わることがある．したがって，初診時だけではなく，その後のフォローアップ中にもこれらの鑑別を繰り返し行う必要がある．3つ目の点は，不眠自体の対処（睡眠衛生指導や睡眠薬投与など）と，さまざまな疾患の鑑別・対処は同時に考慮する必要があるということである．多くの場合，不眠が改善しなければそれと関連する身体疾患あるいは精神疾患にも悪影響が及び，その逆もまた成り立つ．図1-3に鑑別・対処のフローチャートを示すが，前記のように必ずしも"一筆書き"では進まないため，今回は変則的なチャートとすることをご容赦いただきたい．

　ほかの精神症候と異なり，不眠については客観的に鑑別診断を行うための検査あるいはツール（PSG，アクティグラフ，睡眠日誌など）がある．的確な問診に加え，これらの活用や，そのための専門施設への紹介も十分考慮する．

(1) 不眠症

ⓐ 単純な不眠症

　以下に示す不眠を呈するほかの疾患が除外されることが必要である．不眠の形としては入眠困難，睡眠の維持困難，早朝覚醒，熟眠困難のいずれもありうる．うつ症状を欠くにもかかわらず，眠気，集中力・注意力・記憶力の低下，疲労感などと日中過覚醒が同居する独特の病像を呈することが多い．

ⓑ 精神生理性不眠症，逆説性不眠症

　前記の不眠に関連した訴えに加え，夜間に眠れるかどうかに対する著しい不安を訴えるのが精神生理性不眠症である．睡眠に対する不安がさらに眠前の過覚醒を増強して不眠を助長する悪循環を形成するが，意外にも旅行先で睡眠を意識しない状況では眠れる場合もある．患者の要求にそのまま応え続けた場合，際限なく薬物が増えていき，訴えがますます強くなるという"重症の不眠"に陥りやすいため，初期に鑑別する必要がある．不眠を実際以上に訴えているという印象を患者に対してもつこともあるが，PSGやアクティグラフでは実際に睡眠効率が低下していることが多い．客観的に十分眠れているにもかかわらず不眠を訴える場合には，逆説性不眠症の診断が該当する．

ⓒ 不適切な睡眠衛生

　睡眠に適さない寝室環境（寝具，室温，光環境，騒音など），不適切な就床時刻（若年者で遅すぎる，高齢者で早すぎるなど），午睡の過多などが不眠を増強する．後述の睡眠衛生指導を行いながら患者にこれらを確認し，発見・指摘していく．

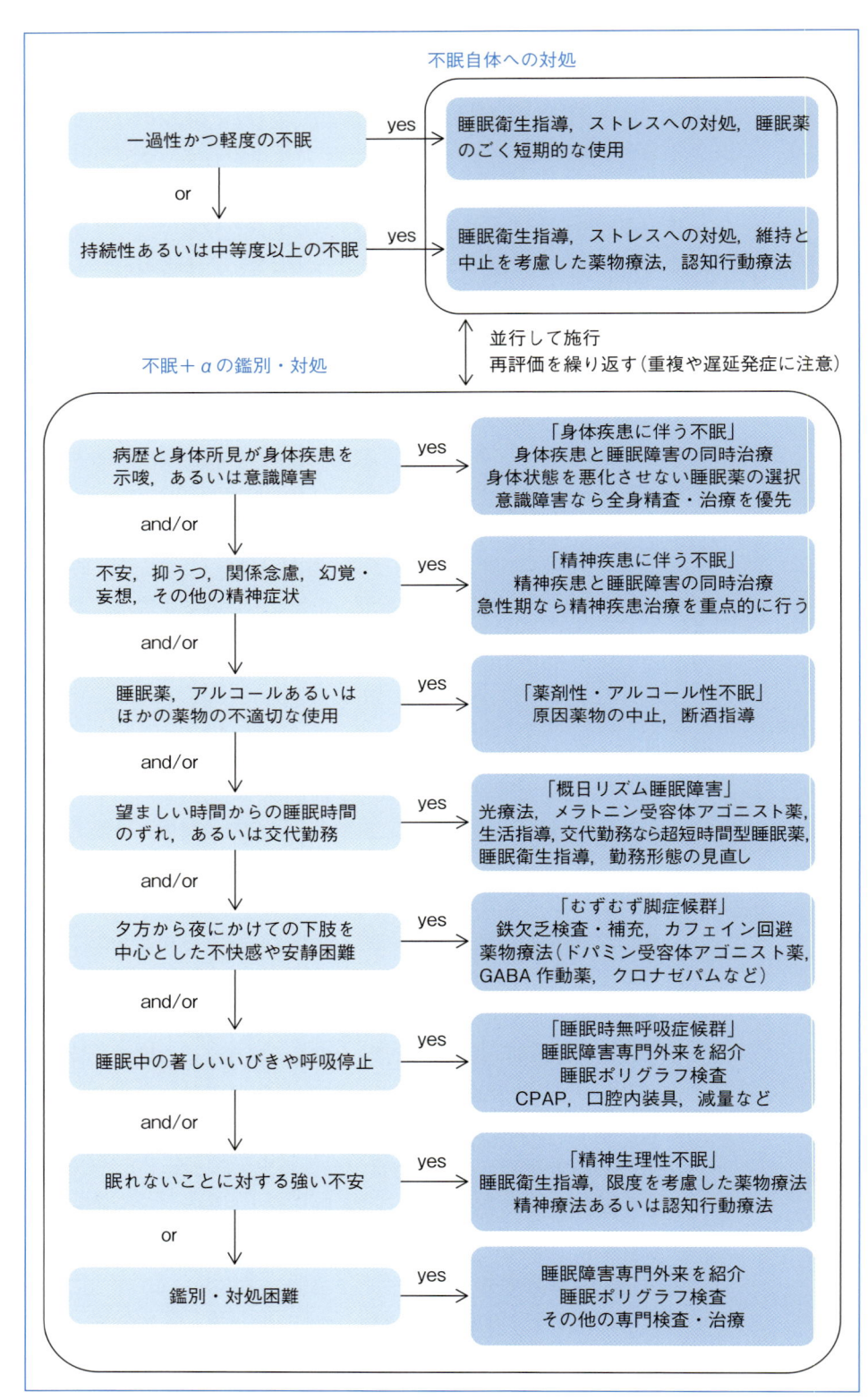

```
                                                        不眠自体への対処
                                                    ┌─────────────────────────────┐
  ┌──────────────────┐    yes    │ 睡眠衛生指導,ストレスへの対処,睡眠薬 │
  │ 一過性かつ軽度の不眠 ├─────────→│ のごく短期的な使用                  │
  └──────────────────┘           │                                     │
           or                    │                                     │
           ↓                     │ 睡眠衛生指導,ストレスへの対処,維持と │
  ┌──────────────────┐    yes    │ 中止を考慮した薬物療法,認知行動療法 │
  │ 持続性あるいは中等度以上の不眠 ├→│                                     │
  └──────────────────┘           └─────────────────────────────┘
                                          ↑  並行して施行
                                          │  再評価を繰り返す(重複や遅延発症に注意)
      不眠＋αの鑑別・対処
```

病歴と身体所見が身体疾患を示唆,あるいは意識障害 → yes	「身体疾患に伴う不眠」 身体疾患と睡眠障害の同時治療 身体状態を悪化させない睡眠薬の選択 意識障害なら全身精査・治療を優先
and/or ↓ 不安,抑うつ,関係念慮,幻覚・妄想,その他の精神症状 → yes	「精神疾患に伴う不眠」 精神疾患と睡眠障害の同時治療 急性期なら精神疾患治療を重点的に行う
and/or ↓ 睡眠薬,アルコールあるいはほかの薬物の不適切な使用 → yes	「薬剤性・アルコール性不眠」 原因薬物の中止,断酒指導
and/or ↓ 望ましい時間からの睡眠時間のずれ,あるいは交代勤務 → yes	「概日リズム睡眠障害」 光療法,メラトニン受容体アゴニスト薬,生活指導,交代勤務なら超短時間型睡眠薬,睡眠衛生指導,勤務形態の見直し
and/or ↓ 夕方から夜にかけての下肢を中心とした不快感や安静困難 → yes	「むずむず脚症候群」 鉄欠乏検査・補充,カフェイン回避 薬物療法(ドパミン受容体アゴニスト薬,GABA作動薬,クロナゼパムなど)
and/or ↓ 睡眠中の著しいいびきや呼吸停止 → yes	「睡眠時無呼吸症候群」 睡眠障害専門外来を紹介 睡眠ポリグラフ検査 CPAP,口腔内装具,減量など
and/or ↓ 眠れないことに対する強い不安 → yes	「精神生理性不眠」 睡眠衛生指導,限度を考慮した薬物療法 精神療法あるいは認知行動療法
or ↓ 鑑別・対処困難 → yes	睡眠障害専門外来を紹介 睡眠ポリグラフ検査 その他の専門検査・治療

図1-3　不眠の鑑別・対処のフローチャート

(2) 身体疾患，薬物など

a 意識障害

軽度の意識混濁(傾眠，注意の困難，記憶・見当識障害など)を伴う不眠では，中枢性疾患やループス精神病など器質性(身体因性)精神障害である可能性がある．診察していてもどことなくボーッとしている，あるいは困惑して応答が今ひとつとりとめのないなどの場合には，この鑑別に切り替える．意識障害の鑑別のために脳波検査で基礎律動の徐波化を確認し，また身体検索を十分行う．

b 身体疾患一般

ほぼすべての身体疾患に不眠が伴いうるとされる．疾患による直接的な影響や，痛み・かゆみ・発熱などの身体的苦痛，療養状況・環境へのストレス，治療薬剤の影響〔例えば，ステロイド，アミノフィリン，βブロッカー，キニジン，シメチジン，甲状腺ホルモン，SSRI(selective serotonin reuptake inhibitor)など〕などによるもので，除去可能な要因の検討が必要である．

c アルコール，その他の薬物

アルコールは数日単位で耐性が生じ，睡眠の質の低下ももたらすため，結果としてアルコール性の不眠を生じさせる．カフェインは就床数時間前の摂取でも睡眠に影響を与える．就寝前のニコチンも精神刺激作用から睡眠を妨げる．乱用薬物も多くは精神刺激作用などから不眠の原因となる．本人だけでなく家族からの情報も重要である．

(3) 精神疾患

a 気分障害(うつ状態，躁状態)，不安障害

うつ病においては，抑うつ気分，興味や関心の喪失，意欲の低下，不安・焦燥感，倦怠感，食欲の低下などが認められるが，特に早期発見に有用なのは抑うつ気分と興味・関心の喪失の持続である．不眠症の範囲でも軽度の抑うつ気分がありうるが，上記の症状が2週間以上ほぼ常に持続し，業務・日常生活に支障が出るレベルであればうつ病の診断を優先する．希死念慮が認められれば，無論重症の兆しである．うつ病の不眠においては典型的には早朝覚醒が多いが，そのほかの型であることも多く，また特に双極性障害では，過眠や睡眠覚醒リズムの乱れを呈することも多い．時に患者はうつ病レベルであっても"自分は不眠症で，眠れれば治る"と頑固に主張するため，こちらが確信をもって診断することが必要となる．以前うつ病相を経験してしばらく寛解していた患者においては，不眠は再燃の徴候であることが多い．

一方，躁状態では，気分高揚，多弁，過活動，多買，観念奔逸などを呈し，同時に睡眠欲求の減少ないし睡眠時間の短縮がみられる．この場合，典型的に"眠らなくても大丈夫"と患者は述べるが，実際には睡眠時間の短縮のことを「不眠」として訴えるケースもある．この場合，外見だけでは背後の躁症状を見落とすことがあるので，注意が必要である．

焦燥感を伴った不眠の訴えの場合，前記の精神生理性不眠症と重なる形での全般性

不安障害である場合があり（不安の対象が多岐全般にわたる），不安障害としての診断および対処を優先する．さらに，ここからうつ病に進展することも多いため，その後の注意も必要である．

ⓑ 統合失調症，その類縁疾患

急性精神病状態の初期であっても，もっぱら不眠を訴えることがしばしばある．この際，患者は幻覚・妄想を隠そうとしていたり，あるいはよく聞いてはじめて語られたりする．一見水準以上に礼節が保たれていても，どことなく"突っ立ったような"奇異さ，あるいは切迫した印象を与えることが多い．不眠を糸口に共感をつなぎ止め，症状の確認と診断，治療につなげていく．いわゆる初期統合失調症でも不眠がみられるが，症状の詳細は他章に譲る．

ⓒ 心理的ストレス，適応障害

多くの場合，患者は不眠を生じるストレスが直近にあれば，それを原因として自覚している（そのことを考えると眠れないなど）．しかし，ストレスを抑圧ないし否認する心理機制が働いていることもしばしばあり，その場合，すぐには明らかにならない．睡眠に関する診察であっても，患者との間に心理的疎通（ラポール）を作ることもポイントとなる．

(4) ほかの睡眠障害

ⓐ むずむず脚症候群，周期性四肢運動障害

むずむず脚症候群は，①下肢の不快な感覚を伴い動かしたくなる衝動，②座る，横たわるなどの安静によって悪化，③歩行やストレッチなど動かすことによって改善，④夕方から夜に悪化，の4徴がみられた場合に診断される．これらの不快感から不眠を呈すると考えられているが，実際には患者は不眠のみを訴え，前記は問診されてはじめて答えることが多い．特に"難治性の不眠"の場合，これらを必ず問診する．また，前記の自覚症状がない場合でも，類縁疾患である周期性四肢運動障害が存在すると，頻繁な中途覚醒や熟眠困難という形の不眠を呈する．睡眠中に周期的な下肢の不随意運動が生じるものであるが，これはPSGではじめて診断されるため，熟眠困難が中心の経過の長い（若い頃から慢性的に続くなど）不眠の場合には検査を考慮する．むずむず脚症候群でも約8割にPSGで同様の所見がみられるため，診断の傍証とすることができる．

ⓑ 概日リズム睡眠障害

睡眠はおよそ24時間の体内リズム（概日リズム）によって支配されているが，これを外界の望ましいスケジュールに同調させることができず，結果として"不眠"を呈するものである．交代勤務や時差のある海外渡航という外因的なものと，通常の生活を送っているにもかかわらず体内リズムがずれてしまい治せないという内因的なものに分けられる．交代勤務中に生じた不眠の多くは交代勤務睡眠障害であり，大抵の場合，よく眠れる勤務シフトと眠れない（苦手な）シフトが聴取される．通常の生活状況でかなり遅れた時刻にしか寝付くことができず（典型的には午前2〜4時頃など），朝

起床しなければならない時刻になっても覚醒できないために遅刻・欠席を繰り返すなどという場合は，睡眠相後退障害と診断される．この場合，自分の好きな時間に眠れば十分以上の睡眠をとることができるのが不眠症との相違点である．睡眠日誌あるいはアクチグラフで睡眠覚醒パターンを確認する．

c 睡眠時無呼吸症候群

夜間睡眠中に呼吸が一時停止を繰り返すものである．無呼吸とともに覚醒反応が頻回に生じるため，睡眠分断による睡眠の質の低下と日中の眠気・倦怠感などを生じるのが典型的であるが，頻回の中途覚醒や熟眠困難から"不眠"として患者が訴えることがある．上記に加え，夜間の強いいびきや呼吸停止が家族やベッドパートナーから指摘される場合には，PSGでの診断を考慮する．

3 経過観察のタイミングと注意点

不眠が一時的でかつ軽度であり，うつ症状をはじめとするプラスアルファの問題が特にみられない場合には，睡眠衛生指導あるいは簡単なストレス対処指導を行い，最小限の睡眠薬を頓用で処方し，経過をみてよい．その際，睡眠薬の処方は必要がなくなれば中止することや，抑うつやその他の別の徴候があれば早めに相談してもらうように説明を加えておくことが望ましい．

4 治療導入のタイミングと注意点

(1) 不眠症の治療導入

a 睡眠衛生指導

「不眠症」のみならずすべてのタイプの不眠に適応がある．初診時に睡眠衛生指導を行うだけで不眠が改善し，睡眠薬を要しない場合も多い．睡眠薬を使用する場合，ほかの疾患が併存する場合にも，これは併せて行う．睡眠薬の量や使用期間を減らすこともできる．初診時のみならず，フォローアップにおいても継続的に行うのがよい．表1-10 に具体的な指導内容を示すため，参照されたい．ただし，精神生理性不眠症の患者の場合，これらの指導を「すべて完璧に」行おうとして泥沼に陥る可能性もあるので，患者に応じて行う必要がある．

b 認知行動療法

眠れないことに対する過度の恐怖が不眠の慢性化につながるので，認知に対するアプローチはきわめて重要である．認知行動療法は，睡眠制限法，刺激統制法，漸進的筋弛緩法，そのほかの睡眠衛生指導をよりシステマチックに，また患者の誤った睡眠に対する認知や不安に焦点を当てて行う治療である．個人療法の形のほか，集団療法や最近ではWebを利用した形のものも試みられている．不眠の改善効果に対しては十分なエビデンスがすでにあり[6]，実施できる治療者が増えれば薬物療法に並ぶ位置づけになる．うつ病に併存する不眠症に対する効果も実証されている．数回のセッ

表 1-10　睡眠衛生指導

「就寝」と「起床」
- 眠くなってから床に就く（"眠れないから早く寝る"をしてはならない）※
- 毎日同じ時刻に起床する
- 時には睡眠時間を短めにする
- 布団は睡眠だけのために用いる（テレビや読書など，他事をしない）
- 眠れなければ一度布団から出て，しばらくしてから入り直す

睡眠前には…
- 寝る4時間前（夕食から）のお茶やコーヒーを避ける
- 寝酒，たばこ避ける
- 軽い読書を行う
- 音楽を聴く
- ぬるめの入浴をする
- アロマテラピー，筋弛緩トレーニングなどを行う
- 食べるなら軽いスナックまでにする
- 光を制限する（パソコンや携帯電話の使用を控える）

生活リズムにメリハリを
- 日中の「光」を利用する
- 規則正しい食事と運動をする

その他
- 寝室環境（寝具，室温，光環境，騒音など）を再確認する
- 昼寝は悪くないが，短時間で済ませるようにする
- 眠ることへのこだわりすぎがかえって仇になることに留意する

※高齢者により適した指導である（若齢者に対しては睡眠相の後退を招きやすく，注意が必要である）．

ションを行うのが普通であり，不眠の初期治療としても，あるいは薬物療法を長く続けてきたあとでもよいとされる．詳細は他書に譲る．

c 薬物療法

睡眠衛生指導やストレス対処だけでは改善が難しそうな場合には，睡眠薬をはじめとする薬物療法を行う．比較的軽度であれば非薬物療法の次に導入するという順序で考えるが，一定以上の症状の強さと頻度・持続が認められるならば初診時から導入してよい．入眠困難や睡眠維持困難など，不眠の内容に応じて睡眠薬を選択するが，その際には作用時間の長短を中心に考慮する．現在では副作用の少なさから非ベンゾジアゼピン系薬物あるいはメラトニン受容体作動薬を選択するのがある程度合理的であろう．ただし，無意味な長期連用に陥らないようにするために，導入時に減薬や中止の方法についても説明しておくことが望ましい（詳細は別稿[7]あるいはガイドライン[3]を参照）．

(2) 精神疾患との並行した治療の導入

うつ病・双極性障害，統合失調症などの本格的な発症時の場合，直ちにこれを優先して治療開始する．不眠の改善は精神疾患の急性期症状の改善に直接寄与するため，もちろん同時並行して対処する．この際，睡眠促進作用のある非定型抗精神病薬や鎮

静催眠作用のある抗うつ薬の有用性は高いが，代謝系あるいは自律神経系の副作用に注意が必要である．

すでに精神疾患の治療が導入済みで，回復期あるいは慢性化の兆しのあるときも，併存する睡眠障害を再点検するよいタイミングである．睡眠日誌をつけてもらい，毎日の睡眠パターンと日中活動について患者と治療者双方によるモニタリングを行う．睡眠覚醒リズムの乱れ，むずむず脚症候群，睡眠時無呼吸症候群が精神疾患では特に合併が多く，精神症状にも悪影響していることがあるため，鑑別し治療を並行して行う[8]．また，急性期に増えた薬剤がそのままで，薬剤性に日中眠気や睡眠覚醒リズムの乱れを生じることがよくあるため，薬物の整理を進めるのがよい．

(3) ほかの睡眠障害の治療導入

a むずむず脚症候群

むずむず脚症候群については，近年保険適用の薬剤が増え，複数のドパミン受容体アゴニスト，ガバペンチン エナカルビルがこれにあたる．クロナゼパムは保険適用がないものの，わが国では経験的に用いられ，有効性もある程度ある．前述の4徴が認められれば治療導入してよいが，血液検査で貧血のみならず血清鉄・フェリチン値を確認し，鉄欠乏が認められれば鉄剤投与だけでまずは開始してもよい．非薬物療法として，マッサージの励行，カフェインの回避も行う．抗うつ薬や抗精神病薬で悪化させる場合もあり，薬剤整理も考慮する．

b 睡眠時無呼吸症候群

睡眠時無呼吸症候群がPSGで発見された場合，熟眠困難や日中眠気，倦怠感，意欲減退，認知機能低下，抑うつなどの増強因となっている可能性があり，治療を考慮する．中等症～重症であれば持続的気道陽圧法(continuous positive airway pressure；CPAP)，軽症～中等症であれば口腔内装具による治療を考慮し，減量や禁酒，ベンゾジアゼピン系薬物および肥満の誘因となる薬物の整理を行う．

c 概日リズム睡眠障害

概日リズム睡眠障害がみられた場合，基本となるのは体内リズムを改善するための生活指導である．睡眠日誌をつけさせながら，就寝時には確実に消灯し，就寝前のインターネットや携帯電話の使用などを避け，朝起床後に極力太陽の光を浴びるようにし，朝食をきちんととるように指導する．高照度光療法の施行も考慮するが，専門医の指導に基づいたほうがよいであろう．睡眠導入薬は多くの場合効果が乏しく，補助的に使う場合も持ち越しを避けるために短時間作用型を用いる．メラトニン受容体アゴニストのラメルテオンの使用も考慮する．難治性であれば1か月程度の入院での治療(光療法などの組み合わせ)を考慮するが，退院後の再発が半数程度みられることに注意する必要がある．

5 | 患者・家族説明のポイント

　患者にも"不眠"という事態はありふれたこととしてとらえられており，問診開始早々に睡眠薬を要求される場合もよくある．本人のペースからは少々距離をおき，ここまでに述べたような重症化やほかの疾患の可能性について触れながら対応を決めたい．一方，不安の強い患者に対して将来の精神疾患発症などのリスクを強調することは得策ではない．また，すでに述べたが，不眠を主訴にしながら精神疾患が本格的に発症している場合には，こちらが確信をもって診断し，苦痛に対して共感しつつ，ある程度時間をかけて説得することが必要となる．これらを含め，相手の精神病理を観察しながらの精神医学的対応が結局重要であろう．

●文献

1) Kim K, Uchiyama M, Okawa M, et al：An epidemiological study of insomnia among the Japanese general population. Sleep 23：41-47, 2000
2) American Psychiatric Association：Diagnostic and Statistical Manual of Mental Disorders, 5th Edition. American Psychiatric Publishing, Washington DC, 2013
3) 厚生労働科学研究・障害者対策総合研究事業「睡眠薬の適正使用及び減量・中止のための診療ガイドラインに関する研究班」，日本睡眠学会・睡眠薬使用ガイドライン作成ワーキンググループ（編）：睡眠薬の適正な使用と休薬のための診療ガイドライン―出口を見据えた不眠医療マニュアル．2013
4) Ohayon MM, Roth T：Place of chronic insomnia in the course of depressive and anxiety disorders. J Psychiatr Res 37：9-15, 2003
5) Karp JF, Buysse DJ, Houck PR, et al：Relationship of variability in residual symptoms with recurrence of major depressive disorder during maintenance treatment. Am J Psychiatry 161：1877-1884, 2004
6) Morin CM, Bootzin RR, Buysse DJ, et al：Psychological and behavioral treatment of insomnia：update of the recent evidence（1998-2004）．Sleep 29：1398-1414, 2006
7) 粥川裕平，冨田悟江，北島剛司，他：不眠症―不眠症の診断と治療．日本臨牀 71（増刊5）：265-273，2013
8) 北島剛司：気分障害の治療ガイドライン（第12章）．いくつかの特殊な問題―睡眠障害との関連．精神科治療学 27（増刊）：363-372, 2012

（北島剛司・粥川裕平）

第 5 章

不登校とひきこもり

はじめに

　「不登校」および「ひきこもり」は，わが国においては一般にも広く知られる「社会問題」である．いずれも診断名や臨床単位ではなく，思春期・青年期における広義の"不適応"状態を意味する言葉である．ひきこもりについては，近年，社会的排除としてとらえる見方もある．

　「不登校」は，その定義上，小・中学生にのみ該当する用語であるが，ほぼ同様の状態は高校生，大学生，大学院生などにもしばしばみられる．心理的・社会的な葛藤から登校ができなくなるものであり，長期化するにつれて，後述するひきこもり状態，あるいは家庭内暴力，自殺企図といった問題行動に至る場合もある．

　また，「ひきこもり」は現在すでに数十万人から百万人という規模で存在し，依然として増加傾向が続いている．これまでも政策レベルでさまざまな対策が講じられてきたが，いまだ十分な支援がいきわたっているとは言い難い．

臨床的な位置づけ

不登校

(1) 不登校児数

　文部科学省が毎年行っている学校基本調査の結果によれば，不登校児童の数は，1975年以降，ほぼ一直線に増加し続け，2001年には13万8,733人のピークに達している．以後は少子化の影響もあって漸減傾向が続いており，2012年度間の調査結果では，約11万2,689人（小学生21,243人，中学生91,446人）となっている[1]．

(2) 定義

　文部科学省は不登校を「何らかの心理的，情緒的，身体的あるいは社会的要因・背景により，登校しないあるいはしたくともできない状況にあるために年間30日以上欠席した者のうち，病気や経済的な理由による者を除いたもの」と定義している．

　不登校事例の報告は，わが国では1950年代から存在するが，時代とともにその名

称は変遷してきた．

　Johnson らが 1941 年に発表した論文のなかで「学校恐怖症(school phobia)」という言葉を最初に用いて以来，不登校の問題は永らく病気としてとらえられてきた[2]．1960 年代頃から「登校拒否(school refusal)」が一般的に用いられるようになったが[3]，その後次第に学校や社会の側の問題として理解する視点が主流となり，「登校拒否」にかわって「不登校(non-attendance at school)」がほぼ統一的に用いられるようになった[4]．

(3) 不登校対策の変遷

　わが国における不登校対策では，少なくとも 1980 年代まではさまざまな混乱と対立が続いていた．とりわけ特筆すべきは，初期においてはしばしば"タカ派的"対応がなされていた事実である．

　最もよく知られている例は，戸塚ヨットスクール(1976 年～)であろう．不登校児や家庭内暴力事例などに対して，集団生活とヨット訓練による矯正を行う施設として知られていたが，1983 年，13 歳の訓練生を体罰により死亡させたとして校長が逮捕された．この事件は，不登校問題を世に知らしめるきっかけにもなったとされている．公的機関の対応が不十分であるなか，多くの親が無資格の民間矯正施設に子どもを預けた結果，こうした事件が続発した．類似の事件として，仏祥庵事件，不動塾事件，最近ではひきこもり問題の矯正施設と銘打ったアイ・メンタルスクール事件や長田塾の訴訟問題などがある[5]．

　また当時は，精神医療においても，不登校や家庭内暴力の子どもたちに対して，「同意入院」制度を利用した強制的な入院治療がなされていたことも忘れられるべきではない．

　こうした状況に対して，子どもを情緒障害児扱いせず，積極的に学校批判の視点を掲げたフリースクール，東京シューレが 1985 年に設立された．シューレと「不登校を考える親の会」は，全国的な支持を受けた．ここを起点として，子どもの人権を尊重するフリースクール運動が盛んになった．この運動が不登校対策に与えた影響はきわめて大きい．しかし，運動に伴う"副作用"も皆無ではなかった．例えば，一部の「明るい不登校児」や「エリート不登校児」が注目された結果として，フリースクールにすらなじめない「ひきこもり」タイプの不登校児については等閑視された可能性が，当事者により指摘されている．

　この経緯から得られた教訓は，不登校問題を"政治化"することがさまざまな弊害をもたらす，ということである．過度の「政治」の導入は，思想や立場への固着と不毛な党派的対立をもたらし，その結果，有効な対応スキルの蓄積がなされにくくなるのである．

(4) 不登校に対する考え方

　1992 年，文部省(当時)の学校不適応対策調査研究協力者会議は，「どのような家庭のどのような子どもにも不登校は起こりうる」とする報告を行った[6]．これは医学的根拠から導かれた結論ではなく，「不登校」についてはこのように考えるべきである，という宣言に等しい．いきすぎた医療化や不毛な「犯人捜し」に歯止めをかける意味か

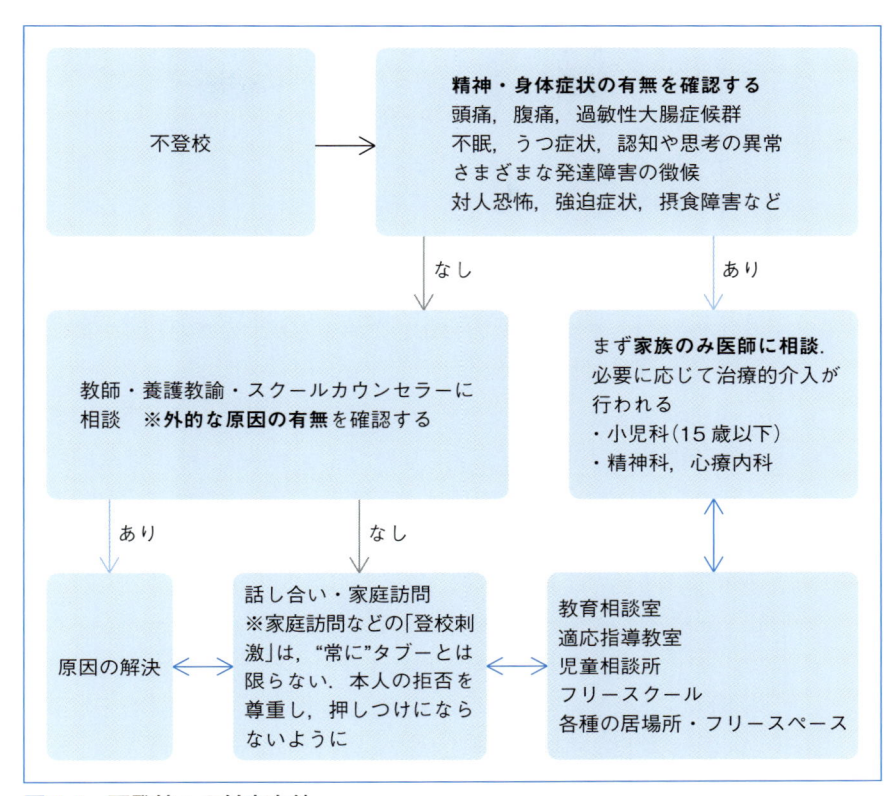

図 1-4　不登校への対応方針

らも，これは画期的な宣言であった．

　不登校については，これまでさまざまな分類が試みられてきた．しかし，分類という発想が再び「病理」を強調する方向に向かわせる可能性があることや，かかわるなかで状態像が変化していく可能性があることを考慮するなら，詳細なタイプ分類はあまり意味がない．

　山登敬之は治療機関を訪れる不登校については，①身体疾患をもつもの，②精神病が疑われるもの，③神経症様症状を呈するもの，くらいの大まかな分類で十分であるとしているが，基本的には筆者もこの立場をとる[7]．

不登校への対応方針

　不登校への現在の対応方針を，図 1-4 のフローチャートに示す．

　山登の分類で示したように，何らかの精神障害や身体疾患に基づく不登校については，原因疾患への治療，あるいは発達障害などの場合は療育といった支援が必要となる．いずれの場合も専門家への相談が欠かせない．ただし，診断が下されたあとにも，不登校状態に対する配慮は，原因疾患がない場合と同様になされることが望ましい．

　原因疾患がはっきりしない不登校については，いじめやハラスメント（教師による体罰など）といった外的な原因の有無を，十分に時間をかけて確認する必要がある．

なぜなら，たとえ原因がある場合でも，本人が周囲への配慮やプライドから，その存在を否認する場合がしばしばあるためである．本人が否定しているから外的な原因はない，と安易に結論づけることは好ましくない．また，そうした外的な原因が存在する場合は，その直接の解決が最優先であることはいうまでもない．

治療的な対応にあたってまず考慮されるべきは，いかなる事例に対しても，十分な休養期間を保証することである．不登校状態は，本人がぎりぎりまで頑張った結果であることが多いため，休養なくしては次のステップへ進めない．どの程度が「十分」であるかについては事例ごとによって異なるが，原則として，最低1か月間は確保したいと筆者は考える．

文部科学省は，不登校が起こった場合の，学校内での指導の改善や工夫で有効だったと報告されたものをリストアップしている[8]．特に効果的だった対応としては，「登校を促すため，電話をかけたり迎えに行くなどした」「家庭訪問を行い，学業や生活面での相談に乗るなど様々な指導・援助を行った」「保護者の協力を求めて，家族関係や家庭生活の改善を図った」などがあげられている．

しかし，学校側の対応は基本的には再登校を目指すものが中心であり，不登校が起こった直後からこうした対応がなされることは，必ずしも適切ではない．電話や家庭訪問も，ただ登校を促すためだけになされるとすれば，むしろ子どもにとっては大きなストレスになる場合も十分に考えられる．

不登校への対応を「治療」として行う場合は，前述した休養期間の保証はもとより，治療目標から，さしあたり「再登校」を除外する必要がある．なぜなら，いわゆる登校刺激(強引に再登校を促す刺激を指す)は有害であるばかりか，親子間の信頼関係すらも傷つけ，深刻な断絶につながってしまう可能性があるためである．

初期の治療目標は「まず家庭内で"元気"を回復すること」である．「"元気"の回復」と，家族間の信頼関係や会話の回復は基本的に並行して起こる．会話する関係があれば最低限の信頼関係は維持できるが，それも困難な場合は，さしあたり挨拶や日常会話の習慣から回復することが望ましい．

家庭内では常に本人の「拒否権」や「選択権」を尊重し，子ども自身が進むべき方向をみずから選択できるようになるまで，干渉を控えて見守る姿勢が基本となる．親子の関係性が改善されるにつれ，子どもが次第に元気を回復することも期待できる．

この段階まで来れば，多くの場合，子どもは自ら「再登校」を希望するようになる．何らかの要因でそれが困難な場合は，教育センターや適応指導教室などの公的な社会資源，あるいは民間のフリースクールなどの利用を検討することになる．そのため，治療者は家族とともに，その地域で利用可能な社会資源の情報に精通しておくことが望ましい．

不登校の治療においては，まず本人と「かかわること」が重要である．かかわりをもちながら働きかけを行い，その結果を見守りながら必要に応じて軌道修正もする．そのような慎重な姿勢のもとで対応を進めるのであれば，「登校刺激」も一概に否定されない．教条主義的に「登校刺激の禁止」にとらわれる必要はない．むしろ十分な信頼関係のもとでは，「登校刺激」がよいきっかけを与える場合もありうる．

臨床的な位置づけ

1 │「不登校」と「ひきこもり」の関係

　不登校とひきこもりは，かなり密接な関係にある．
　筆者の調査では，社会的ひきこもり事例の86％に3か月以上の不登校経験を認めた[9]．また，2001年9月に発表された文部科学省の委託研究「不登校に関する実態調査」によれば，1993年度に「学校ぎらい」を理由に年間30日以上欠席し中学校を卒業した生徒のうち，約5年後の1998年11月〜1999年2月の時点で「就学・就労ともにしていない者」は23％であった[10]．この項目が「ひきこもり」を直接的に意味するわけではないが，ほかの不登校の追跡調査などと併せて考えるなら，不登校事例全体の10〜20％程度が，長期の社会的ひきこもり状態に至ることが推定される．

2 │ ひきこもり

(1) 現状と定義

　「ひきこもり」とは，不登校や就労の失敗などをきっかけに，何年間もの長期にわたって自宅閉居を続ける青少年を指す言葉である．近年では海外でも"hikikomori"として広く知られつつある．2010年に内閣府が発表した調査研究によれば，日本国内には約69万6,000人のひきこもりがいるとされている[11]．
　冒頭でも述べたとおり，「ひきこもり」は臨床単位や診断名ではなく，1つの状態像を意味する言葉である．厚生労働省研究班の定義では，①6か月以上社会参加していない，②非精神病性の現象である，③外出していても対人関係がない場合はひきこもりと考える，とされている[12]．

(2) 家族以外の「理解ある第三者」による介入

　ひきこもりに至る原因は多様である．きっかけとしては，成績の低下や受験の失敗，いじめなど，さまざまな挫折体験からはじまることも多いが，原因やきっかけがはっきりしない場合も少なくない．
　ひきこもり状態に随伴する精神症状や問題行動があれば，治療的支援の対象となる．しばしば未治療の「発達障害」や「統合失調症」が潜んでいる場合があり，時に専門家による鑑別診断も必要となる[13]．
　現在，筆者が治療者としてかかわっているひきこもり事例の平均年齢は，すでに32.6歳と，著しい高年齢化傾向を示している[14]．その原因の1つが，ひきこもり状態の長期化のしやすさである．長期に及ぶひきこもり問題は，本人や家族の自助努力だけで解決することはきわめて困難となる．
　数年以上のひきこもり状態から社会参加を果たしたケースの多くに共通するのは，社会参加への導き手として，家族以外の「理解ある第三者」による介入がなされている

ことである．この第三者には医療関係者も含まれるが，支援団体のスタッフや，友人，恩師といった人々の存在も，ひきこもりからの回復においては，きわめて大きな意味をもつ．

(3)「社会的排除」の視点

筆者はここで，ひきこもりを個人の不適応という視点ばかりではなく，「社会的排除」，すなわち社会から居場所を奪われた存在としてとらえてみることを提案したい．

例えば，イギリスには25歳以下のホームレスが25万人いると報告されている[15]．また，アメリカに至っては50万〜170万人の間と推計されている[16]．一方，わが国におけるホームレス人口は，全年齢を含めても1万人に届かないと推定されている[17]．

筆者は，「ひきこもり」とは，「若年ホームレス」などと同様に，青少年が社会から疎外されていく形式の1つであると考える．社会から排除された青年たちの居場所は，「家の中」か「路上」のいずれかしかない．いずれになるかについては，社会文化的な影響が大きいと考えられる．

いずれにせよ，ひきこもりをホームレスと同様に社会的排除という文脈で考えることは，この問題を医療に限定されない包括的支援の対象と考えるうえでも重要な視点であると考えられる．

実際の診察・治療的支援の流れ

1 | 鑑別診断

ひきこもり状態を伴いやすく，混同されやすい精神疾患として主要なものを表1-11に示す[18]．

とりわけ鑑別において重要な疾患は，統合失調症と発達障害である．ほかの疾患であれば，たとえ誤診であっても，治療方針が大きく食い違って転帰に影響する可能性は低い．しかし，この2つの疾患に関しては，誤診による治療方針のずれが，医原性

表1-11 DSM-Ⅳにおける鑑別診断名

主症状が「ひきこもり」となりうる疾患	他の主症状に「ひきこもり」が伴うこともある疾患
統合失調症 社会不安障害 強迫性障害 うつ病 自閉症スペクトラム障害 ADHD	選択的緘黙症 知的発達障害 分離不安障害 反応性愛着障害 PTSD パニック障害 解離性障害 適応障害 摂食障害

の問題をもたらす可能性が高い．それゆえ，治療初期に慎重な鑑別診断を行うことはきわめて重要である．

(1) 統合失調症との鑑別

　非精神病性のひきこもり状態が，単にひきこもっているという「症状」ゆえに統合失調症と誤診されたと思われる事例も少なくない．

　とりわけ破瓜型など寡症状性の統合失調症の発症経過は，見かけ上，ひきこもり事例に共通する点が多い．ほかにも，ひきこもり状態は「自閉」や「自発性の減退」と，独りごとや思い出し笑いは「独語」や「空笑」と，家庭内暴力は「精神運動興奮」と，妄想様観念は「真性妄想」と誤診されやすい．

　患者の礼容や対話の疎通性が保たれていることは重要な鑑別点であるが，このほかにも，ひきこもり状態では幻聴はほぼみられないこと，「メディアを巻き込んだ妄想」は少ないこと，思考伝播，思考吹入といった思考障害はみられないこと，などがあげられる．もちろん薬物治療への反応も含めた経過観察に基づいて鑑別診断の視点を維持することも重要である．

　特に注意しておきたいのは，ひきこもり事例では，被害妄想的な訴えが少なくないことである．その訴えが「妄想様観念」か「一次妄想」であるかを鑑別することがしばしば困難である．

　例えば，「隣近所の住民が自分の悪口を言っている」という訴えだけでは，いずれか判断できない．長くひきこもった生活をしている人がそうした疑念や確信を抱くことは自然なことであり，いわば発生的了解が可能である．しかし，「テレビやラジオが自分の悪口を放送している」といった訴えになると発生的了解は困難になり，一次妄想である可能性が高まる．

　ただし，非精神病性のひきこもり事例では，こうした妄想様観念はありえても，幻聴は生じない．まれにいじめ被害を体験した事例で，「聴覚性フラッシュバック」がみられることはあるが，匿名性が高い幻聴に比べ，フラッシュバックの場合は「誰が何と言っているか」がはっきりしていて，薬物治療が無効であることが多い点などは，鑑別上の参考になるであろう．

　このほかに筆者が日常臨床でしばしば用いている「統合失調症との鑑別診断のための３つの質問」を紹介しておく．

　①考えたことが漏れたり伝わったり，「つつぬけ」になっていませんか
　②頭の中が「ザワザワする」感じはありませんか
　③色んなことが「あべこべ」になった感じがありますか

　これらの質問はいずれも，統合失調症を疑われているという印象を与えにくく，覚えがない人には質問の意図すらわからない代わりに，それを経験している人は「あります」と即答するような，症状特異性が高い質問である．筆者は統合失調症との鑑別に迷うような事例では，この３つの質問を試みているが，３問とも"Yes"だった場合には，ほぼ統合失調症と診断できると考えている．

(2) 発達障害との鑑別

最近になって，ひきこもり事例のなかに，成人の発達障害の事例が含まれている可能性が指摘されるようになった．発達障害には自閉症スペクトラム障害やADHD (attention-deficit/hyperactivity disorder)が含まれるが，ひきこもりが問題になりやすいのは主として自閉症スペクトラム障害のほうである．厚生労働省の研究班による調査では「ひきこもり事例の約3割が発達障害」とされているが，筆者が個人的にカウントした範囲では，多めに見積もって全体の1割前後であった．

このように，発達障害に関しては，医師による診断のばらつきが大きい．この診断を広くとる医師が，「対人関係の障害(社会性の障害)・コミュニケーションの障害(言語機能の発達障害)・イマジネーションの障害(こだわり行動と興味の偏り，固執性)」といった自閉症の症状を，多くのひきこもり事例に見てとることも十分にありうる．

筆者は現病歴や心理検査の結果のみならず，生育歴の詳細な聴取や，治療に対する反応を十分に確認することなしに，発達障害の診断を下さないようにしている．また，本人がその診断を受け入れることで少しでも楽になり，未来に何らかの希望がもてるようになることも重要である．成人の発達障害の診断においては，それが単なるレッテル張り以上の意味をもつことから，その診断が本人にとっていかなる利益をもたらすかを第1に考える必要がある．

2 | 治療的支援の方法

ひきこもり問題への治療的支援の流れを，図1-5のフローチャートに示す．

一般にひきこもりを治療的に支援する場合，その過程には，①家族相談，②個人療法，③集団適応支援の3段階がある．厚生労働省のガイドラインでは，これに就労支援の段階が加わる．以下，それぞれについて説明する．

(1) 家族相談

ひきこもり事例の当事者が最初から治療に参加することはほとんどないため，治療的な対応はまず家族相談から開始することになる．家族相談を続けながら家庭内での本人との関係を改善させ，本人の受診につなげることが目的である．

それゆえ，家族相談を受け入れていない医療機関では，ひきこもり事例を治療的に支援することができない．筆者は，可能な限り多くの医療機関が，家族相談を受けることを希望している．筆者の勤務するクリニックでは，現在は家族相談を臨床心理士が担当している．本人が来院したら，その時点で治療を医師にバトンタッチする．こうした体制は，あくまで「本人の診療」を重視する医師にとっても受け入れやすいのではないだろうか．

初期のひきこもり支援において，家族相談はきわめて重要な意味をもつ．この段階において適切な対応がなされれば，それだけでも本人の状態が大きく改善することが期待できる．以下では，治療者が何を目指して家族にアドバイスすべきかを簡単に述

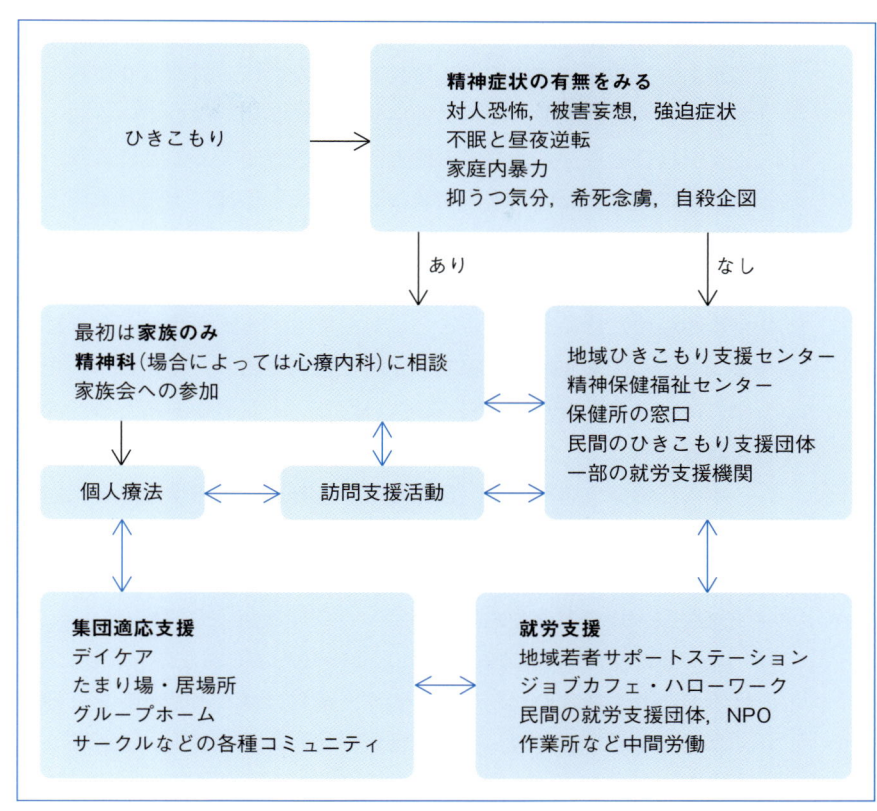

```
┌─────────────────────────────────────────────────────────────┐
│                           精神症状の有無をみる                │
│  ひきこもり   →    対人恐怖，被害妄想，強迫症状              │
│                    不眠と昼夜逆転                            │
│                    家庭内暴力                                │
│                    抑うつ気分，希死念慮，自殺企図            │
│            あり ↓                        ↓ なし             │
│  最初は家族のみ                   地域ひきこもり支援センター  │
│  精神科(場合によっては心療内科)に相談  精神保健福祉センター │
│  家族会への参加                   保健所の窓口               │
│         ↓                         民間のひきこもり支援団体   │
│  個人療法 ←→ 訪問支援活動 ←→    一部の就労支援機関         │
│         ↕                                ↕                  │
│  集団適応支援                     就労支援                   │
│  デイケア                         地域若者サポートステーション│
│  たまり場・居場所                 ジョブカフェ・ハローワーク │
│  グループホーム                   民間の就労支援団体，NPO    │
│  サークルなどの各種コミュニティ   作業所など中間労働        │
└─────────────────────────────────────────────────────────────┘
```

図1-5 ひきこもり問題への治療的支援の流れ

べておく[9,13].

　家族相談を進めるにあたって，前提としてまず重要なことは，本人に対する理解を両親が共有できるか否か，という点である．ひきこもり状態が長期に及んでいる場合，両親の関係にも葛藤や断絶が生じていることが少なくない．家族相談を通じて，両親間で基本的な理解と対応方針が共有されることが望ましい．夫婦関係に問題がある場合であっても，粘り強く話し合いと働きかけを継続すること，勉強会や家族会に両親そろって参加することなどを繰り返すことで，一定の改善が期待できる．

　両親間の協力態勢が大切なのは，問題のある対応を改善することで，本人と良好な信頼関係を再構築するためである．慢性化したひきこもり状態に対する説得・議論・叱咤激励などは，常に有害無益なものとなる．本人はこうした一方的な働きかけによっていっそう追い詰められ，家族との接触を一切拒んで自室にこもりきりになるか，時には家庭内暴力をふるう場合すらある．

　まず最初に両親が，本人のひきこもり状態をまるごと受容する必要がある．そして，ひきこもりそのものへの批判をせずに，本人と向き合い，対話を試みること，家庭が安心できる居場所となるよう環境を整えること，家族相談においては，そのような「環境」調整ならぬ「関係」調整を目指して試行錯誤を続けながら，「安心してひきこもれる関係作り」を進めていくことが必要である．

初期の対応が単なる放置や放任である場合，本人の側に見捨てられ不安が高まることがある．対応していくうえで最も重要なのは，対面しながらの会話である．すでに本人と家族との間で，断絶に近い状態が何年間も続いていることが少なくない．そのような場合でも，言葉による働きかけを続けていくことにより，会話を復活させることは不可能ではない．家族相談の実質的な目標は，本人と家族との間で親密な対話が再開されるように支援することである．

対話が再開されたら，本人を通院に誘うことが可能になる．ただし，はじめは親が家族相談のために通院することに対しても，本人が嫌がったり怒ったりする場合がある．しかし，家族相談は家族の正当な権利であり，安易に中止するべきではない．実際には本人自身も「何とかしなければ」という意識があるため，次第に親の通院を受け入れるようになったり，治療の内容に関心を示すようになったりすることも珍しくない．

本人を治療に誘う場合，ひきこもりを理由に説得することは勧められない．正論による説得はしばしば本人の強い反発を買い，通院そのものへの徹底拒否につながってしまう可能性がある．もし本人から「なぜ通院するのか」と問われた場合，その説明は「心配だから」で十分である．

親が通院する当日の朝に，「もしよかったら，あなたも一緒に来てほしい」と声をかける．これを通院のたびに繰り返す．前日に誘うことはあまり勧められない．いったんは通院を了承しても，翌朝には気が変わってしまい，それがもとで口論になることが少なくないためである．誘いかけに応じない場合，その場はそれ以上の説得はあきらめて，親だけで通院することが望ましい．これを定期的に，ただし1か月以上間隔を開けない程度に継続していく．本人を動かすことができるのは，親の言葉ではなく行動である．自分の問題により親が懸命に通院を続ける姿を目の当たりにすることで，本人の気持ちが少しずつ通院のほうに傾いていくことが期待できる．

(2) 個人療法

本人が受診したら，ここからは個人療法の段階である．場合によっては薬物療法を併用することももちろんあるが，ひきこもり自体に特効薬はなく，ほぼ対症療法的な処方となるため，本項では省略する．

ひきこもりの個人精神療法を考える場合，参考になるのは，student apathy の精神療法である．提唱者のWalters[19]や笠原[20]は，治療に際しては「教育的激励，叱咤は無効であること」や「十分なモラトリアム期間をとることの重要性」を強調し，「成熟を促す精神療法」を心がけることを推奨している．

この点をふまえ，筆者はひきこもりの精神療法について，以下のように考えている[21,22]．

初回面接において本人からの信頼を得ること，そしてそこから治療の導入を図ることがきわめて重要である．説教や説得はもとより，いかなる価値観の押しつけもしないことをまず約束する．そのうえで，治療者として本人の抱えているであろう困難の解決に力が貸せるかもしれないことを伝える．次に家族に入室してもらい，本人の前

で「指導」をする．家族は当面は本人にとって「仮想敵」であるため，「敵の敵は味方」という意味で治療同盟が組みやすくなる．

　治療の方向として，「賦活」を意図しすぎないことも重要である．むしろ「回復の妨げとなるもの」を取り除いていくイメージのほうが治療的であろう．本人自身の「自発性」が醸成されやすいよう，外堀から埋めるような形で環境の改善を図ることが重要である．

　その意味からも，当面は「変化」よりも「現状維持」を優先することが望ましい．治療から「賭け」と「冒険」の要素を極力廃し，さしあたり「低め安定」を目指す．なぜなら，不安定化は飛躍的な改善をもたらすこともあるが，そうした変化は定着しにくいためである．

　治療を診察室内で完結させないことも重要である．タイミングを計りつつ，デイケアなどの集団力動もおおいに活用する．もちろん，家族と関係者への介入や，臨床心理士や精神保健福祉士（psychiatric social worker；PSW），あるいは民間NPO団体など，ほかの専門家との連携も積極的に行う．薬物や検査結果などの情報公開も積極的に行う．「フェアな治療者」としての信頼感が最も重要となる．

　ひきこもりの当事者たちは，しばしばプライドが高く他責的で，自己愛の病理を抱えているとみなされがちである．しかし，その反面，彼らは自尊感情が乏しく慢性的な希死念慮を抱えていることも多い．つまり，彼らはプライドは高いが，自信がない．彼らにとって，プライドは自己愛の最後の砦なのである．

　「自己愛の病理」に注目しすぎると，彼らの脆弱な自己愛を不用意に傷つける結果になりかねない．プライドの問題は，デイケアや社会参加の段階を経て自己愛が成熟するとともに解消することが多いため，治療的な対応は不要である．

　この点に関連して，神田橋條治は次のように述べている．

　「永年にわたって支えとなり熟成されてきた自己の価値観・理念を，対話精神療法のなかで崩されたために，人としての矜持を喪失したかに見える人を，医原症と呼ばれる一群の患者たちのなかに見出すことが，稀でない」．

　プライドに配慮すべき理由のほとんどが，この発言のなかで述べられているといっても過言ではない．

(3) 集団適応支援

　集団適応支援の段階では，デイケア活動や支援団体の「たまり場」，あるいは自助グループや作業所などの活動に参加することにより，親密な対人関係の経験を重ねてもらうことを目指すことになる．

　いきなりバイトや就労を目指そうとするケースも多いが，対人関係の再構築には，ひきこもり経験など，同じバックグラウンドを共有する仲間と関係を作るほうが，はるかに安全で確実である．

　親密な仲間関係がある程度構築されてくると，「他者による受容と承認」という意味で，本人の否定的な自己評価の改善につながり，それが意欲の賦活をもたらす．さら

に，プライドの適正化と自信の回復につながり，願望を行動に移しやすくなるのである．

治療のなかで集団への参加を促す場合は，何よりもタイミングが重要である．治療の初期においてはグループへの参加は抵抗が大きいため，ある程度治療関係が成立したあとに，本人の意向を打診しながらタイミングを計ることが望ましい．

おわりに

不登校やひきこもりへの支援ないし治療は，決して強要されるべきものではなく，常に当事者の意志を確認しつつ，合意に基づいてなされなければならない．また，閉じた自己完結的な治療構造は，ひきこもりをはじめとするサブクリニカルな事例には不適切であると筆者は考える．ひきこもり支援のためには，専門家間の柔軟で緩やかな支援ネットワークを充実させる必要がある．医療はあくまでも，その一端を担うにすぎないが，きわめて有力な支援手段であることを述べて締めくくりとしたい．

●文献

1) 文部科学省初等中等教育局児童生徒課：平成24年度「児童生徒の問題行動等生徒指導上の諸問題に関する調査」について．文部科学省，2013
http://www.mext.go.jp/b_menu/houdou/25/12/__icsFiles/afieldfile/2013/12/17/1341728_01_1.pdf
2) Johnson AM, Falstein EI, Szureck SA, et al：School phobia. Am J Orthopsychiatry 11：702-711, 1941
3) Kahn JH, Nursten JP：School refusal：a comprehensive view of school phobia and other failures of school attendance. Am J Orthopsychiatry 32：707-718, 1962
4) Hersov LA：Persistent non-attendance at school. Journal of Child Psychology and Psychiatry 1：130-136, 1960
5) 芹沢俊介：引きこもり狩り―アイ・メンタルスクール寮生死亡事件/長田塾裁判．雲母書房，2007
6) 文部省初等中等教育局長通知：登校拒否問題への対応について．文部省，1992
http://www.mext.go.jp/b_menu/hakusho/nc/t19920924001/t19920924001.html
7) 山登敬之：不登校．松下正明(総編集)，浅井昌弘，牛島定信，倉知正佳，他(編)：臨床精神医学講座18巻．家庭・学校・職場・地域の精神保健．pp 187-197，中山書店，1998
8) 文部科学省：児童生徒の問題行動等生徒指導上の諸問題に関する調査．不登校児童生徒への指導の結果，登校するようになった児童生徒に特に効果があった学校の措置(平成17年度)．文部科学省，2005
http://www.mext.go.jp/a_menu/shotou/seitoshidou/kyouiku/shiryo/07080209/007.htm
9) 斎藤 環：社会的ひきこもり―終わらない思春期．PHP研究所，1998
10) 文部科学省初等中等教育局児童生徒課長通知：「不登校に関する実態調査」(平成五年度不登校生徒追跡調査報告書)について．文部科学省，2001
http://www.mext.go.jp/b_menu/hakusho/nc/t20010912001/t20010912001.html
11) 内閣府：若者の意識に関する調査(ひきこもりに関する実態調査．内閣府，2010
http://www8.cao.go.jp/youth/kenkyu/hikikomori/pdf_gaiyo_index.html
12) 厚生労働科学研究費補助金こころの健康科学研究事業「思春期のひきこもりをもたらす精神科疾患の実態把握と精神医学的治療・援助システムの構築に関する研究」(研究代表者：齊藤万比古)：ひきこもりの評価・支援に関するガイドライン．厚生労働省，2010
13) 斎藤 環：「ひきこもり」救出マニュアル．PHP研究所，2002
14) 斎藤 環，佐々木―，宮本克巳，他：後期思春期・早期成人期のひきこもりに対する精神医学的治療・援助に関する研究．厚生労働科学研究費補助金こころの健康科学研究事業(主任研究者：齊藤万比古)：思春期のひきこもりをもたらす精神科疾患の実態把握と精神医学的治療・援助シ

ステムの構築に関する研究(平成 19 年度総括・分担研究報告書). pp 137-154, 厚生労働省, 2008
15) BBC news : Many homeless youths "unrecorded". 2006
http://news.bbc.co.uk/2/hi/uk_news/6134920.stm
16) American Institutes for Research : Homelessness Among U.S. Youth. 2013
http://www.tapartnership.org/docs/3181-YouthHomelessnessBrief.pdf
17) 厚生労働省:ホームレスの実態に関する全国調査(概数調査)結果. 厚生労働省, 2013
18) 斎藤 環:ひきこもりの理解. 月刊福祉 95:20-23, 2012
19) Walters PA : Student apathy. Blaine GB, McArthur CC : Emotional Problems of the Student. pp 129-147, Appleton-Century-Crofts, New York, 1971
20) 笠原 嘉:アパシー・シンドロームをめぐって. 精神医学 21:585-591, 1979
21) 斎藤 環:ひきこもりの個人精神療法. こころの科学 123:100-108, 2005
22) 斎藤 環:ひきこもりはなぜ「治る」のか?—精神分析的アプローチ. 中央法規出版, 2007

(斎藤 環)

第 6 章

希死念慮と自傷

はじめに

　臨床現場では，患者から「死にたい」「消えたい」といった気持ちを打ち明けられたり，リストカットや過量服薬といった自己破壊的行動を繰り返す患者を診察したりする場面にしばしば遭遇する．「自傷」と「自殺」は概念上異なる事象であり，自傷行為は精神的苦痛を一時的に緩和することを目的とし，その行為が非致死性を予測しながら行われる点で，自殺とは区別されている．しかしながら，自傷は浅いリストカットなど軽微なものから，本人の意思とは関係なく結果として致死となる重篤なものまできわめて幅の広い概念であり，現実的には「自傷」と「自殺」を明確に区別することは不可能である．リストカットや致死量を超えない過量服薬など一見致死性の低い行為は，ややもすると単なる「アピール行為」として受け取られ，治療者からも否定的な感情を向けられることが多い．10歳代に1回でも自傷行為を行ったものは10年以内に自殺既遂で死亡するリスクが数百倍に高くなるとの報告[1]からも，「自傷」の延長線上に「自殺」をとらえ，ハイリスク者に対してより早期から重点的な介入を行うことは，自殺予防の観点からも有益なことと考えられる．本章では，自殺予防を念頭におきながら，早期段階の精神疾患における希死念慮や自傷行為への効果的な精神医学的介入について検討していきたい．

臨床的な位置づけ

1 | 「自傷」から「自殺」への進展

　前述のように，自傷行為はきわめて幅の広い概念であり，その概念は国や研究者によって多少異なっている．例えば，過量服薬は，米国では致死性の予測が困難であり，行為の背景にある意図があいまいであることが多い点から自傷行為より自殺に近い行動とされるが，英国においては自傷行為に含められている．また，摂食障害やアルコール・薬物乱用など故意に自分の健康を害する行為(deliberate self-harm；DSH)を広義の自傷行為に含めるという概念を提唱している研究者もいる．さらには，古くはパラ自殺，近年では自殺関連行動といった用語もあり，「自傷」の概念は時

代とともに変遷し，現在も統一された定義としては確立していない．

　自傷行為には情動調整，解離防止・促進，自殺防止，対人操作，他者との境界の明確化，自己懲罰，刺激追求といった意味があり，特に情動調整，次いで自己懲罰や解離防止を目的とした自傷行為が多いとされる．最初から対人操作を目的とした自傷行為は決して多くはなく，それを繰り返すなかで周囲が大きく影響されることで，2次的に対人操作を目的とした自傷行為が出現するとの指摘もある．生物学的には，自傷行為により疼痛緩和や感情制御の作用がある内因性オピオイド（エンケファリン🔑）が産生され，その血中濃度が高まることで依存を形成し，離脱を防ぐために自傷行為を繰り返すという可能性が示唆されている．自傷者の7～8割が10回以上の自傷行為を繰り返しており，反復性自傷者は自傷を繰り返していくなかで自身での制御が困難となり，徐々に死に対する恐怖心が減弱し，自殺念慮を強めていく．その結果，最終的には自殺企図に及ぶこともまれなことではない．また，若年者における自傷行為の経験率は男子3～5%，女子10～17%であったとの報告[2]から，われわれ治療者が把握できていない自傷行為が数多く存在することが示唆される．

2 | 早期精神病との関連

　自傷や自殺は疾患特異的ではなく，気分障害，統合失調症，アルコールや薬物など物質依存症，パーソナリティ障害，摂食障害などさまざまな精神疾患においてみられる事象である．また，いわゆる重複診断（comorbidity）の場合には，その自殺率はさらに高まることが知られている．それぞれの疾患と自傷や自殺との関連については別書に譲るとして，本章では「重症化させない」をキーワードに，特に精神病発症危険状態（at-risk mental state；ARMS）や初回エピソード統合失調症（first-episode schizophrenia；FES）といったいわゆる早期精神病との関連について述べる．

　統合失調症における自殺は，疾患の初期，特に診断後の早い時期に起こる可能性が高く，FESに関する研究のメタ解析では，発症から5年間の追跡調査期間中に平均5.5%が自殺既遂となったと報告されている[3]．前駆期にある患者の91%に希死念慮がみられ，24%に自殺未遂の既往があったとの報告[4]やFESの10%に受診前のいずれかの時点で自殺未遂の既往があったとの報告[5]からは，早期精神病においても自傷や自殺が深刻な問題であることが示唆される．また，精神病未治療期間（duration of untreated psychosis；DUP）の長期化は自殺の危険性を高めることが知られている．早期精神病における自傷行為は，自身の主観的情動体験や独特の違和感を和らげる目的で，明確な誘因なく衝動的に行われていることが多く，しばしば解離症状や離人感を伴う．また，妄想的で被害的な解釈により，逃避的な手段として「自殺」を選択している可能性もある．

　FESにおける自殺傾向は2つの相から形成されている．最初のピークは精神病性

🔑 エンケファリン：オピオイドペプチドの一種で，受容体と結合してモルヒネ作用を示す内因性のリガンド

の病像を反映する急性期に迎え，自傷や自殺へ向かわせる主要な精神症状は，抑うつ気分だけではなく，幻聴や妄想といった精神病症状である場合も多い．さらには，希死念慮が存在しないにもかかわらず，幻聴（特に命令幻聴）に左右されて自傷し，結果として致死的な行動となることも少なくない．2つめのピークは回復期に迎えることが多く，比較的長期にわたる．このピークは，機能低下による生活のしづらさやスティグマの問題など回復期の経過中に直面する現実的な問題と関連している．また，病識を獲得することにより，特に回復後最初の数か月間においては絶望感や抑うつ気分が顕著となり，自殺念慮が高まる可能性がある．

早期精神病者の援助希求行動は不十分であることが多く，家族もその精神病症状や希死念慮に気がつかない傾向にある[6]．その要因としては，精神病症状を言語化して周囲に伝えることの難しさや，困惑や滅裂思考によりそれを表出できない可能性，さらには統合失調症についての正しい知識や情報が不足していることなどがあげられる．精神病症状や希死念慮が見逃され，適切な医療機関につながらないことでDUPが延長し，自傷や自殺の危険性が高まるという悪循環が生じる．

3 | 危険因子と保護因子

自殺の危険性が高い者に対して，自殺と関連する危険因子を減弱し，保護因子を強化することは，自殺予防を実践するうえで最も重要なことであり，希死念慮や自傷行為への効果的な介入を検討するうえでも重要なヒントは多いと思われる．表 1-12[7]に

表 1-12 危険因子と保護因子

危険因子（非網羅的リスト）			保護因子
個人的因子	社会文化的因子	状況的因子	
・過去の自殺企図 ・精神疾患 ・アルコールまたは薬物の乱用 ・絶望感 ・孤立感 ・社会的支援の欠如 ・攻撃的傾向 ・衝動性 ・トラウマや虐待の経験 ・急性の心的苦痛 ・大きな身体的または慢性的な疾患（慢性的な疼痛を含む） ・家族の自殺歴 ・神経生物学的要因	・支援を求めることへのスティグマ ・ヘルスケアへのアクセスの障害（特に精神保健や物質乱用の治療） ・特定の文化的・宗教的な信条（例えば，自殺は個人的葛藤に対する崇高な解決手段だとする信念） ・自殺行動（メディアを通じたものも含む）や自殺者の影響への曝露	・失業や経済的損失 ・関係性または社会性の喪失 ・自殺手段への容易なアクセス ・地域における，波及的影響を及ぼすような自殺の群発 ・ストレスの大きいライフイベント	・家族やコミュニティの支援に対する強い結びつき ・問題解決，紛争解決，不和の平和的解決のスキル ・自殺を妨げ自己保存を促すような個人的・社会的・文化的・宗教的な信条 ・自殺手段へのアクセス制限 ・精神的・身体的疾患の良質なケアに支援を求めること，アクセスしやすいこと

〔日本精神神経学会精神保健に関する委員会：日常臨床における自殺予防の手引き（平成25年3月版），p7，日本精神神経学会，2013より改変〕

WHO の自殺予防のための公衆衛生活動(Public Health Action for the Prevention of Suicide)(2012)による危険因子と保護因子をあげる.

　これらの危険因子，保護因子はあくまで統計学的研究で導き出されたものであり，ハイリスク者のおおまかな把握には役立つが，自傷や自殺はきわめて複雑かつ多因子的な事象であるため，残念ながら個別の予測には十分とはいえない．また，自傷や自殺の危険性は常に変化する動的なものであり，ある一時点の評価だけでは将来の危険性を確実に予測できないことにも留意する必要がある．

実際の診察・診断の流れ

1｜緊急時における治療的介入

　臨床現場で希死念慮や自殺念慮を有する患者，さらには自傷や自殺企図した患者を診察する場合，治療者がまず行うべきことは，その緊急性，切迫性を評価することである．そのためには，希死念慮・自殺念慮の有無，強度，出現時期，持続時間，行為の具体的計画性および過去の自傷・自殺企図歴について詳細に確認する必要がある．過去の自殺企図歴は最も重要な危険因子として知られており，重篤な自殺企図はもちろんのこと，たとえそれが軽微な自傷行為であっても，注意深く評価しなくてはならない．

　さらに，前述した危険因子と保護因子も考慮しつつ，抑うつ気分や幻覚・妄想といった精神症状とその安定性，攻撃的傾向や衝動性，心理社会的状況や家族のサポート体制などを多角的に検討し，個別的かつ総合的に危険性を評価する必要がある．情報は患者本人からだけでなく，家族など可能な限り多くの情報源から聴取することが望ましい．

　たとえ患者が希死念慮や自殺念慮を否定したとしても，表面的な否定にすぎない可能性や，うまく援助希求できていない可能性，さらには企図後のカタルシス状態の可能性もある．希死念慮が表出されなくても，精神症状が不安定な場合や急激な悪化がみられた場合には，十分に自傷や自殺の危険性を考慮する必要がある．身体的疾患がある場合には，その背景にうつ病，症状性精神病，せん妄などが存在する可能性もあり，身体的疾患の重症度だけでなく，意識障害も含めて精神症状の評価を行うことにも留意したい．

　重篤な自殺未遂や切迫した自殺念慮が確認された場合には，入院治療を含めた早急な対応が必要である．その際に優先するべきは患者の安全を確保することであるが，どのような治療環境を提供すべきかを判断するにあたっては，緊急性や精神症状だけでなく，患者を取り巻く心理社会的状況についても十分に検討し，個別的な方針を立てることが重要である．

　カタルシス状態：無意識内に抑圧されうっ積した欲動や感情を外へ放出することで，心の緊張がほぐれた状態．解放反応．

2 | 日常診療における治療的介入

　日常の診療場面において，われわれ治療者は患者のわずかな言動や情動の変化，漠然とした希死念慮にも注意をはらい，「もしかすると自傷や自殺の危険性があるかもしれない」といったリスクマネジメントを心がける必要がある．「死にたい」と訴える患者は，文字どおり「死にたい」わけではなく，その背景にある悩みや苦痛から逃れるための一種の対処法として「死にたい」と発していることが多い．また，患者は「死にたい」という気持ちと「生きたい，助かりたい」という気持ちの間で揺れ動いているものである．そのため，患者の訴えを時間をかけて傾聴し，その悩みや苦痛に共感し理解しようとする姿勢をみせることで，「死にたい」気持ちが緩和されることもある．希死念慮や自殺念慮について尋ねることは，それらを悪化させることにはならない．話を逸らすことや，安易な激励や批判をすること，世間一般的な価値観を押し付けること，性急に助言をしようとすることは，患者を絶望させる可能性もあり避けるべきである．また，「自殺をしない約束」は治療者と患者の信頼関係のうえに成立するものであり，安易な「約束」は意味をなさない．そして，心理社会的状況を「過剰に」了解し，自傷や自殺企図に焦点を当てすぎることで，その背景にある重大な精神疾患を見逃さないよう注意する必要がある．

　Maltsberger は逆転移が自殺行動のトリガーとなる可能性を指摘しており[8]，自身の治療者-患者間における精神力動にも目を向ける必要がある．われわれ治療者は，自殺をほのめかしたり自傷を繰り返したりする患者と対峙すると，多少なりとも不快に感じ，強い不安や嫌悪，さらには怒りや拒絶感を抱くかもしれない．このような逆転移は自殺行動のトリガーともなりうるが，治療者が自身の逆転移を自覚することで，患者側の転移とそれを引き起こしている内的葛藤を深くうかがい知ることができ，自殺予防に役立つかもしれない．

　自傷の既往のある患者，特に若年女性における反復性自傷行為は，その自殺リスクが過小評価される傾向がある．反復性自傷行為においては，一方的に自傷を禁止，制限するのではなく，自傷行為を援助希求行動と考え，その背景にある悩みや苦痛を治療者が理解することが必要という指摘もある．自傷行為の依存的側面に目を向け，再自傷を治療経過の一部と考え，患者とともに治療計画を立てていくようないわゆる動機づけ面接や，行動記録表を利用した怒りや衝動性制御の訓練，置換スキルの習得，問題解決療法など認知行動療法的アプローチが有効であると思われる．また，家族や主治医，保健所や警察といった関連機関との連絡方法や Emergency Card の利用など，心理的危機状態に陥った場合の対処法や，不調時の早期警告サインについて日常診療の場でも話し合っておくことが重要である．予約された外来に患者が受診しなかった場合の電話連絡サービスも，治療の自己中断を防ぐ目的において有用な手段と考えられ，筆者の所属する施設でも実践している．

Emergency Card：災害や事故などの緊急事態に備え，氏名，住所，生年月日，血液型，病歴，家族の連絡先など本人情報を記入し持ち歩けるカード

3 | 自殺予防を念頭においた薬物療法

　自傷や自殺予防に特異的に効果のある薬物療法は存在しない．抑うつ症状，幻覚妄想，不安焦燥，衝動性亢進といった危険因子を軽減する目的で対症療法として薬剤が選択される．早期の統合失調症や気分障害においては原疾患を適切に治療することで，自傷や自殺の危険性を減少させることができる．

　国際早期精神病協会（International Early Psychosis Association；IEPA）が作成したガイドライン[9]では，ARMSに対しての安易な抗精神病薬の投与を制限しているが，急激な精神症状の悪化や自傷他害の危険性がある場合にはその限りではないとしている．早期精神病に対する薬剤については，遅発性ジスキネジアや体重増加など重篤な副作用や今後長期にわたり服薬を継続する可能性についても十分に考慮したうえで選択されることが望ましい．ドパミンD_2とセロトニン5-HT_2受容体拮抗作用を有する非定型抗精神病薬には定型抗精神病薬との比較において自殺予防効果がある可能性が示唆されている[10]．また，治療抵抗性統合失調症に対するクロザピンの自殺予防効果が知られており，自殺の危険性が高いと考えられる統合失調症患者においては早めにクロザピンの導入を検討することも必要であろう．

　統合失調症における抗うつ薬の自殺予防効果については一定の見解が得られていない．しかしながら，精神病後の抑うつの改善と再発率の低下を示唆する報告[11]もあり，精神病症状が安定している統合失調症の抑うつ症状に対しては，抗うつ薬を併用する価値はあるかもしれない．

　気分障害においては，炭酸リチウムが自殺リスクを低下させることが知られている．単極性うつ病においても自殺リスクを低下させるとの報告があり，炭酸リチウムは抗躁作用とは別に衝動性や攻撃的傾向を軽減させるメカニズムを介して，広く気分障害における自殺予防効果を有していると考えられる．しかしながら，FESにおける効果の報告は筆者の知る限りなされていない．

　バルプロ酸やカルバマゼピンについては，攻撃的傾向や衝動性に対する効果が認められており，自殺予防効果についての明確なエビデンスはないものの，臨床的にはその効果が期待される．

　その一方，処方した薬剤が自傷や自殺の危険性を高めたり，過量服薬に使用されたりする可能性を考慮しなければならない．

　衝動性亢進とセロトニン系の機能低下との関連が指摘されているが，衝動性に対する選択的セロトニン再取込み阻害薬（selective serotonin reuptake inhibitor；SSRI）のエビデンスは確立しておらず，むしろactivation syndromeを惹起する可能性に留意する必要がある．また，米国食品医薬局（Food Drug Administration；FDA）の報告によると，SSRIと特に若年者における自殺行動の関連が指摘されており，SSRIが思春期の患者において希死念慮を高め，自傷行為を有意に増加させるといった報告[12]もある．

　過量服薬の可能性のある患者に対する三環系抗うつ薬や炭酸リチウムの処方は，その適応や代替薬剤の選択も含めて慎重に検討する必要がある．また，依存性の高さか

らベンゾジアゼピン系の抗不安薬や睡眠導入薬の安易な処方は控えるべきである．

このように自傷や自殺の危険性が高い患者への薬物療法は慎重に行う必要があり，処方量を可能な限り少量にする，安全かつ依存性の少ない薬剤を選択する，頻回の診察を行い1回の処方日数を少なくする，家族や訪問看護師に服薬管理を依頼するといった工夫が必要である．

社会として自傷・自殺を防ぐアプローチ

平成24年8月に見直された自殺総合対策大綱では，地域レベルにおける若年層や自殺未遂者への対策を充実させるといった実践的な取り組みの強化があげられている．前述したように，自傷や自殺の原因は複雑かつ多因子的であり，国家としての単一的なアプローチではなく，医療，保健，福祉，教育，司法，法律，産業，NPO団体，さらには地域住民も含めてさまざまな領域が連携した地域レベルでの多角的かつ包括的なアプローチを行う必要がある．具体的には，アクセスしやすい精神科医療の整備，かかりつけ医と専門医の連携作り，専門職による継続した心理的サポート，ゲートキーパーの養成，危機的状況時に即座に介入できる連携システムの構築，社会復帰のための取り組み，経済的困窮の相談窓口の周知，インターネットの利用やメディアと協力した啓発活動など，ハイリスク者が安心して生活できるような支援ネットワークを構築していくことが望まれる．

自傷や自殺を予防していくうえで，援助者の存在は重要である．良好な家族関係やコミュニティからの支援は，それ自体が自殺の保護因子となる．家庭や学校，職場，地域のなかで適切なサポート体制を構築することで患者の孤立を防ぐことができるかもしれない．家族だけでなく，学校担任，養護教諭，スクールカウンセラー，職場上司，産業医，保健師，看護師などの援助者に対して重点的に心理教育を行い理解を得るとともに，援助者として一緒に治療や予防に取り組むよう意識向上を促していくことが重要である．

おわりに

本章では「重症化させない」をキーワードに，主に早期段階の精神疾患における希死念慮と自傷行為に対する治療的介入について述べた．精神疾患への脆弱性をもつ若年層に対して，社会全体として早期から重点的に介入していくことこそが将来の自殺予防につながることを強調したい．

● 文献
1) Owens D, Horrocks J, House A : Fatal and non-fatal repetition of self-harm. systematic review. Br J Psychiatry 181 : 193-199, 2002
2) Hawton K, Arensman E, Townsend E, et al : Deliberate self harm : systematic review of efficacy of psychosocial and pharmacological treatments in preventing repetition. BMJ 317 : 441-447, 1998

3) Heila H, Lonnqvist J：The clinical epidemiology of suicide in schizophrenia. Murray RM, Jones PB, Susser E, et al (eds)：The Epidemiology of Schizophrenia. pp 288-316, Cambridge University Press, Cambridge, 2009
4) Adlard S：An Analysis of Health Damaging Behaviours in Young People at High Risk of Psychosis. Royal Australian and New Zealand College of Psychiatrists, Melbourne, 1997
5) 水野雅文：統合失調症の未治療期間とその予後に関する疫学的研究（厚生労働科学研究費補助金障害者対策総合研究事業），平成20〜22年度総合研究報告書
6) 山口大樹，藤井千代，水野雅文，他：統合失調症者における自殺行動とその予防に関する臨床的研究．日本社会精神医学会雑誌 18：34-51，2009
7) 日本精神神経学会精神保健に関する委員会：日常臨床における自殺予防の手引き（平成25年度版）．精神神経学雑誌 115：6-24, 2013
8) Maltsberger JT：Suicide Risk：The Formulation of Clinical Judgement. New York University Press, New York, 1986〔高橋祥友（訳）：自殺の精神分析—臨床的判断の精神力動的定式化．星和書店，1994〕
9) International Early Psychosis Association Writing Group：International clinical practice guidelines for early psychosis. Br J Psychiatry Suppl 48：s120-124, 2005
10) Kerwin RW, Bolonna AA：Is clozapine antisuicidal? Expert Rev Neurother 4：187-190, 2004
11) Siris SG：Suicide and schizophrenia. J Psychopharmacol 15：127-135, 2001
12) 米国食品医薬局ホームページ
http://www.fda.gov/

● Further reading
・高橋祥友：自殺の危険—臨床的評価と危機介入．金剛出版，2006
・Jackson KJ, McGorry PD：The Recognition and Management of Early Psychosis：A Preventive Approach, Second Edition. Cambridge University Press, Cambridge, 2009〔水野雅文，鈴木道雄，岩田仲生（監訳）：早期精神病の診断と治療．医学書院，2010〕
・張 賢徳（編）：自殺予防の基本戦略—専門医のための精神科臨床リュミエール．中山書店，2011
・松本俊彦：自傷行為の理解と援助—「故意に自分の健康を害する」若者たち．日本評論社，2009

〔山口大樹〕

第2部

疾患別の早期段階における徴候，治療，対応

第1章

統合失調症

A 早期徴候

疾患概念と早期徴候の特徴

統合失調症は，10代後半〜30代前半に好発する精神疾患で，妄想，幻覚，思考/行動の解体などの精神病症状に加えて，陰性症状，認知機能障害などが出現し，人口のおよそ0.3〜1.0%が罹患する．統合失調症は，しばしば再燃と寛解を繰り返し，生涯にわたる治療を必要とすることも多く，社会的・職業的機能の低下を引き起こす．精神病状態は，精神病症状によって現実との適切な接触が失われる状態であるが，これは統合失調症以外の統合失調症スペクトラム障害，気分障害やその他の精神疾患でも認められる．英語圏では，精神病状態を呈する精神疾患をpsychosis(精神病)という概念で包括することが一般的であり，psychosisの生涯罹患率はおよそ3.5%と見積もられている[1]．

1 | 前駆期

統合失調症では脳神経系の障害が想定されているが，原因は解明されておらず，診断に有用な客観的な生物学的指標は乏しい．また，統合失調症の臨床診断は症候学に基づいており，その早期徴候を確実に把握することは難しい．代表的な診断分類法である米国精神医学会のDSMや国際疾病分類ICDでは，精神症状の内容と持続期間，社会・職業的な影響などに基づいて診断が"操作的"に行われる．診断の信頼性を高めるためには精神症状が十分に出揃い，社会・職業的に深刻な影響が出ている必要がある．しかし，操作的な診断方法で統合失調症と「確定診断」がつく前の時期から，疾患の早期徴候は始まっており，当事者は確定診断がつく前の段階から支援を求めてさまざまな相談機関や医療機関を訪れる．

統合失調症の発症経過は，図2-1のようにモデル化できる．統合失調症において，明らかな精神病症状が一定期間持続し顕在発症する前の時期は前駆期と呼ばれる．こ

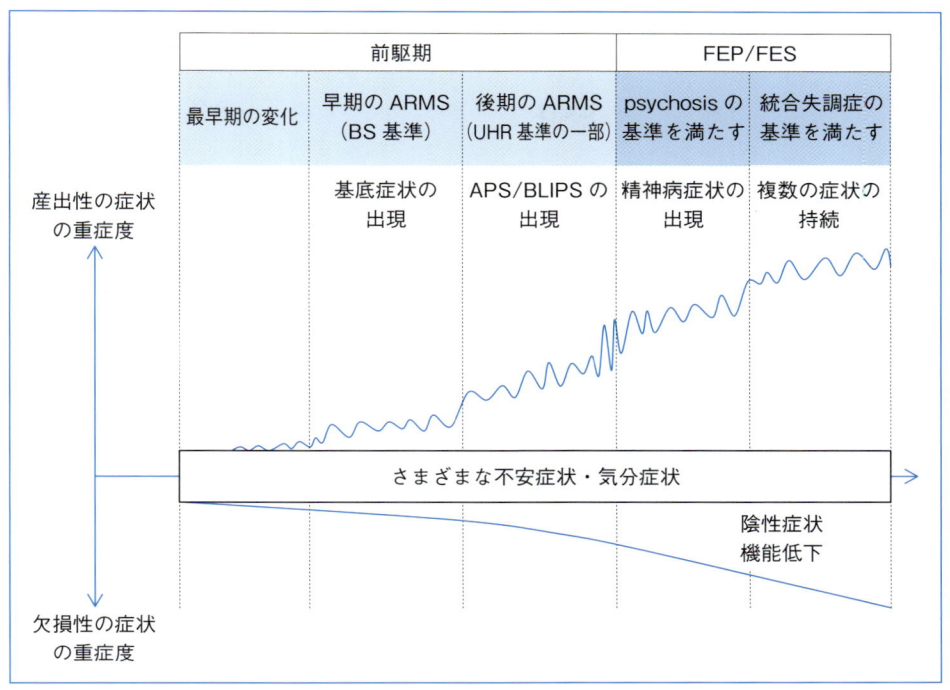

図 2-1 統合失調症の進展モデル
略語は本文参照.

の図では，症状が段階的に発展するように模式化されているが，実際の症例では症状の種類，出現パターンや経過はさまざまに異なる．統合失調症の早期徴候や早期介入を考えるうえで前駆期は重要な概念であるが，臨床場面でこれを適用するには概念的な矛盾に突き当たる．統合失調症の前駆症は，症状が多彩で持続期間にもばらつきがあり個人差が著しく，特異性に欠ける．前駆期はそもそも，その疾病の確定診断がなされる前の時期であり，診断が確定したあとでない限り，前駆期を確認することができない．つまり，前駆期/前駆症は，臨床場面では疑い診断としてしか存在しえず，後方視的にしか確認されないことになる．

2 ARMS(at-risk mental state)

この矛盾を打開するものとして，メルボルンのPACE(Personal Assessment and Crisis Evaluation)クリニックが提唱したのがARMS(at-risk mental state)である[2,3]．これは，統合失調症を含むpsychosisに将来発展する危険性が高い精神状態をpsychosisの発症にできるだけ近い時期にとらえようとする概念である．ARMSを診断するための基準としては，PACEクリニックが提唱した超ハイリスク(ultra high risk；UHR)基準[2]が国際的には広く用いられている．UHR基準は，①減弱精神病症状(attenuated psychotic symptoms；APS)群，②自然寛解する短期間欠性精神病症状(brief limited intermittent psychotic symptoms；BLIPS)群，③psychosisに対す

る素因性の脆弱性をもち機能低下を認める素因と状態群の3つの下位群から構成されている．APSは，明らかな精神病状態で現れる精神病症状と比べて，質的な重症度や頻度/持続期間の閾値が低い症状で，通常は症状に対する洞察力や現実との接触性は保たれている．多くは，①の基準でARMSに編入される割合が高いが，これはDSM-5の減弱精神病症候群（準精神病症候群）（attenuated psychosis syndrome）とほぼ同等の概念である[4]．ARMSの評価には，PACEクリニックで開発されたCAARMS（Comprehensive Assessment of At-Risk Mental State）と，これをもとに北米で開発されたSIPS/SOPS（Structured Interview for Psychosis-Risk Syndromes/Scale of Psychosis-Risk Symptoms）がある．

ドイツのグループは，精神病症状の出現に先立って，認知，欲動，気分，身体などの領域で自覚的に体験される症状を基底症状（basic symptom；BS）と呼び，前駆期のより早期から現れる病的過程に近接した症状として重視している[5]．彼らは，BSのうち統合失調症への進展予測に有用な症状によって早期のARMSを同定できると提唱している（BS基準）[5]．これはUHR基準の素因と状態群とともに，APSやBLIPSが出現する前の早期段階のリスク状態を評価できると仮定されており，BS基準はドイツを中心にUHR基準と組み合わせて用いられることが多い．

ARMSの診断には，症候学的な基準に加え，さらにいくつかの条件を満たす必要がある．1つは，対象者が症状による苦痛や機能低下のために援助希求行動をとっている必要がある（家族などの関係者が助けを求める場合も含まれる）．また，統合失調症の好発年齢が，思春期から成人前期に多いという所見に基づき，年齢をリスク因子として基準に組み入れることが一般的である．ARMSからpsychosisに移行する割合は，1年間で22%，3年間で32%と見積もられている[2]．すなわち，ARMSはpsychosisへ移行する可能性の高い状態であるが，必ずしものちにpsychosisを発症することを前提としておらず，統合失調症の前駆期とは異なる概念であることに留意する必要がある．

3 | 初回エピソード精神病/統合失調症

APSが増悪すると明らかな精神病状態となるが，最近の国際的な研究では，"明らかな幻覚，妄想，解体した会話や行動（緊張病性の行動を含む）がほとんどいつも1週間以上持続した状態"を生涯初めて経験した場合を初回エピソード精神病（first episode psychosis；FEP）と呼んでいる．先述したとおり，精神病状態を呈する精神疾患は，統合失調症だけではない．後述するように，主診断が統合失調症スペクトラム障害とは異なる精神疾患においても精神病症状が出現することがあり，統合失調症の早期徴候との鑑別が必要となる．FEPが統合失調症の基準を満たすエピソードであった場合は，初回エピソード統合失調症（first episode schizophrenia；FES）と呼ばれる．

表 2-1　統合失調症の早期徴候と鑑別を要する症状—病態に基づく分類

A．統合失調症の真の早期徴候
のちに統合失調症を顕在発症する症例においてその病態と結びついて出現．B，C，D を併存することがある
B．統合失調症を除く統合失調症スペクトラム障害で出現する症状
のちに統合失調症を顕在発症することはないが，統合失調症と近縁な精神疾患において出現する．統合失調症と近縁あるいは重畳する病態が想定される
C．統合失調症スペクトラム障害以外の精神疾患に付随して出現する症状
気分障害，不安障害，自閉スペクトラム症，一部のパーソナリティ障害などで出現．統合失調症とは基本的に異なる病態が想定される
D．精神疾患とは直接関連しない症状
苦痛や機能障害をほとんど伴わない

4｜統合失調症の早期徴候

　統合失調症の早期徴候と鑑別を要する症状は，想定される病態に基づいて表 2-1 のように 4 つに分けることができるが，前方視的にこれらを鑑別することは難しい．前駆症として現れる不安，抑うつ，気分変動，強迫，対人恐怖，解離，社会的ひきこもりなどは，ほかの精神疾患でも認められる症状であり，FEP と診断される前に，気分障害，不安障害，物質使用障害，適応障害，パーソナリティ障害などの非精神病性の精神疾患と診断され，長期間経過する例も多い．認知機能の障害は統合失調症の早期徴候として出現し，のちの統合失調症を予測するリスク因子の 1 つであるが，疾患特異性は実証されていない．

　APS の存在は，のちの FEP や統合失調症のリスク因子となるが，APS にも満たないレベルの症状との鑑別は，ARMS の過剰診断を防ぐ意味で重要である．一般人口や精神病圏の精神疾患以外でも，強いストレス負荷時や疲労時などで，猜疑心が高まったり，被害的になったりし，錯覚や"空耳"などの知覚異常体験，思考力や理解力の低下をきたすことがある．こうした APS の閾値よりも低い症状は，その体験の根拠は比較的明確で，内容的にも了解が容易なものがほとんどであり，仮に少し風変わりで奇妙な体験をした場合でも一過性である．そのほか，陰性症状や形式的思考障害も，統合失調症の病態を検討するうえできわめて重要な症状であるが，客観的な評価が難しく，特にこれが減弱した形で出現した場合にはことさら難しい．

● 診断のポイント

　統合失調症の診断において最初に行うべきは，身体疾患に伴う精神障害や物質障害を除外することである．昏迷などの緊張病症候群では特に注意を要する．次に行うべきは，ほかの精神疾患との鑑別であるが，ここでは統合失調症の早期徴候を疑う状態を 4 つに分けて検討し，最後にその他の精神疾患との鑑別や併存診断について触れる．

1 | APSやBLIPSを示していない状態

　統合失調症の早期徴候には，陰性症状，社会的ひきこもりなどの欠損性の症状が含まれるが，これが減弱した形で出現し，産出性の症状が目立たない時期が続くことがある．特に若い年代では，社会的ひきこもり，意欲の減退，共感性の乏しさなどは，統合失調症以外でもしばしば起こるため，鑑別は難しい．例えば，早期に診断がなされていない高機能の自閉スペクトラム症の子どもが，社会性をうまく獲得できずに思春期以降に不適応を起こしている場合などである．また，基底障害仮説では，APSや精神病症状の出現に先立ってBSが出現するとされている[5]．ただし，BSは一般人口やほかの精神疾患でも認められる症状であり，こうした症状に基づいて統合失調症を「早期診断」することはできない．統合失調症を疑う場合であっても，そのほかのあらゆる可能性を検討し，慎重に経過を追っていくことが大切である．

2 | APSやBLIPSを示している状態

　APSやBLIPSは統合失調症の早期徴候として出現している可能性があるが，この状態からFEPや統合失調症への移行を予測する決定的な指標はいまだにみつかっていない．しかし，FEPへの移行を予測する確率を高めるいくつかの症状やリスク因子が少しずつ明らかになってきている．例えば，APSのなかでも妄想などの思考内容の異常の存在はFEPへ移行する可能性がより高い．陰性症状や低い社会機能，psychosisの家族歴がFEPへの移行を予測すると報告されており，また，APSとBSが併存している場合にもFEPへの移行率は高くなる．また，減弱した形式的思考障害や自我障害を伴うAPSの存在もFEPへの移行を疑わせる症状と考えられる．ただし，臨床的にこれを適確に把握するためには，症候学的な記述が重要である．一方で，減弱した幻覚症状は予後予測としての特異性はやや乏しいと考えられる．

　後述するとおり，APSやBLIPSは，さまざまな精神障害でも出現するため，症候学的に鑑別を行うためには，症状の頻度や持続の程度，ストレス因子との関連，本人にとっての意味づけや苦痛感など，全体的な布置のなかで診断や治療上の意義を検討していくことが重要である．

3 | 他の精神疾患に精神病症状を伴う状態

　幻覚や妄想は，統合失調症に特異的ではなく，気分障害，不安障害，発達障害においても認められる．疾患の早期段階では，カテゴリー診断の確定を急がないことも大切である．例えば，17歳で社交不安障害をもつ若者が，抑うつ症状の悪化とともに聴覚過敏や被害妄想を訴えるようになった場合，この状態が一過性で終わるのか，あるいはさらに症状が悪化し，統合失調症の診断を満たすような状態になるのかを確実に予測することは難しい．誤診の可能性を含んだ「統合失調症の早期診断」は，悲観的

な予後予測を本人や家族，関係者に植えつけてしまい，不必要な抗精神病薬投与や過度に保護的な療養的指示を引き起こす危険があり，なかには医原性に統合失調症に似た病像を作り出すことさえある．後述するような，ほかの精神疾患との鑑別は慎重に行うべきである．

4 | 統合失調症を除く統合失調症スペクトラム障害

統合失調症スペクトラム障害は，統合失調症に近縁な病態が想定されているが，必ずしものちに統合失調症に移行するわけではない．このなかでも，妄想性障害は，比較的診断の変更が少ない疾患であり，統合失調症/統合失調感情障害に移行するのはその一部である[6]．また，他の特定される統合失調症スペクトラム障害および他の精神病性障害のなかには，特定の診断カテゴリーへの分類が難しいまま経過する例も多く含まれている．急性精神病性障害/急性一過性精神病性障害は，長期的には診断が変わることが多く，一部は統合失調症をのちに発症するが，気分障害圏に移行する場合もある[6]．

5 | その他の精神疾患との鑑別および併存診断

(1) 気分障害

抑うつや躁症状は，さまざまな程度や持続期間で統合失調症の早期徴候として最も頻繁に現れる症状の1つである．統合失調症とうつ病のどちらの疾患も，不安や抑うつ症状が前駆期に認められる．またARMSでは，気分障害，とりわけ抑うつ性気分障害の併存率が高いことが知られている．

一般人口に対する調査では，精神病性うつ病は大うつ病エピソードの15～19%に認められるとされているが，このなかからさらにのちに統合失調症/統合失調感情障害へと移行することがある．特に，潜行性発症，長期の初回入院，気分に一致しない妄想，体性感覚幻覚，シュナイダーの一級症状，低い病前機能がのちの移行を予測する[7]．また，精神病徴候を伴う双極性障害から統合失調症もしくは統合失調感情障害へと診断変更される割合は6～9%[8]で，シュナイダーの一級症状の存在が，のちの統合失調症や長期的な予後不良を予測することが知られている[9]．

(2) 強迫性障害

強迫症状をもつ統合失調症を後方視的に調べた研究によると，およそ半数では強迫症状が精神病症状に先行し，1/4では強迫症状はあとから，1/4では両者は同時に発生し，強迫症状は顕在発症の約3年前に出現していたという[10]．強迫症状は，統合失調症の顕在発症に対して防衛的役割があるという考えもあるが，強迫性障害(obsessive-compulsive disorder；OCD)では統合失調症への移行リスクが3.8倍高いという報告もある[11]．統合失調症におけるOCDの併存率は，およそ12～23%[12,13]で，こうした一群に対して，統合失調症の強迫症状下位群(schizo-obsessive schizophrenia)が提唱

されている[14]．この一群は，発症年齢が若く，抑うつ症状と自殺企図が多く，入院リスクが高い．また，雇用率や婚姻率，QOL が低く，機能障害が大きく，精神病症状や陰性症状も示す[14]．一方，統合失調症における強迫症状や OCD については，過剰診断のおそれが指摘されており[15]，それぞれの症状を正しく見分ける必要がある．特に，強迫観念(obsession)と妄想とを正確に見分けることが，両者の鑑別には重要である[15]．同様に，強迫的な行動が，強迫観念に基づいた強迫行為(compulsion)なのか，妄想的思考に基づく反復的行動なのかを区別することも大切である[14,15]．しかし，強迫観念と妄想のどちらかに分類することが難しい症状が存在することも確かである．こうした症候学的な記載についてはわが国の精神病理学の領域で詳細な検討がなされており，強迫観念と自生思考や加害性反復観念とを区別することの重要性が指摘されている[16]．ただし，これらの症状が，前方視的にどの程度統合失調症の発症を予測するかについては実証的な検討は十分にはなされていない．

(3) 社交不安障害

社交不安や対人恐怖が統合失調症の早期徴候として現れることはしばしばあり，社交不安障害(social anxiety disorder；SAD)や確信型対人恐怖症などとの鑑別が必要になる．社交不安障害は，統合失調症の 15% に併存するが[12]，その併存は抑うつ，自殺リスク，低い自尊感情，QOL，社会機能と関連する[17,18]臨床的に重要な指標である．SAD は統合失調症への移行リスクが高く[11]，SAD が先行してのちに統合失調症に至る例もある．笠原[19]は，確信型対人恐怖症から平均 7.7 年の経過ののちに統合失調症に移行した 7 例を報告しており，統合失調気質的な病前性格や対人恐怖症状と統合失調症症状との病態構造的な異質性などについて論じている．

社交不安に伴う自己注目への高まりが過剰な自意識となり，「クラスでみんなからバカにされている」「わざと私にわかるように大きい音を立てている気がする」などと訴えられる場合があるが，社交不安から了解できる範囲のものについては，安易に精神病圏へと結びつけないようにすべきである．一方で，確信型対人恐怖症においては，自我漏洩症状，関係念慮/妄想，情景付加幻聴，体感異常などを伴うことがあり[19,20]，このような事例では，統合失調症の早期徴候との鑑別が必要となる．

(4) 解離性障害

解離症状は，統合失調症を含めたあらゆる精神疾患に認められうる症状であるが，特に，精神病症状，とりわけ統合失調症の診断において一定の価値を有すると目されてきたシュナイダーの一級症状との関係がここでは重要である．シュナイダーの一級症状は解離性障害にも認められることが報告されており，統合失調症の診断に対する価値は相対的に低下するようになった．Ross らは，精神病症状や一級症状は統合失調症よりも解離性同一性障害に多く，特に虐待の既往がある群で一級症状が多く認められることを示しており，非解離性の統合失調症，解離型統合失調症(dissociative subtype of schizophrenia)，解離性同一性障害がスペクトラムを構成していると主張

している[21]．わが国では柴山[22]が，統合失調症と解離性障害で現れる精神病症状や一級症状の違いを精神病理学的に論考しており，解離性障害では統合失調症に認められる安永[23]のパターンの逆転が認められないという点の重要性を指摘している．統合失調症の早期徴候として現れる精神病症状やAPSと解離症状との鑑別はしばしば困難であるが，鑑別に苦慮する場合には，時間をおいてから評価することが有用なことも多い．解離性障害で認められる症状の場合，病初期では症状の内容は必ずしも一貫せず，状況に応じて変化しやすく，被暗示性が高い．一見，知覚としての確信や妄想的確信を疑わせるほどに強く症状の存在が主張される場合であっても，症状の存在は否定せずに本人の苦痛感や困難さを受容的に受け止めていくうちに，症状の存在そのものに対する関心が薄れることもある．一方で，統合失調症の前駆期に，典型的な解離症状が併存する場合もあり注意を要する．

(5) PTSD

PTSDは統合失調症のおよそ12～29%[12,13]に併存し，FEPでも10%に認められる[12]．PTSDの症状には，統合失調症の症状と鑑別が難しいものがある[24]．PTSDのフラッシュバックは幻覚と，麻痺症状や回避症状は感情鈍麻や社会的ひきこもりとの鑑別が必要であり，過覚醒症状はPTSDだけではなく，統合失調症やその前駆期にも認められる．したがって，過去の心的トラウマ体験や症候学的な評価を丁寧に行うことが両者の鑑別には重要である．PTSDに精神病症状やAPSを伴うことはしばしばあり，このような症例を統合失調症と過剰診断すべきでない．一方で，心的トラウマは妄想や幻覚の症状形成に寄与することが知られており[25]，また，心的トラウマは神経発達に影響する可能性も指摘されている．統合失調症のなかには，心的トラウマが病因形成に大きく影響している症例が存在する可能性もあり[25]，病態として統合失調症とPTSDとを完全に区別することが難しい症例も想定される．

(6) 自閉スペクトラム症

統合失調症と自閉スペクトラム症では，ともに神経発達の障害が想定されており，最近では，両者に共通の生物学的異常が存在することも示唆されている．また，症候学的にも両者の特徴が共通することが指摘されており[26]，特に横断面の症状だけでは鑑別が難しい症例が存在する[26]．鑑別には発達歴を詳細に聴取し，自閉症的な特徴と精神症状の出現との関係を時系列のなかで明らかにしていくことが必要である[26]．また，APSや一過性の精神病症状は自閉スペクトラム症ではしばしば認められる症状であり，必ずしも統合失調症の病態と結びついているわけではない．自閉スペクトラム症と統合失調症の併存診断については，DSM-5の基準[4]にあるとおり，顕著な幻覚や妄想が，その他の統合失調症の診断の必須症状に加え，少なくとも最低1か月間（または，治療が成功した場合はより短い）ほとんどいつも存在するという基準に厳密に適合すべきである．

6 | まとめ

　操作的な診断分類を用いて統合失調症の確定診断を行う場合には，特徴的な症状の頻度や持続期間の要件を厳密に適用すべきである．ICD-10では症状がほとんど1日中続き，これが治療の有無にかかわらず1か月持続することを，DSM-5では6か月間の持続的な障害の徴候を要件としている．これを満たさない段階で統合失調症の早期徴候をとらえ，臨床的な「診たて」として予後予測に役立てていくことは必要であるが，一方で，統合失調症の早期徴候と鑑別が難しい状態像は数多く，早期段階で統合失調症の過剰診断を行わないことも大切である．

　これまでの研究から，いくつかの症状を含めた複数のリスク因子を組み合わせることがFEPの移行予測率を高めることが知られている[2,3]．したがって，臨床家は，1つの症状やリスク因子に依拠するのではなく，複数の情報を統合したうえで診断を行うことが大切であり，精神症状については，各症状間の関連，対象者の精神生活全体のなかでの意義や位置づけ，苦痛感や社会生活への影響などの文脈についても十分検討することが必要である．

　また，操作的なカテゴリー診断の限界は以前から指摘されているが，特に精神疾患の早期段階では，カテゴリー診断による確定診断がつく前からの介入が必要となるため，早期からのカテゴリー診断は弊害をもたらすおそれさえある．早期段階では，いずれの精神疾患であっても症状は減弱した形で出現し，これは疾患特異性に乏しいが，臨床病期の進展に伴って徐々に特定の疾患らしさが明らかになってくる[27]．早期段階では，個々の患者の病態に対する診たてを行う一方で，常に診断や診たての暫定性を担保する必要がある．

● 臨床ケース

　下記に統合失調症の早期徴候や，これと鑑別が必要なモデル症例を提示する．なお，モデルとなる個人が特定されることがないように内容には修正を加えている．

〈症例1：男性A〉
　中学時から対人恐怖症状が現れ不登校となった．高校にも通えず退学となり，自宅にひきこもっていた．自分の視線が相手を不快にしているのではないかと考え，人と目を合わせないように下を向いて歩くのが常であった．時々の外出では，同世代の若者がいるとバカにされて笑われているのではと不安になった．予備校では，離れた席の学生の仕草を自分に関連づけ「俺の考えていることが，誰かに伝わるってことは本当にないんですか？」と真顔で主治医に確認を求めることもあった．自宅で勉強に集中できなくなったり，気持ちが沈んで何も手につかなくなったりするこもあった．認知行動療法や抗うつ薬による治療を行い，治療開始から4年後には志望校に合格し，進学後数年して向精神薬は中止し，その後も順調に経過している．

解説

　確信型の対人恐怖症の症例で，関係念慮，学業成績の低下，長期のひきこもり，抑うつなどの症状を認めた．一方で，対人接触性や感情疎通性は保たれ，治療意欲は高く，認知行動療法にも積極的に取り組んだ．関係念慮は比較的限定された場面に限られ，多くが一過性で，対人恐怖症状の延長線上にあると考えられた．経過中に意欲低下，ひきこもり，学業不振が続く時期もあり，陰性症状との鑑別が必要であったが，全般的に症状が改善すると，こうした徴候は全く認めなくなった．

〈症例 2：男性 B〉

　中学時から対人恐怖症状が現れ，高校はすぐに退学となり自宅でひきこもった生活をしていた．人前はどこでも緊張し，特に同世代からバカにされる感じがして怖かった．X−1 年からはイライラや気分の落ち込みが出現し，その数か月後からは，かつてのクラスの同級生が自分に呪いを送っているのではという考えが繰り返し浮かぶようになった．何か悪いことが起こると，呪いのせいではないかと心配になった．当初は，呪いについてはバカげていると思うこともあったが，徐々に呪いのことばかり考えるようになり，過去にクラスメートが集団で自分に呪いをかけたという妄想を確信するようになった．壁に向かって独語するなど不可解な行動も増え，X 年に精神科を受診し入院となった．

解説

　中学頃から対人恐怖症状が出現した点は A と同様だが，B はその後に統合失調症を顕在発症した．長期のひきこもりを認めたが，A と比べると他者に対して情緒的交流を求める姿勢に乏しく，社会的な興味関心の幅も狭く，性格的にも内向的で，スキゾイドパーソナリティ障害の特徴を認めた．中学や高校のときに訴えられていた対人恐怖症状は，一般的な SAD でも認められうる症状であったようだが，対人恐怖症状とその後に出現した妄想との関連性は直接的なものではなかった．抗精神病薬による治療で妄想が改善したのちにも，対人恐怖症状は残存し，この症状に対しては認知行動的アプローチが部分的に奏効した．

〈症例 3：女性 C〉

　同居中の母親が統合失調症で，C が物心ついた頃から寛解・増悪を繰り返していた．小学 6 年時から不登校となり，中学 1 年時に抑うつや希死念慮のために精神科クリニックでの治療を開始した．通信制高校に通い始めたが，スクーリングがつらくなっていた．その頃から母親が自分に嫌がらせをするなどと被害的に訴えたり，車道で「飛び込め」という幻聴が聞こえたり，体感異常の症状もあったりし，精神科クリニックでは統合失調症と診断され，抗精神病薬治療が開始された．しかし，自宅で落ち着かない状態が続いたため精神科病院に入院した．入院時には幻聴はなく，過去の幻聴体験は一過性で単発のものが数回あっただけであった．母親に対する被害的な訴えも，実際にある母親の行動に結びついたものであった．一方で，統合失調症を発症

するのではないかという恐怖感が強く，「薬を飲まないと母のようになる」と考え，少し不安になると抗精神病薬を頓服し横になる習慣がついており，家族もこの行動を促していた．症候学的には統合失調症ではなく ARMS と考えられ，抗精神病薬は徐々に減らしていった．軽度の抑うつに陥りやすい傾向はあったが，数年の経過で少しずつ落ち着いていった．幻聴が再発することはなく，治療開始から 1 年後には抗精神病薬を，6 年後にはすべての向精神薬を中止し，通信制高校も卒業となった．

解説

　統合失調症の遺伝負因や学童期からの社会適応の悪さ，幻聴，体感異常，家族への被害的訴えがあり，精神科クリニックでは統合失調症と診断され，抗精神病薬を中心とする治療が行われた．しかし，幻聴は，本人の自殺念慮の増大とこれに伴う死への恐怖と関連した解離性の幻聴であった可能性が高かった．これは，単発性に数回あっただけで，統合失調症の診断に必要な頻度や持続期間の基準も満たさなかった．その他の症状も psychosis の閾値を超えたとはみなされず，ARMS と判断されて抗精神病薬は漸減中止され，認知行動療法や支持的精神療法による治療で比較的良好な経過をたどった．

〈症例 4：男性 D〉

　高校までは精神的な問題は認めなかった．高校卒業後に上京し，大学に通うが半年で辞めてしまった．いくつかのアルバイトをするが長続きせず，「胃腸の調子が悪いとおならの臭いがするのではないか」という軽度の自己臭恐怖は認めたが，外出に困難はなかった．26 歳の夏頃から物音に敏感となり，急に落ち込んだり，気分が高揚したりするなどの気分変動や，「頭の中が混乱する」という症状が出現した．このため実家に戻ったが，時々壁が歪んで波打つようにみえるなどの視覚的な知覚異常も体験するようになった．ある日，妹がお茶を勧めると，急に「俺を殺そうとしている」と確信し，自宅を飛び出し，自ら近くの交番に駆け込んだ．同日に精神科クリニックを受診したときには落ち着いており「心因反応」と言われた．しかし，本人も家族も，急に病状が変化することを不安がり，別の精神科を受診した．半日程度で自然寛解するBLIPS を繰り返す ARMS と判断された．病状が数週間のうちに急性に悪化し，一過性に危険な精神病状態を呈するため，抗精神病薬による治療が開始された．治療開始から 6 年の経過中に，数時間の夢幻様状態を 2 回呈したが，それ以外に精神病症状の再発は認めなかった．経過を通して意欲は全般的に低下したままで，易疲労性があり，軽度の陰性症状と考えられる症状が持続している．社会復帰施設などの利用はあるが，就職はできず，現在も少量の抗精神病薬の服用を続けている．

解説

　高校卒業後から，徐々に意欲低下が現れ，社会適応も悪く，ひきこもった生活が長くなるなかで，急性，挿話性に自然寛解する短時間の精神病状態を認めた．操作的な基準では統合失調症と診断はできないが，経過や治療は慢性経過する統合失調症と同

様なものとなっている．

> 〈症例 5：男性 E〉
> 　中学 2 年時から，関節の動きが「しっくりこない」ことを気にするようになった．高校入学後も関節の動きが気になり，体をぎこちなく動かしたり，止めたりする行動をとるようになった．人が近くを通ると「わざと自分の関節の動きを悪くしているのではないか」と関係づけ，猜疑的となることが時々あった．こうした体感異常と奇妙な考えは慢性的に持続したが，学業成績は落ちることなく，志望大学に合格した．進学のために X 市で 1 人暮らしを始めたが症状はますますひどくなり，家族に付き添われて精神科を受診したところ，「自律神経失調症」と診断され漢方薬を処方された．しかし，その後は外出も困難となったため，実家に戻り別の精神科を受診した．診察中も，関節の動きを気にして，急に体の動きを止めたり，体感と周囲の出来事との間に関連があるのではないかという訴えを続けた．本人や家族の希望もあり，精神療法的なかかわりをしながら経過をみていたところ，症状はいくぶん改善し，大学への復学も視野に入れ，アパートを探しに X 市を訪れた．しかし，その数日後，突然，天から神の声が聞こえ，自分の考えていることがみなに「悟られている」と確信して暴れ出し，精神科病院に救急入院した．数か月の入院で実家に戻ったが，幻聴は持続していた．一方で，顕在発症後は，関節の動きにこだわる症状は徐々に消失していった．抗精神病薬による治療を続けて部分寛解を維持し，3 年後には再び復学を果たし大学での生活を続けている．

解説

　体感症状とこれに伴う関係念慮や奇妙な症状が慢性的に持続し，これは統合失調症の早期徴候であった可能性が高い．これらの症状は慢性に経過し，操作的な診断では統合失調型パーソナリティ障害と診断される状態であった．しかし，その後の幻覚妄想状態は，それまでの症状とは異なる形で急性に現れ，行動を注釈する幻声は治療により頻度は減少したが，その後も慢性に続いた．

●文献
1) van Os J, Kapur, S：Schizophrenia. Lancet 374：635-645, 2009
2) Fusar-Poli P, Bonoldi I, Yung AR, et al：Predicting psychosis：meta-analysis of transition outcomes in individuals at high clinical risk. Arch Gen Psychiatry 69：220-229, 2012
3) 松本和紀：早期精神病の早期介入に向けた新たなアプローチ―アットリスク精神状態/前駆期を中心に．精神医学 49：342-353, 2007
4) American Psychiatric Association：Diagnostic and Statistical Manual of Mental Disorders, 5th edition. American Psychiatric Publishing, Washington DC, 2013
5) Klosterkötter J, Schultze-Lutter F, Bechdolf A, et al：Prediction and prevention of schizophrenia：what has been achieved and where to go next? World Psychiatry 10：165-174, 2011
6) Salvatore P, Baldessarini RJ, Tohen M, et al：McLean-Harvard International First-Episode Project：two-year stability of ICD-10 diagnoses in 500 first-episode psychotic disorder patients. J Clin Psychiatry 72：183-193, 2011
7) Salvatore P, Baldessarini RJ, Khalsa HM, et al：Predicting diagnostic change among patients diagnosed with first-episode DSM-Ⅳ-TR major depressive disorder with psychotic features.

J Clin Psychiatry 74：723-731；quiz 731, 2013
8) Carlson GA, Kotov R, Chang SW, et al：Early determinants of four-year clinical outcomes in bipolar disorder with psychosis. Bipolar Disord 14：19-30, 2012
9) Rosen C, Grossman LS, Harrow M, et al：Diagnostic and prognostic significance of Schneiderian first-rank symptoms：a 20-year longitudinal study of schizophrenia and bipolar disorder. Compr Psychiatry 52：126-131, 2011
10) Faragian S, Fuchs C, Pashinian A, et al：Age-of-onset of schizophrenic and obsessive-compulsive symptoms in patients with schizo-obsessive disorder. Psychiatry Res 197：19-22, 2012
11) Tien AY, Eaton WW：Psychopathologic precursors and sociodemographic risk factors for the schizophrenia syndrome. Arch Gen Psychiatry 49：37-46, 1992
12) Achim AM, Maziade M, Raymond E, et al：How prevalent are anxiety disorders in schizophrenia? A meta-analysis and critical review on a significant association. Schizophr Bull 37：811-821, 2011
13) Buckley PF, Miller BJ, Lehrer DS, et al：Psychiatric comorbidities and schizophrenia. Schizophr Bull 351：383-402, 2009
14) Poyurovsky M, Zohar J, Glick I, et al：Obsessive-compulsive symptoms in schizophrenia：implications for future psychiatric classifications. Compr Psychiatry 53：480-483, 2012
15) Oulis P, Konstantakopoulos G, Lykouras L, et al：Differential diagnosis of obsessive-compulsive symptoms from delusions in schizophrenia：A phenomenological approach. World J Psychiatry 3：50-56, 2013
16) 中安信夫：加害性を内容とする自我親和的・妄想様反復観念（略称：加害性反復観念）―統合失調症と強迫神経症の境界領域をめぐって．最新精神医学 14：231-243, 2009
17) Pallanti S, Cantisani A, Grassi G：Anxiety as a core aspect of schizophrenia. Curr Psychiatry Rep 15：354, 2013
18) Romm KL, Melle I, Thoresen C, et al：Severe social anxiety in early psychosis is associated with poor premorbid functioning, depression, and reduced quality of life. Compr Psychiatry 53：434-440, 2012
19) 笠原敏彦：対人恐怖と社会不安障害―診断と治療の指針．金剛出版，2005
20) 森山　泰，秋山知子，今坂康志，他：社交不安障害における近年の知見―本邦の報告を中心に．精神科治療学 27：1491-1501, 2012
21) Ross CA：Schizophrenia：Innovations in Diagnosis and Treatment. Routledge, London, 2004
22) 柴山雅俊：解離への眼差し（第7回）―解離性障害と統合失調症．臨床心理学 13：423-428, 2013
23) 安永　浩：分裂病の論理学的精神病理―「ファントム空間」論．医学書院，1977
24) Brunet K, Birchwood M, Upthegrove R, et al：A prospective study of PTSD following recovery from first-episode psychosis：the threat from persecutors, voices, and patienthood. Br J Clin Psychol 51：418-433, 2012
25) Moskowitz A：Schizophrenia, trauma, dissociation, and scientific revolutions. J Trauma Dissociation 12：347-357, 2011
26) 山下　洋：広汎性発達障害と統合失調症スペクトラム障害の診断学的重なり．児童青年精神医学とその近接領域 52：128-142, 2011
27) McGorry PD, Hickie IB, Yung AR, et al：Clinical staging of psychiatric disorders：a heuristic framework for choosing earlier, safer and more effective interventions. Aust N Z J Psychiatry 40：616-622, 2006

〔松本和紀〕

B　早期段階の治療と対応

はじめに

　統合失調症の発症早期段階で治療することが重要視されるようになった主な理由としては，精神病未治療期間（duration of untreated psychosis；DUP）の長さが，抗精神病薬に対する治療反応性に影響すること[1]や精神症状だけでなく機能的予後の改善も含めた全体的な転帰を予測する独立因子となりうる[1,2]と示されたことがあげられる．さらに，近年では，統合失調症を発症する前の段階である前駆期を後方視的ではなく，精神病発症危険状態（at-risk mental state；ARMS）として前方視的に同定し介入することで，さらなる予後の改善だけでなく，発症自体も予防していく試みが注目されている．DUPの短縮やARMSへの介入を含めた早期段階の治療と対応の重要性がより周知されることにより，介入しなくても発症しない可能性のあるいわゆる「偽陽性」の患者や偶発的な精神病症状体験の患者が医療機関に受診する機会が増える可能性[3]が指摘され，より慎重な対応が求められる．一方で，ARMSから精神病を発症しなかったとしても予後は必ずしも良好ではなく，精神症状が持続し機能低下が認められる可能性があることから，慎重に対応するべきではあるが，決して単なる「経過観察」をするべきではない．

　DUPの短縮および治療臨界期における適切な治療の重要性が認識されたことや，顕在発症前のARMSにおいてもさまざまな介入が長期予後の改善へつながる可能性があるという認識から，ARMSから初回エピソードの治療終了頃までを「早期精神病（early psychosis）」と呼んでいる．早期精神病における特殊性について理解し，より適切な治療を行っていく必要がある．

早期精神病の治療

1　発症後早期段階の治療

(1) 治療関係の構築

　治療を開始するにあたって，抗精神病薬を処方する以前に良好な医師−患者関係の構築が，患者の治療への態度や良好なアドヒアランスを保持するための礎となる．しかし，良好な医師−患者関係を構築することは決して容易ではない．なぜなら，猜疑心や被害関係妄想などの精神症状や病識の欠如，精神医学への否定的な態度，偏った情報による誤解，家族の過度の心配や患者への批判的な態度などの要因が影響してくるからである．また，すでにほかの医療機関に受診し，不成功な体験をしている場合は，より精神医療への抵抗が強くなっている可能性もある．それらの弊害を乗り越

え，良好な医師-患者関係を構築していくためには，患者の背景情報を可能な限り収集し包括的な評価・診断を行い，さらに単に薬物療法を開始するだけでなく，心理社会的介入も含めた治療計画を立案する必要がある．患者や家族と最初に接触する際の最も重要な目標は，信頼感に満ちた治療関係の構築であり，そのための指針として，①医療者側が訓練をしっかり積む，②患者1人ひとりのニーズに応じた面接の場（居心地がよく落ち着くことができ，満ち足りた時間を安心して過ごすことができる）を提供する，③適切な面接技術を身につける（患者の話に注意深く耳を傾ける，不安を真摯に受け止める，恐怖を払拭し信頼を構築する，精神病の進展における個人的背景を理解するように努める）があげられる[4]．

(2) 抗精神病薬

良好な医師-患者関係を構築するためには，時には抗精神病薬の投与を「待つ」ことも服薬への同意を得るために必要な場合もある．近年では，DUPが短い発症後早期の段階では抗精神病薬を使用せずに認知行動療法（cognitive behavioral therapy；CBT）や家族介入などの包括的な心理社会的介入のみで治療可能な一群が存在することが示唆されている[5]．また，治療の遅れが短期間であれば，決して長期の予後を悪化させる原因にはならないといった報告もある[6,7]．つまり，抗精神病薬の投与を急ぐあまり，かえって治療への抵抗が生まれ治療からドロップアウトをしてしまうよりも，本人の意向をなるべく尊重して心理社会的介入により改善する可能性について検討することや，抗精神病薬による治療を短期間「待った」としても長期的には決して大きな弊害にならないだけでなく，良好な医師-患者関係の構築や維持に役立つ可能性もある．

早期段階においては，抗精神病薬は可能な限り少量から開始し緩徐に増量していくことが望ましい．初回エピソード患者の場合，複数回エピソードをもつ患者に比べて，治療反応性が良好であり，副作用への感受性が高い可能性が示唆されている[8]．PET（positron emission tomography）を使用しドパミンD_2受容体の占拠率を調べた研究においても，初回エピソード患者の場合，複数回エピソードをもつ患者に比べて，少量の抗精神病薬で反応したという結果が報告されている[9]．副作用に関しては，時に精神症状以上に重大な主観的な苦痛の原因となり，アドヒアランスを維持していくためにも回避されるべきである．前述したように，副作用に関しても初回エピソードの場合は感受性が高いだけでなく，錐体外路症状，体重増加などの多くの副作用は用量依存的であり，しばしば急激な増量がその原因となるため，少量から緩徐に増量することが推奨される．特に体重増加やメタボリックシンドロームに関しては，若年者にとってはより深刻な問題となりうる[10]．以上のことより，抗精神病薬は少量から開始することが望ましいが，一方で約10〜30％の患者では，少量の抗精神病薬では十分に反応しないことが報告されている[11]ことについても考慮する必要がある．

2 | ARMS への介入

(1)診断基準

　ARMS を同定する際には，ドイツのグループが提唱している Schneider の一級症状を含む陽性症状の基底をなしている思考や感情，知覚における意図的でない微細な変化としての「基底症状」や，豪州や米国で開発された操作的基準である精神病発症危険状態に対する包括的アセスメント(Comprehensive Assessment of At-Risk Mental States；CAARMS)ならびにサイコーシス・リスクシンドロームに対する構造化面接(Structured Interview for Psychosis-Risk Syndromes；SIPS)/サイコーシス・リスク症状評価スケール(Scale of Psychosis-Risk Symptoms；SOPS)に記載されている短期間の間欠的な精神病状態(brief intermittent psychotic syndromes；BIPS)，微弱な陽性症状(attenuated positive symptom syndrome；APSS)，遺伝的リスクと機能低下(genetic risk and deterioration syndrome；GRDS)などの基準で主に評価されることが多い．しかし，実際に受診する症例は，そのような基底症状や APSS を直接的な主訴とするよりも「何となく学校にいきたくなくなった」「やる気が起きない」などの非特異的な症状を主訴として来院することが多い．そのような症状を主訴として援助希求(help-seeking)してきた症例に対し，本人が困っている症状の背景になっている APSS を積極的に取り上げ，「精神病の危険状態である」と告げて治療介入していくよりも，まずは本人が最も困っている事象を取り扱い，介入していくほうが治療関係を構築していくうえで効果的と考えられる．その際には，まず CBT などの心理社会的介入を検討していく必要がある．本章の「臨床ケース」において実際に CBT が有効であった ARMS 症例を示す．

(2)治療介入

　ARMS に対して CBT を用いた介入研究では，その有効性が示されている[12~14]．一方で，対照群との有意差を見出せなかった報告[15~17]もある．しかし，CBT はすでにうつ病や不安障害に対しては確立した治療法であり，抑うつ気分や不安といった非特異的な症状を主訴とすることが多い ARMS 患者に対しては，より適した治療法である．

　抑うつ気分や不安といった症状に対しては，薬物療法として抗うつ薬や抗不安薬も治療の選択肢としてあげられるが，抗うつ薬は ARMS への有効性が報告[18]される一方で，新規抗うつ薬は有効性が確認できなかったことなどから本邦では若年者に対して慎重投与となっていること，また抗不安薬の多くはベンゾジアゼピン系であり，その依存性や眠気の問題などから使用には慎重にならざるをえない．

　ARMS に対する抗精神病薬の使用は，無症状の人に対する予防的な投与は認められていないこと[19]や，ARMS のなかに偽陽性例が存在すること，若年者において副作用が危惧されること[10]などから，国際早期精神病協会(International Early Psychosis Association；IEPA)が作成したガイドライン[20]上では，抗精神病薬は急速に症状が悪化した場合，抑うつ症状に対する治療が無効で重篤な自殺の危険性がある場合，も

しくは攻撃性，敵意が著しく，他者に危険が及ぶ場合などに限って使用されるべきであるとされている．しかし，実際の臨床場面では，ARMSが「統合失調症」として過剰診断され，抗精神病薬が積極的に使用されている可能性があるため[21]，本邦の臨床現場においてもARMSへの早期介入の議論をより深め，活発化させていく必要がある．ARMSに対する抗精神病薬の使用は慎重にすべきであることに異論はないが，一概に禁ずる必要があるかについては疑問も残る．「APSS」といってもより軽度のものから精神病症状に近い重度のものまであり，後者に対しては抗精神病薬の使用も検討されるべきである．アリピプラゾール[22]やペロスピロン[23]などのより鎮静効果がより弱く，副作用も出現しにくい薬は選択肢となりうる．

早期精神病の予後

1｜ARMSの予後

近年のメタアナリシスの結果[24]では，ARMSから精神病を発症する割合は，12か月では21.7％，24か月後では29.1％，36か月以上では35.8％と報告されている．この数値は一般人口に比してARMSから精神病を発症するリスクが高率であることを示していると同時に，発症しない偽陽性例も存在することを示唆している．しかし，発症しなかったからといって必ずしも「予後良好」とはいえない．Addingtonら[25]によるARMSの非発症群の縦断的な経過を調査した報告では，APSSが1年後にも残存しているARMS患者の割合は42.9％であり，2年後では40.8％であった．また，社会機能などの機能的予後に関しても対照群と比して有意に不良であり，発症しなかったとしても決して機能的予後が良好ではない可能性が示されている．今後は単に発症するかどうかの観点からでなく，機能的予後も含めた長期転帰も踏まえたうえで，より適切なARMSへの介入について検討していく必要がある．

2｜顕在発症後における転帰不良の同定とその対応

発症後早期では，治療反応性や予後が良好であるといっても必ずしもすべての患者で初期治療が奏効するわけではないため，転帰不良の患者を早期に同定し治療方針の転換を検討していく必要がある．「治療臨界期」が提唱されているように，発症後早期の治療の成否が長期予後を決定づけるうえで重要になってくる．治療開始後4週間以内の不完全な反応が，3か月後の非反応を予測し，さらに3か月後の非反応が24か月後の不完全寛解を予測することが示唆されている[26,27]．治療転帰が不良の場合には，服薬アドヒアランスの確認や影響を及ぼしている心理社会的要因への介入とともに抗精神病薬の置換を検討していく必要がある．クロザピンについては，最終手段として使用するのではなく，厳密に治療抵抗性の基準を満たしたうえで用いることが前提となるが，長期予後の観点からも早い段階で導入することを躊躇すべきではない．

病状が固定化されてからの介入は，初回エピソード時の介入に比較すると治療困難になりやすいことから，治療抵抗性を示した症例に対するクロザピンの導入のタイミングを含め，明確な薬物療法のタイム・スケジュールを初期介入時から立てておくことが重要である．

3 | 維持期における治療

初回エピソードの場合，治療後1年以内に患者の約80％が症状の改善を経験したという報告[28]がある．そのような良好な転帰を遂げる患者に対して，維持治療として抗精神病薬をどのように長期に使用するべきかを検討していく必要がある．つまり，抗精神病薬による再発予防効果が期待される一方で，遅発性ジスキネジアや肥満，メタボリックシンドロームなどの難治性の副作用が出現することも懸念され，良好な転帰を遂げたすべての患者に対して抗精神病薬を同じ量で継続するべきか，減量もしくは中止するべきかが問われている．

Leuchtら[29]によるメタアナリシスの結果では，初回エピソードの場合，抗精神病薬を中断した群の1年後の再発率は61％であったのに対し，抗精神病薬を継続した群の再発率は26％であった．この結果は，抗精神病薬を継続したほうが再発リスクを抑えられることを示唆している一方で，裏を返せば約40％の患者が抗精神病薬を中断したとしても1年後に再発しない可能性についても示唆している．初回エピソード患者の約20％は長期の抗精神病薬による治療が必要ではない可能性があるとする報告[30]もある．さらに，海外のいくつかの治療ガイドラインでは，十分な回復を遂げた場合には少なくとも治療後1～2年の時期に抗精神病薬の中止について検討するべきであるとされている[31]．

Wunderinkら[32]は，128例の初回エピソード患者のうち，少なくとも6か月間の精神症状ならびに機能的回復を遂げた患者を対象に18か月間の抗精神病薬の減量/中断もしくは治療継続に無作為に割り付けし，全体的な回復，精神症状の寛解，機能的な寛解を指標に7年後の長期予後を調査した．その結果，精神症状の寛解は両群に有意差はなかったが，全体的な回復，機能的な寛解は減量/中断した群のほうが，治療継続した群に比して有意に良好だった．また，再発率は初期では減量/中断群のほうが有意に高かったが，約3年でその差は消失し，7年後では減量/中断群の再発率が61.5％だったのに対し，治療継続群は68.8％であり，有意差がなかった．この結果は，抗精神病薬を減量/中断できる初回エピソードの一群が存在していることを示唆しているだけでなく，減量/中断したほうが予後の改善をもたらす可能性についても示唆している．再発の予測因子についてのさらなる研究が待たれるところである．

抗精神病薬を減量/中止する場合，患者と十分に再発のリスクとその予防について話し合う必要がある．その際に患者それぞれに特有の具体的な「早期警告サイン」を，当事者だけでなく家族とも共有し，そのときの対処法をあらかじめ決めておくことは再発予防のために重要である．また，家族の感情表出（expressed emotion；EE）を安

定させるために家族に対して心理社会的介入を行うことや患者のストレスやライフイベントへの対処能力を高めていくこと，CBT を治療に組み入れることなども再発予防には必要と考えられており，今後さらなる検証が求められている．

臨床ケース―ARMS 症例に対する CBT による介入

最後に ARMS の病像とその介入方法をより具体的に理解するために，実際の症例を以下に提示する．

〈症例：18 歳，女性，高校 3 年生〉

主訴：気力が全くない（本人の言述）．

現病歴：発育発達上，明らかな遅れは認められなかった．小学生の頃は特に問題なく過ごせたが，中高一貫校に進学してからはなかなか友人ができなかった．成績は優秀だったため，中学 3 年生から特別進学クラスに編入されたが，その頃から特定の苦手な同級生がいて，家に帰ると愚痴を言ったり，時に涙ぐむことがあった．徐々にその生徒だけでなく，ほかの生徒の言動に対しても被害的にとらえるようになった．高校 2 年生時のクラス替えを契機に周囲の視線をより気にするようになり，家族の発言も被害的に解釈するようになった．高校 3 年に進級後，周囲の同級生が受験勉強に励むようになったのをみて，「勉強をやってもやっても周りに追いつかない」といった焦燥感と，「気持ちが悪い」などの症状が出現するようになった．急激に受験勉強への意欲も低下し，学校にもいきたくなくなり，徐々に欠席が増えた．担任の教師と相談し，1 週間の予定で休むことになったが，1 週間過ぎても学校にいけず，不登校となった．養護教諭との心理相談が開始され，主に自身の悩みを聞いてもらうことで相談直後は多少気分が楽になるものの，症状は改善しなかったため，養護教諭の勧めで当科に受診した．

初診時所見・治療方針：表情は暗いものの，礼節は保たれ，質問に対する理解・応答は良好であった．抑うつ気分，意欲低下，焦燥感などが主訴であったが，周囲への過敏性があり，学校だけでなく街中でも「自分が笑われているのでは」と感じ，「テレビやインターネットで誰かを中傷している内容が自分に言われているような気がする」といった被害関係念慮などが認められた．しかし，いずれも確信には至らず，APSS であることから ARMS と診断し，CBT を開始することにした．

治療経過：開始当初は「CBT でセラピストと 2 人で話すことが怖く感じてしまう」「質問されたことにうまく答えられないのがつらい（質問されるとその場で思ってもいないことを口にしてしまう）」などと訴え，CBT に対して拒否的になったこともあった．しかし，ソクラテス式質問法をできるだけ避け，支持的な（supportive）な雰囲気のなかで，指示的（directive）に対応することにより，CBT を徐々に安定して行えるようになった．

初期のセッションでは，受験への不安や「無気力状態」「気分が晴れない」といった気

分の問題をテーマとした．気分の違いをモニタリングするために，「活動記録表」を活用した．ホームワークを与え行動活性化を図り，表に「活動」と「気分の程度」を点数で書き込むことにより，「自分から活動したほうがまだ気が楽になる」と感じられるようになった．また，学校には登校できなかったため，家族との具体的なやりとりから，そのときの感情と自動思考への反証を行っていった．さらに，被害念慮，対人恐怖の事象については概念図を作製し，「自分が周りを暗くする」などといった中核信念を同定した．作製した概念図を用いながら，「考え方の癖」に関する心理教育を家族と本人に実施した．外出時に周囲の視線が怖くなった際には，注意の分散を行うなどの行動実験をしたところ，本人のなかで「とにかく今は買い物に来ているのだからそれに集中しようと心がける」という方略が自然と生まれるようになった．学校へいったときの不安とその対処法についても話し合いを重ね，CBT開始後約3か月で「少しずつまた頑張ってみようかな」と思えるようになり，学校に復学することができた．この間，向精神薬を含めた薬物療法は併用していない．

まとめ

　かつて統合失調症は専門家にとっても予後不良で悲劇的な経過を遂げる深刻な疾患であるという印象が強かったが，統合失調症発症早期を含めた早期精神病の研究報告などから，良好な転帰を遂げる可能性が明らかになってきた．また，ARMSへの介入により発症自体を予防できる可能性が示唆されている．早期段階の治療と対応をするうえで，より良好な転帰につなげていくためには，「ストレス脆弱性」だけでなく，回復力，発病への抵抗力としての「レジリエンス」についても着目していく必要がある．

●文献
1) Perkins DO, Gu H, Boteva K, et al：Relationship between duration of untreated psychosis and outcome in first-episode schizophrenia：a critical review and meta-analysis. Am J Psychiatry 162：1785-1804, 2005
2) Marshall M, Lewis S, Lockwood A, et al：Association between duration of untreated psychosis and outcome in cohorts of first-episode patients：a systematic review. Arch Gen Psychiatry 62：975-983, 2005
3) Yung AR, Phillips LJ, Yuen HP, et al：Psychosis prediction：12-month follow up of a high-risk ("prodromal") group. Schizophr Res 60：21-32, 2003
4) Power P, McGorry PD：Initial assessment in first-episode psychosis. McGorry PD, Jackson HJ (eds)：The recognition and management of early psychosis：A preventive approach. pp 155-184, Cambridge University Press, Cambridge, 1999
5) Francey SM, Nelson B, Thompson A, et al：Who needs antipsychotic medication in the earliest stages of psychosis? A reconsideration of benefits, risk, neurobiology and ethics in the era of early intervention. Schizophr Res 119：1-10, 2010
6) Bola JR, Mosher LR：Treatment of acute psychosis without neuroleptics：two-year outcomes from the Soteria project. J Nerv Ment Dis 191：219-229, 2003
7) Johnstone EC, Owens DG, Crow TJ, et al：Dose a four-week delay in the introduction of medication alter the course of functional psychosis? J Psychopharmacol 13：238-244, 1999

8) Lambert M, Conus P, Lambert T, et al：Pharmacotherapy of first-episode psychosis. Expert Opin Pharmacother 4：717-750, 2003
9) Remington G：Rational pharmacotherapy in early psychosis. Br J Psychiatry Suppl 48：s77-84, 2005
10) O'Donoghue B, Schäfer MR, Becker J, et al：Metabolic changes in first-episode early-onset schizophrenia with second-generation antipsychotics. Early Interv Psychiatry 22 doi：10.1111/eip. 12083. [Epub ahead of print], 2013
11) Lambert M, Conus P, Schimmelmann G, et al：Comparison of olanzapine and risperidone in 367 first-episode patients with non-affective or affective psychosis：results of an open retrospective medical record study. Pharmacopsychiatry 38：206-213, 2005
12) Bechdolf A, Wagner M, Ruhrmann S, et al：Preventing progression to first-episode psychosis in early initial prodromal states. Br J Psychiatry 200：22-29, 2012
13) Morrison AP, French P, Walford L, et al：Cognitive therapy for the prevention of psychosis in people at ultra-high risk：randomised controlled trial. Br J Psychiatry 185：291-297, 2004
14) van der Gaag M, Nieman D, Rietdijk J, et al：Cognitive behavioral therapy for subjects at ultrahigh risk for developing psychosis：a randomized controlled clinical trial. Schizophr Bull 38：1180-1188, 2012
15) Addington J, Epstein I, Liu L, et al：A randomized controlled trial of cognitive behavioral therapy for individuals at clinical high risk of psychosis. Schizophr Res 125：54-61, 2011
16) Morrison AP, French P, Parker S, et al：Three-year follow-up of a randomized controlled trial of cognitive therapy for the prevention of psychosis in people at ultrahigh risk. Schizophr Bull 33：682-687, 2007
17) Morrison AP, French P, Stewart SL, et al：Early detection and intervention evaluation for people at risk of psychosis：multisite randomised controlled trial. BMJ 344：e2233, 2012
18) Cornblatt BA, Lencz T, Smith CW, et al：Can antidepressants be used to treat the schizophrenia prodrome? Results of a prospective, naturalistic treatment study of adolescents. J Clin Psychiatry 68：546-557, 2007
19) Bloch S, Green SA：Psychiatric Ethics 4th edition. Oxford University Press, Oxford, 2009〔辻野尚久：薬物療法の倫理．水野雅文，藤井千代，村上雅昭，他（監訳）：精神科臨床倫理 第4版．pp 399-428，星和書店，2011〕
20) International Early Psychosis Association Writing Group：International clinical practice guidelines for early psychosis. Br J Psychiatry Suppl 48：s120-124, 2005
21) 辻野尚久，片桐直之，小林啓之，他：早期精神病における精神科医の意識と治療判断について．精神医学 52：1151-1159，2010
22) Kobayashi H, Morita K, Takeshi K, et al：Effects of aripiprazole on insight and subjective experience in individuals with an at-risk mental state. J Clin Psychopharmacol 29：421-425, 2009
23) Tsujino N, Nemoto T, Morita K, et al：Long-term Efficacy and Tolerability of Perospirone for Young Help-seeking People at Clinical High Risk：a Preliminary Open Trial. Clin Psychopharmacol Neurosci 11：132-136, 2013
24) Fusar-Poli P, Bonoldi I, Yung AR, et al：Predicting psychosis：meta-analysis of transition outcomes in individuals at high clinical risk. Arch Gen Psychiatry 69：220-229, 2012
25) Addington J, Cornblatt BA, Cadenhead KS, et al：At clinical high risk for psychosis：outcome for nonconverters. Am J Psychiatry 168：800-805, 2011
26) Lambert M, Naber D, Eich FX, et al：Remission of severely impaired subjective well-being in 727 patients with schizophrenia treated with amisulpride. Acta Psychiatr Scand 115：106-113, 2007
27) Lambert M, Naber D, Eich FX, et al：Prediction of remission as a combination of symptomatic and functional remission and adequate subjective well-being in 2960 patients with schizophrenia. J Clin Psychiatry 67：1690-1697, 2006
28) Lieberman J, Jody D, Geisler S, et al：Time course and biologic correlates of treatment response in first-episode schizophrenia. Arch Gen Psychiatry 50：369-376, 1993
29) Leucht S, Tardy M, Komossa K, et al：Antipsychotic drugs versus placebo for relapse prevention in schizophrenia：a systematic review and meta-analysis. Lancet 379：2063-2071, 2012
30) Emsley R, Oosthuizen PP, Koen L, et al：Symptom recurrence following intermittent treatment in first-episode schizophrenia successfully treated for 2 years：a 3-year open-label clinical study. J

Clin Psychiatry 73：e541-e547, 2012
31) Takeuchi H, Suzuki T, Uchida H, et al：Antipsychotic treatment for schizophrenia in the maintenance phase：a systematic review of the guidelines and algorithms. Schizophr Res 134：219-225, 2012
32) Wunderink L, Neibor RM, Wiersma D, et al：Recovery in remitted first-episode psychosis at 7 years of follow-up of early dose reduction/discontinuation or maintenance treatment strategy：long-term follow-up of a 2-year randomized clinical trial. JAMA Psychiatry 70：913-920, 2013

〔辻野尚久〕

第2章 双極性障害

A 早期徴候

疾患概念

　維持期における双極性障害への心理社会的介入として，集団心理教育をはじめ，対人関係・社会リズム療法や認知行動療法などがある[1]．いずれの介入においても，疾病の概要を患者本人に伝える．筆者らが行ったリワーク・プログラム[2~4]でも，以下の疾患概念および概要を，丁寧かつ慎重に本人に導入する．

　「双極性障害は，一般には"躁うつ病"としてなじみのある気分障害で，主に躁とうつによって特徴づけられます．精神疾患としては決してまれではなく，その多くは青年期に発症します．そして，途中，繰り返しのエピソード(病相)に苦しみ，そのため経過は比較的厳しいものとなりがちです．エピソードの繰り返し，すなわち再発は，アルコールや精神を活性化する物質を乱用したり，家族・知人あるいは職場の人などの周囲と軋轢を起こしたりすることと関連します．また，エピソードとエピソードの間の閾値未満の症候などとも関連しています．再発のしやすさとともに，重大な自傷行動の危険性も指摘されています．本人がダメな人間だから発病に至ったわけではなく，医学的原因があります．一方で，前述したようにさまざまな誘因(きっかけ)が存在します．それは予防の手立てが存在することを意味し，本人にとって希望の光であるべきです．心理的治療としては，前駆期の段階で気づけるかどうかはとても重要な点であり，そのときが効果的な介入のチャンスであるとされています．本人は，気分が高揚している間に創造性が高まり，生産性が増す時期を経験しがちです．そして，治療を受けたのちに安定するものの，前述の時期を惜しんだりすることが少なからずあります．一方で，慢性的に気分不安定な経過を示す人は，自家治療として精神を活性化する薬物(違法ドラッグのみならず治療薬など)，アルコールやカフェインを使用する傾向にあります．また，社会的には家族関係の問題も少なからず認められ，夫婦の離婚率も高いとされます．これらの社会的機能の障害はエピソードとエピソードの間で

あっても認められます.そこで,本人と疾病にまつわる"今までとこれから"を正しく知り,薬物治療のアドヒアランスを含めて,今すべきことを適切に行うことが大切です.さらに,診断基準を完全には満たさない双極スペクトラムという考え方もあり,これらは気分症状の重症度は高くはありませんが,予後は良好とは軽々には言えません」[5,6].

このように適宜伝えつつ,介入を進めていく.そして,本人が疾病の概要を正しく理解することによって,アドヒアランスを伴った治療を始めることができる.一方で,主治医もこれらの概要を熟知して診療に臨まなくてはならない.さらに,近代以前に精神病全体から分離された疾患概念の変遷と,他方現在において統合失調症などとの連続性や双極性障害内の類型を主張する立場があることを十分理解することが,診断を行うにあたり大切であるとの指摘がある[7].

早期徴候(早期再発徴候を含む)の特徴と診断のポイント

前述のように経過が厳しい疾患のため,早期の発見と適切な治療の導入,さらには再発の防止が望まれるが,それらが容易ではないこともまた周知のことである.まず精神科医をはじめとする主治医が双極性障害の早期徴候の把握について認識し,重症化させることなく社会的活動を継続させたいところである.そこで,①初診時とその直後においての早期徴候への気づき,②経過途中での徴候の再確認,③再発徴候に対する早期の気づきへの取り組み(治療者と本人の共同作業として行われる),④気分障害の早期徴候としての睡眠障害と体内リズムの乱れからの検討について,主にColomらの集団心理教育(再発防止などの確たる有効性を示した数少ない心理社会的介入の1つ)[5]での知見と,筆者らのリワークの現場と睡眠外来での経験をもとに整理を試みた.

1│初診時とその直後の時期

初診時とその直後の時期において,双極性障害の診断はいかに早期に行いうるものだろうか.

(1)躁病相

初診時に躁病相の本人が自らメンタルクリニックなどを訪れることは多くはないと思われる.同伴者に促され,あるいは伴われての受診が大半である.すなわち,すでに周囲の人は何らかの気づきを有している.Colomらはよくある躁症状として,頻度の高い順から,①活動性の増加,②高揚した気分,③睡眠欲求の減少,④多弁,⑤思考奔逸,⑥自尊感情の肥大,⑦注意散漫,⑧性欲亢進,⑨易刺激性,⑩精神症状,⑪アルコール乱用などをあげている[5].そして,診断基準(DSM-5:精神疾患の診断・統計マニュアル)を鑑みると,気分などの変化が本人の普段と明らかに異なり,加えて本人の社会的/職業的機能に著しい障害をもたらし,結果として入院を必要とするほど重篤とされる[8].すなわち,前述のように同伴者の気づきもあり,初診時における躁病相の

発見は通常困難を伴わない．むしろ統合失調症圏の他の疾患との鑑別が求められる．

(2) 軽躁病相

　軽躁病相は早期の発見が躁病相より困難であり，初診時の主治医にとっての課題と思われる．症状としては躁病相と同様に，自尊心の肥大または誇大，睡眠欲求の減少，多弁，観念奔逸，注意散漫，目的志向性活動の増大または焦燥，快楽的活動への熱中などである．だが，躁病相と異なり，気分などの変化が本人の普段と明らかに異なるものの，本人の社会的/職業的機能に著しい障害はみられず，入院には至らないとされる[8]．すなわち，出現する症状は全体的に軽度にとどまる．

　この状態で，メンタルクリニックなどの診療場面を訪れることは，能動的にはもちろんのこと，受動的にも少ないものと思われる．もし，初診外来の場に訪れたとしても，軽躁病相の診断基準を満たす内容が，本人の主訴や周囲の人の困りごととしてあげられることは稀有なことだろう．家族も，普段よりいっそう元気とは感じていても，もともとの性格の範囲内ととらえていることがよくある．むしろ，職場や家庭などでの不適応を訴えて訪れる人の主訴のなかに，軽躁症状に基づいたものがないかに注意をはらうべきかもしれない．

　そのような際に，例えば初診の場で『自分を取り巻く周囲にいかに多くの問題があるか，あるいは自分がいかに正当に評価されていないかなどを，やや大きな声で早口に滔々と語り続ける．あるいは，夜半それも一夜で作り上げた，びっしりと詳細で膨大な，時にカラフルな資料（多くはなかなかよくできている）をいくつも持参し，機嫌よく説明を続ける．流れのなかでこちらが受容のみならず，ほんの少しだけ洞察を求めたりすると，一転して昂ぶって自らの正当性を証明し始める』ということがある．不適応で悩んでいる（怒っている）人といった一側面のみでみないように意識することにより，「個人の高いポテンシャルを示している」とポジティブにとらえてしまいがちな事柄が軽躁病相の症状としてみえてくるかもしれない．軽躁病相を見逃すことなく，さらに診断基準に鑑みて吟味を重ねるべきだろう．すなわち，高揚あるいは焦燥した気分が存在し，気分とほかの症状が連関をもち，その人の日頃の正常気分との明らかな相異が認められることなどを確認しておく．そして，過去のうつ病エピソードの存在を確認し，診断に至る．これらについては，本人から正確な確認が得られにくいため，やはり本人の日頃をよく知る家族（可能ならば後日に職場の人）などから情報を得たいものである．

　さらに，軽躁病相では発達障害やパーソナリティ障害との鑑別が大切となる．ただ，この時点での鑑別は容易ではない．なかでも過活動，衝動性，不注意を3徴候とする注意欠陥/多動性障害との鑑別は難しい．Papolos は，DSM-IV-TR の躁病エピソードの診断基準項目のうち，半数近い3つの重複を注意欠陥/多動性障害の症状に認めるとしている[9]．一方で，Kessler らは成人期の注意欠陥/多動性障害においては19.4% に双極性障害の併存を，逆に双極性障害の成人においては21.2% に注意欠陥/多動性障害の併存を認めるとしている[10]．両者を疑う診断場面では，鑑別に注力する

あまり二者択一的な観点のみに囚われがちとなるが，併存も大いにありうることを思い起こすことが必要と考える．

(3) うつ病相

Ⅰ型あるいはⅡ型を問わず双極性障害患者がうつ病相で初診の場を訪れることはまれなことではない．Colomらはよくあるうつ症状として，出現する頻度の高い順から，①悲哀，②エネルギーの喪失，③集中困難，④否認的認知，⑤睡眠障害，⑥興味の喪失，⑦体重減少，⑧落涙，⑨食欲不振，⑩身体症状，⑪易怒性，などをあげている[5]．これらは本人の主訴や周囲の人の困りごととして認知されていることが多いと考えられる．大うつ病エピソードの診断基準は他稿に譲るが，肝要なのは，大うつ病エピソードが同定できたときには必ず過去の経過において躁病と軽躁病のエピソードが存在していないかを確認し，的確に双極性障害の診断に至らせることである．

2 | 経過途中での徴候の再確認

すでに診療が行われているものの，過去の躁・軽躁エピソードを確認できず双極性障害とは認知されていない症例では，診療経過で初めて躁・軽躁の徴候を呈することが少なくない．いかなるケースでも双極性障害としての縦断的診断を頭の片隅に残しておくことが肝要と考える．特に軽躁状態の早期徴候への感度を保つことが大切である．単極のうつ病であっても，その先に双極性障害と診断される可能性のある症例が存在する．坂元はその予測指標として，以下の項目をあげている．①抗うつ薬誘発性の躁・軽躁病エピソード，②双極性障害の家族歴，③頻回のうつ病エピソード（3回以上），④高揚（発揚）気質，⑤若年発症（25歳未満），⑥産後うつ病，⑦抗うつ薬の効果減弱，⑧うつ病エピソードにおける過眠・過食症状，恐怖症状，⑨広義の混合状態の出現，⑩うつ病エピソードの遷延化，⑪季節関連性（冬季うつ病），⑫不安障害のコモビディティである[11]．これらに多く該当する症例ではその先の経過を注視すべきであり，躁・軽躁状態，特に軽躁状態の出現をいち早く見出したいところである．

Colomらや秋山は，軽躁状態のはじまりに認められがちな行動や考えの変化として，①睡眠時間が減少する，②眠ることが無駄なことである，あるいはもったいないと思える，③日常のなかで短気になり攻撃的エピソードを認める，④過敏になり，人と口論になったり，会議で質問を多発したりする，⑤高いエネルギー水準で活動が維持される，⑥突然新たなことに興味を示したり，以前に興味をもっていた趣味を再開したりする，⑦周りが驚くほど早口で話し始める，⑧車の運転や歩くスピードが速まる，あるいは乱暴になる，⑨新たな実行計画を立てる，⑩性的欲求が高まり求愛する，⑪服装や化粧あるいは装飾品がオシャレになる，または派手になる，などをあげている[5]．忘れてはならないことは，これらがあくまでも気分の変化に根差しており，かつ本人の日常とは異なるものでなければならないということである．

すでに単極のうつ病と診断されている症例において，実は双極性障害であることを

早期かつ適切に見抜くことで，不用意に抗うつ薬を単独投与して病態を悪化させないことの重要性が示されている[11]．一方では，早期の気づきに囚われるあまり，双極性障害を診断した際，本来ならば十分量まで抗うつ薬を使用すべき症例に対して不十分な投与となり，遷延化をもたらす可能性も指摘されている[11]．主治医はこの両面を十分考慮し，バランスよく患者と対峙しなければならない．

3│再発徴候に対する早期の気づきへの取り組み

再発徴候に対する早期の気づきへの取り組みとして，Colom らは集団心理教育のマニュアル[5]のなかで，本人と治療者が共同で徴候リストを作り早期に発見していく方策を述べている．あくまでも，この方策は集団療法のなかで行われるものではあるが，リスト作成作業などについてはホームワークを活用しながら主治医と本人が診療場面で行うことが勧められており，通常の診療場面でも応用可能な内容と思われる．以下に筆者らの臨床場面での経験を交えつつリストの作成手順を紹介する．

(1) 多くの人に共通してみられる，症状リストと早期症状リストの作成

まずは多くの人に共通してみられる，①症状リストと②早期症状リストを患者−患者間で討論しながら作成してもらう．一対一の診療場面では，手元にある日本うつ病学会双極性障害委員会作成の患者向けの手引書[12]などを参照していただき，そのなかの諸症状をあげて確認してもらうとよいと思われる．その際，各症状を精神医学上の専門用語だけではなく，患者本人が普段使っている具体的かつわかりやすい言葉でも，併せて表現するようにする．この作業は，主治医と本人との間での症状の「翻訳集」作りにもなり，症状未満の早期サインをみつけ出しやすくする．

(2) 個人特有の早期症状リストと前駆徴候リストの作成

次に個人特有の③早期症状リストと④前駆徴候リストを各自作成してもらう（ホームワークを活用して作成してもらう：再発の早期発見・早期介入の手助けができる近しい1人以上の「支援者」を選び，協力して作成してもらう）．一対一の診察場面でも，次回の診察時までに支援者と相談のうえで作成し，持参してもらう．

多くの場合，家族がこれにあたるが，Colom らは「支援者」を以下の要件に留意して選ぶとよいと示唆している．

- 病気についての知識がある人
- 本人と簡単にコンタクトがとれる人
- 本人と利害の対立がない人

そして，早期症状リストについては，一般的な症状全般から早期症状として適さないと感じたものを除外し，以下の早期症状の基準を参考にしながら作成するとよいとColom らは述べている．

- 規則性（繰り返し現れるものが早期症状として適する）

- 認識可能性（自分で気づけるものが適するとされる．思考・感情面よりも行動面に現れるものが適する）
- 一致性（支持者と意見が一致するものが適する）
- 対応可能性（直前にしか現れないものは適さない）

　これらを踏まえたうえで，本人の気質・性格・状況・環境などを勘案し，患者本人の症状に応じたリストを作成してもらう．これにより，最初に作成した多くの人に共通してみられる，①症状リスト，②早期症状リストが精査され，「本人のみならず身近な人も早めに気づけて対応できるいつもの症状」のリストとなる．さらに，これらのリストに記載された症状を本人にとってよりあてはまる具体的な表現に置き換えることをColomらは勧めている．すなわち，「運動量が増える」といった症状があてはまる場合，これを例えば「普段は徒歩とバスで会社まで1時間近くかけて通っているが，マウンテンバイクで行き始める」などと置き換えておくことである．さらに，Colomらは，早期症状に先行し（症状ではないが）再発を予知する本人固有の（すなわち，ほかの患者には必ずしもあてはまらない）「ちょっとした行動や知覚の変化」に着目することを目的として，前駆徴候リストを患者に作成させることを提案している（主に知覚の変化に関するリストの作成は主治医と，行動の変化に関するリストの作成は支援者と相談のうえで行わせる）．例えば，ある患者にとっては，知覚の変化が「青空が普段より輝いて色鮮やかにみえる」「書類の重要事項が浮かび上がってみえる」，行動の変化が「服装が微妙に変わる」「サングラスをかけ始める」であり，これらが躁の前駆徴候にあたるかもしれない．さらに，Colomらは「タバコの銘柄，電話の対応，購読する新聞の種類，サッカーでプレイしたいポジション，仕事場へいく道順，音楽や本の好みの変化」などの，日常に根差していて決して症状とはいえない些細な行動面の変化を，前駆徴候の一例としてあげている．これらの変化が前述の「規則性・認識可能性・一致性・対応可能性」を満たしたうえで病相に先立って現れるとすれば，その本人はその変化を前駆徴候と判断できるようになる．さらに，Colomらはリスト作成後の対応として，①これらのリストを「手帳に挟む」など身近に携帯させ，日記代わりに毎日チェックさせる，②緊急時に本人の助けとなる支援者の連絡先などが記載されたカードを各自作成させ，身近なところにおいておくか携帯させる，③各病期のはじまりに本人にとって参考となる具体的な対応リストを提示させ，主治医と吟味しながら完成させる，などを勧めている．

4 気分障害の早期徴候としての睡眠障害と体内リズムの乱れからの検討

　これまでに触れてきたように，睡眠障害と双極性障害の病状の変化には密接な関係があり，睡眠障害はその発見と治療的介入の双方の手がかりとして非常に重要なものである．基礎および臨床の研究からも，睡眠と体内リズムは双極性障害において病態から症状のレベルまで深くかかわっていることが示唆されている[13]．疾患の重症化を防ぐ予防の概念として，1次予防（発症の予防），2次予防（早期発見），3次予防（再発防止，リハビリテーション）があるが，双極性障害と睡眠障害との関係においてもこ

れをあてはめて考えるとわかりやすい．

(1) 1次予防

　1次予防，すなわち発症の予防としても睡眠は重要である．当初不眠症だけと思われていた患者がしばらくしてから気分障害に進展することは，臨床的にもしばしば経験される．疫学研究でも，不眠がその後のうつ病の発症の危険因子であることは，世界的にもエビデンスがほぼ確立している[14]（双極性障害単独での研究，また不眠を改善することによって発症が予防できるかについての直接の報告はまだ乏しいが，今後明らかにされることだろう）．また，環境要因で眠れない状況が続くと，その後にうつ状態や躁状態を呈することもよくみられる（寝ずに参加した葬儀のあとに躁転するなど）．したがって，「不眠症」の患者に対しても油断せず，睡眠衛生指導と過不足のない薬物療法できちんと対応し，また一定の注意をはらって経過を追うことが必要といえる．夜遅くならないと寝付けず，朝起床することが困難になる睡眠障害は「概日リズム睡眠障害（睡眠覚醒リズム障害，睡眠相後退障害）」というが，これも途中からうつ症状を露呈し，さらに双極性障害と診断変更になることもしばしばある．特に概日リズム睡眠障害は若い患者層に多く，好発年齢が重なる双極性障害の徴候を常に念頭におく必要がある．

(2) 2次予防

　2次予防，すなわちすでに発症しつつあるうつ病相あるいは躁病相の早期発見においても，不眠（躁症状では睡眠欲求の低下あるいは睡眠時間の短縮）が鍵になる．うつ症状の場合，しばしば患者は自らの不調は「不眠症」だけであると主張し（眠れればすべてが治るなど），躁症状では「睡眠時間は短いけれど，ぐっすり眠れているから大丈夫だ」と言い張るが，家族を含めた丁寧な診察により背後の症状を明らかにできれば，早期診断につながる．もう1つのポイントは，不眠だけではなく，前述の睡眠覚醒リズムの乱れ，あるいは日中強い眠気を感じ寝てばかりになる過眠が，双極性障害のうつ病相の初期徴候であることも多い．特に後者では，睡眠時無呼吸症候群，中枢疾患や甲状腺疾患など器質的要因と鑑別しつつ，うつ症状の有無も確認する必要がある．

(3) 3次予防

　3次予防，すなわち再発防止あるいはリハビリテーション（遷延化の予防）という局面で，睡眠と生活リズムはさらに重要となる．うつ病相・躁病相のいずれも急性期をひとまず過ぎたあと，多くの場合，軽度のうつ状態が残遺する部分寛解の時期を経る．この際，睡眠の問題がより前面に出て，社会復帰を妨げることがしばしばある．うつ病の不眠症状が残遺（近年では合併した不眠症とも考える）している場合，その後の再発に関連するとの報告がある[15]．夜ひとまず眠れるものの，熟睡感がなく，翌日に疲労や眠気が残ると訴える場合には，睡眠時無呼吸症候群，むずむず脚症候群あるいは周期性四肢運動障害が併発し病像を複雑にしている可能性を考慮する．これらは，気分障害において通常よりも合併率が高く（肥満や薬剤の副作用の影響もある），うつ症状と関連し

ていることも示唆されている[16]．睡眠中の強いいびきや就寝前の下肢の落ちつかなさなどを積極的に問診し，疑わしければ終夜ポリグラフ検査を受けるよう患者に勧める．

双極性障害では特に急性期が過ぎて回復に向かう時期に睡眠覚醒リズムの乱れが頻繁に生じる．日中の調子は今ひとつでも夜になると覚醒度と気分が上がりインターネットなどを行い始めるため，就寝時刻が遅くなり朝起床することができず，起きても眠くて気分がさえず何もできないなどというパターンに陥る（双極性障害の患者は，もともと他罰性が目立つことに加え，好きなことだけをやって社会復帰せずに怠けているようにみえるため，いたずらに"新型うつ病"とレッテルを貼られ，家族と主治医双方から見放されるという事態がこの時期に生じる）．このような場合，夜型に偏ってしまった体内リズムを正常化し，日中の活動を徐々に膨らませるというリハビリテーションが必要になる．Frankらは，Social Rhythm Metricという毎日の睡眠と生活のリズムを記入するフォーマットを用いて行う対人関係・社会リズム療法が，双極性障害におけるうつ症状や職業機能の改善，病相再発予防などに有効であったことを示している[17,18]．わが国でも睡眠日誌を気分障害の診療で用いることが推奨されており，日本うつ病学会のホームページからスタンダードな形式のものを入手することができる[19]．基本的な睡眠覚醒のリズムを整えることで社会復帰へつなげるためのモニタリングをすることができるようになる．また，症状の再燃時に睡眠の規則性の乱れが表面化することがしばしばあるが，モニタリングにより早期対処につながる．

筆者らはこの睡眠日誌を独自に拡張し，日中活動についてもその内容に応じて色分けをして記入する「社会行動リズム表」を考案し，気分障害からの復職支援において患者と主治医が生活リズム調整の過程を共有するツールとして提唱している[3,4,20]．筆者らが行ってきたリワーク・プログラムは，これを用いて生活リズムを再構築し，また患者が自らの活動と気分に対して洞察を得ることで社会復帰と再燃防止を図れるようにすることを治療の中心の1つとしている（プログラムの具体的な内容については以前の筆者らの論文のなかで述べられているため[2~4]，参照いただきたい）．

臨床ケース

ここまで述べてきたように，双極性障害の再発を予防するうえで有効な早期徴候に対する気づきとその対応は，本人固有のものとなる．よって，一事例を理解しても実用的とはいえない．そこで，Colomらがマニュアルのなかで徴候および症状とその対応をわかりやすく伝えるための一例としてあげている「症状の山と必要な治療的対応」に自験など(斜体)を織り交ぜ，わが国の様相に則するよう提示することで，症例に代わるものとした．Colomらは主に躁・軽躁状態への気づきとして，①重篤な症状例，②早期の症状例，③より早期の症状例，④本人固有の早期症状例，⑤本人固有の前駆徴候例の順に，おのおのの具体的な症状および徴候例を以下にあげている．

1 | 重篤な症状例

具体的な重篤な症状例として,「私は全く眠る必要がありません. 警察と問題になっています. 半分裸で道を歩きます. 世界中のあらゆる言語を理解してあらゆる人とチャットをしています」などの患者の訴えがあげられ, 治療的対応として「入院」が選択される. 誇大な気分や精神病症状, 社会的逸脱行為が認められ, 主治医として気づくことは容易だが, 対応は困難であり, 本人にとっても著しい社会的損失が生じる状態である. 社会行動リズム表上では, しばしば未記入となりがちである.

2 | 早期の症状例

早期の具体的な症状例として,「私はほとんど眠っていません. 考えがまとまらずに私を苦しめます. 知らない人にお金をあげます. 見知らぬ人とセックスをします. 私にとって価値あるものを失いました. 急に気持ちが揺れ動きます. すべてのものに意味があるのがわかります」などの訴えがあげられ, 治療的対応として「大量の抗精神病薬の処方と入院の相談」が行われる. 職場や学校などでは気づけても家庭では見過ごされることも多く, 治療場面でも見逃されやすいとされる状態である. 診察室内では気づかれず待合室でのトラブルなどで気づかれることも主治医はよく体験する. 社会行動リズム表上では, 患者自身によってチェックされる気分の著しい変動のほか, 睡眠時間の著しい短縮, 能動的活動(就労と気晴らし)の時間帯の増加, 多彩なイベント, 連日の飲酒などとなって現れる.

3 | より早期の症状例

より早期の具体的な症状例として,「めまいを感じます. あらゆる人と議論になります. エネルギーで満たされている感じがします. 多くのお金を使います. 異性の友人に性的なジョークをとばします. 1人でバー(酒場)に行きます. 1人で強いお酒を飲みます. かなり奇妙な服装をしています. ハイスピードで車を運転します. 家族なしで1人で出かけて迷子になります. 誰も信用できません」などの訴えがあげられ, 治療的対応として「抗精神病薬を処方する, 休職を勧める, 家族による保護を行う」を行う. 家庭, 職場, そして診療場面でも気づきにくい状態である. 主治医としてはこの段階で気づきたいものだが, 本人にとってはすでに小さくない社会的損失が生じてしまっている状態である. 社会行動リズム表上では, 不規則な睡眠リズム, 積極的な飲酒の再開, 夜通しのイベントとその後の気分の落ち込み, イライラした気分, 身体的不調感, 気分の高揚, 高い自己評価となって現れる.

4 本人固有の早期症状例

本人固有の具体的な早期症状例として,「朝早く起きます.体重が増えました.走り回っています.コミックを大人買いします.タバコの本数が増えます.栄養ドリンクをよく飲むようになりました.皆とSNSをしたいです.エレベータの中で鼻歌を口ずさみます.学校の先生や職場の上司に生意気な口応えをします.気が短くなります.発泡酒をたくさん飲みます」などの訴えがあげられ,治療的対応として「抗うつ薬をやめる,睡眠薬を増やす,気分安定薬を増やす」などを行う.本人固有の早期症状を共同で同定しておかなければ,主治医として気づくのは困難となる.しかし,この段階で気づくことができれば,本人にとって社会的損失をより小さくとどめることができる.社会行動リズム表上では,本人固有の症状を反映したイベントや能動的活動(就労と気晴らし)の時間帯の増加,安息的な休養時間帯の短縮・不足,およびそれらに伴う気分や睡眠リズムの変調などとなって現れる.

5 本人固有の前駆徴候例

本人固有の前駆徴候の具体例として,「よい気分です.歩くのが速くなります.異性ばかりに目が向きます.禁煙をやめました.ギターを再開しました.サングラスをかけます.自転車で移動します.教室や職場の会議で質問ばかりします.パンクロックやラップミュージックを再び聴き始めるようになりました.職場に遅刻します」などがあげられ,対応として「刺激を避ける,活動性を抑える,睡眠時間を増やす」などを行う.本人と支援者によってのみ気づくことが可能な状態である.重大な介入を行わずとも状況を改善できるため,本人にとっては好ましい利益がもたらされる.社会行動リズム表上では,気分の変調や睡眠リズムの大きな変化・乱れはみられないが,今までは報告されなかったイベントや行動が記入されるようになる.

まとめ

筆者らはともに20～30年の間,精神科臨床の場に身をおき過ごしてきた.その間,一定数のケースで重大な自傷行為を認めた.そして,そのケースの大半を通して,初診時や治療途中,再発時において双極性障害の早期徴候に気づくことがいかに大切であるかということを思い知らされてきた.

本章では,双極性障害における再発の早期徴候を中心に整理した.再発の早期徴候を本人のみならず家族や職場の上司などの周囲の人が知ることは,再発の予防につながると感じている.うつ病相はもちろんのこと,混合病相や軽躁・躁病相におけるおのおのの早期徴候を知ることとともに,病期と病期の間に閾値以下の症状や早期の徴候が存在することを理解するのが肝要であると考えている.本人および周囲のキーパーソン,主治医が連携して,本人固有の徴候を把握し再発の予防につなげることが望まれる.

●文献

1) 日本うつ病学会気分障害の治療ガイドライン作成委員会：日本うつ病学会治療ガイドラインⅠ．双極性障害 2012
http://www.secretariat.ne.jp/jsmd/mood_disorder/img/120331.pdf
2) 奥山真司：双極性障害のリワーク・プログラム―双極性障害に罹患して治療中に休務に至った勤労者への復職に際しての精神科リハビリテーション・プログラム．産業ストレス研究 19：227-234, 2012
3) 奥山真司, 秋山 剛：双極性障害の復職に際して―双極Ⅱ型障害を中心に．臨床精神医学 40：349-360, 2011
4) 奥山真司, 石川理恵：診断によるかかわり"双極Ⅱ型障害"．うつ病リワーク研究会：うつ病リワークプログラムの続け方―スタッフのために．pp 12-26, 南山堂, 2011
5) Colom F, Vieta E：Psychoeducation Manual for Bipolar Disorder. Cambridge University Press, Cambridge, 2006〔秋山 剛, 尾崎紀夫（監訳）：双極性障害の心理教育マニュアル―患者に何を, どう伝えるか．医学書院, 2012〕
6) Lam DH, Jones SH, Hayward P：Cognitive Therapy for Bipolar Disorder：A Therapist's Guide to Concepts, Methods and Practice, 2nd edition. Wiley-Blackwell, Hoboken, 2010〔北川信樹, 賀茂勇樹（監訳）：双極性障害の認知行動療法．岩崎学術出版社, 2012〕
7) 大森哲郎：概念の変遷．大森哲郎（編）：双極性障害―専門医のための精神科臨床リュミエール 6．pp 2-8, 中山書店, 2008
8) American Psychiatric Association：Diagnostic and Statistical Manual of Mental Disorders, 5th edition. American Psychiatric Publishing, Washington DC, 2013
9) Papolos DF：Bipolar disorder and comobid disorders—the case for a dimentional nosology. Geller B, DelBello M（eds）：Child and Early Adolescent Bipolar Disorder. pp 76-106, Guilford Publishing, New York, 2006
10) Kessler RC, Adler L, Barkley R, et al：The prevalence and correlates of adult ADHD in the United States：results from the National Comorbidity Survey Replication. Am J Psychiatry 163：716-723, 2006
11) 坂元 薫：単極うつ病との関連―双極スペクトラム概念の臨床的意義を探る．大森哲郎（編）：双極性障害―専門医のための精神科臨床リュミエール 6．pp 54-69, 中山書店, 2008
12) 日本うつ病学会：双極性障害（躁うつ病）とつきあうために
http://www.secretariat.ne.jp/jsmd/sokyoku/pdf/bd_kaisetsu.pdf（2014.1.16 accessed）
13) Wirz-Justice A：Biological rhythm disturbances in mood disorders. Int Clin Psychopharmacol 21（Suppl 1）：s11-s15, 2006
14) Baglioni C, Battagliese G, Feige B, et al：Insomnia as a predictor of depression：a meta-analytic evaluation of longitudinal epidemiological studies. J Affect Disord 135：10-19, 2011
15) Fava M：Daytime sleepiness and insomnia as correlates of depression. J Clin Psychiatry 65（Suppl 16）：27-32, 2004
16) 北島剛司：気分障害の治療ガイドライン（第 12 章）．いくつかの特殊な問題―睡眠障害との関連．精神科治療学 27（増刊）：363-372, 2012
17) Frank E, Swartz HA, Boland E：Interpersonal and social rhythm therapy：an intervention addressing rhythm dysregulation in bipolar disorder. Dialogues Clin Neurosci 9：325-332, 2007
18) Frank E, Soreca I, Swartz HA, et al：The role of interpersonal and social rhythm therapy in improving occupational functioning in patients with bipolar I disorder. Am J Psychiatry 165：1559-1565, 2008
19) 日本うつ病学会：睡眠・覚醒リズム表
http://www.secretariat.ne.jp/jsmd/sokyoku/pdf/suimin_kakusei_rhythm.pdf
20) 奥山真司, 目片隆宏, 北島剛司, 他：リワーク・プログラムにおけるリズム表（社会行動リズム表）の活用．精神神経学雑誌 111：884-885, 2009

（奥山真司・北島剛司）

B 早期段階の治療と対応

● 治療

1 | 全体的指針

　双極性障害の病的状態は，まさに千差万別である．気分に加えて行動，認知，知覚，時には人格なども障害される[1]．治療に用いる薬は多種多様で，リチウム以外は本来てんかんや精神病症状に用いる薬であり，切札的なものは存在せず，それぞれが長所と短所をもっている．心理社会的介入の効果も限定的であるものの，心理教育は重要である．

　このように双極性障害の病的状態は多様であり，その治療方法も多彩であるため，治療者はアルゴリズムのような思考で治療に臨まないほうがよいと思われる．早期段階の治療と対応は，以下に述べることを念頭におきつつ，症例を通して技術を磨いていくほかないと思われる．

2 | うつ病と迷ったときには双極性障害の治療を導入する

　DSM-5 をはじめとする操作的診断基準は疾患を分類するために作られたものであり，しかも過渡的である．診断の詳細は他稿に譲るとして，本章では，大切なのは詳細な観察であり，診断基準への当てはめという安易な臨床行為は慎むべきある[2]ということを再確認したい．

　過剰診断には注意が必要であるが，DSM-Ⅳ-TR でⅡ型とされていた症例，あるいは DSM-5 では採用が見送られたものの双極性スペクトラム障害と呼ばれるような症例においても，治療を導入する際には（エビデンスは限られているが）双極性障害の診断を優先すべきである．その理由は，双極性障害はうつ病と誤診されがちであり，抗うつ薬は時に双極性障害の経過を悪化させる可能性があるからである．神経症圏やパーソナリティ障害と迷ったときには，クレペリンの外因→内因→心因の章立てに従って，双極性障害の診断を優先すべきである．

3 | 併存症にも配慮する

　双極性障害は不安障害，薬物乱用やアルコール依存といった物質関連障害などと併存することが多く，それらの併存は希死念慮の増大と関連している[3]．不安障害や依存症などが併存すると，希死念慮が強まる．

　また，双極性障害にパーソナリティ障害が併存することも多いが，パーソナリティ

障害の診断は慎重に行うべきである．症状の慢性化や治療の失敗が，性格病理と同等視されることがあってはならない[4]．境界性パーソナリティ障害という診断を乱用する要因として，①逆転移，②あいまいで不確かな診断の隠蔽，③治療の失敗の合理化，④逆転移による治療者の行動の正当化，⑤性的主題への防衛，⑥薬物療法などの医療的介入をしないことの合理化，などがあげられる[5]．

4 | 治療関係を構築する

双極性障害の患者は，大なり小なり特徴的な病前性格と病理を有しているため，配慮が必要である．筆者の私見では，症例によっては，強迫的傾向や被害的(一時的に被害妄想に発展することもある)あるいは周囲の人々を振り回す傾向(意識して行っているかどうかが境界性パーソナリティ障害との鑑別のポイントとなる[1])がみられることがある．また，非常に協調的なときもあれば反権力的な発言をすることもあるなど，同一人物がさまざまな特徴を示すことがある．説明に対する反応としては，単純に認知不良あるいは自己流の解釈を変えることが難しいなどの理由で結果的に了解の悪い患者もいる一方で，驚くほど細かいことまで覚えている患者もいる．内面的には，躁状態における尊大で攻撃的な態度からは想像もつかないほど繊細で傷つきやすい面を併せもっていたりすることもある．

したがって，初診時に時間を十分割いて治療関係を築くこと[6]と治療の必要性を十分に説明すること[7]が重要である．相談者の人物像がよくわからないうちは，なるべく懐深く対応すべきである．

5 | 双極性障害の説明を行う

双極性障害の転帰を知る医療者にとって，抑うつ状態あるいは躁状態にある目の前の患者本人に病気の説明をするのは気の重い仕事である．しかし，Ghaemi は診断名の重荷を患者に負わせたくないために告知を避けるのは不誠実であり，より軽い病気であるかのように見せかけるのは患者にとって迷惑であると述べている[8]．

特に早期には，疾患の生物学的な面に重点をおいて説明したほうが治療関係を築きやすい．薬なしでは治療が困難(一部の軽症例は例外)であることを理解してもらうことが大切である．また，後述するように治療薬は用量などを守らないと危険な場合もあるので，できる限り家族などにも情報を提供する．ノーチラス会(特定非営利活動法人日本双極性障害団体連合会；http://bipolar-disorder.or.jp/)などのセルフヘルプグループを案内するのも1つの方法である．

6 | 治療薬の性格を知り，使い分けることがポイントとなる

早期における治療の成否は，(服薬に十分な協力が得られると仮定した場合)薬をい

かにうまく使い分けられるかにかかっているといっても過言ではない．そのため，本項ではこれに関して紙面を割きたいと思う．

各治療薬の特徴を表2-2に示す[3,6,8〜21]．薬によって効きやすい臨床像や起きやすい有害事象が異なるため，その選択には熟練を要する（表2-3）[3,6,8〜21]．実験的な治療を行わなければならない場合も少なくないが，本人と十分に話し合ったうえで，経験を積んでいく必要がある．

7 | 緊急性が要求される場合

躁状態によって本人の生活が破滅しかねない場合や自殺の危険性が高い場合などは，入院治療を行うべきである．本人と職員の両者の安全のために，保護室の使用や修正型電気痙攣療法も試みられるべきである．なお，身体的負担の大きい治療を行う場合は，個人や施設のレベルで経験のある治療方法が優先されるべきである．

興奮状態にある患者においては，ハロペリドールの静脈内投与のほうがジアゼパムやフルニトラゼパムの静脈内投与より安全に行うことができると思われるが，鎮静効果に関しては後者のほうが勝る．前者には躁状態の治療効果があることが知られているが，後者には期待できない（むしろ離脱期にさらなる興奮をきたすリスクがある）．オランザピンの筋肉内投与は保険適用外である．口腔内崩壊錠（躁状態に対しては10 mg/日より開始し，20 mg/日まで増量可）の投与が可能であれば，筋肉内注射と比べても血中濃度の動態は投与約1時間後よりほぼ同様のレベルで推移する．通常の服薬が可能な場合は，カルバマゼピンやバルプロ酸，アリピプラゾールも候補となる．バルプロ酸は本邦では400〜1,200 mg/日と用量が決められているが，入院治療では初回より高用量を投与することができるため，早期に有効血中濃度（75〜125 μg/mL）に達することが可能である．カルバマゼピンには鎮静効果が期待できる．アリピプラゾールは，本邦では24 mg/日で開始するように定められている．アリピプラゾールは鎮静作用が弱く，アカシジアに注意が必要である．リチウムには速効性が期待できないが，頻回に血中濃度を測定することにより敏速に0.8〜1.2 mEq/Lにすることができれば，早い効果が期待できる[19]．最近の臨床試験の結果を解釈する際には，リチウムは対照薬として扱われており，その用いられ方が効果的な使い方とはかけ離れている点に留意する必要がある[8]．爽快で行為心拍が目立つ古典的な症例のほうがイライラや易怒性が目立つ症例よりもリチウムの効果が期待できる[10]．

切迫した双極性うつ病の早期治療には，オランザピン（5 mg/日から開始し，10 mg/日に増量する．20 mg/日まで増量可）の速効性が有用かもしれない．海外では，クエチアピン（本邦では保険適用外）は反応率が高く，鎮静効果も大きいことが評価されている．また，第2世代抗精神病薬においては重症な双極性うつ病ほど効果を示すことが示唆されている．ただし，体重増加や耐糖能異常，遅発性ジスキネジア，悪性症候群などの有害事象を引き起こす可能性があることや，長期的な処方のメリットに関してのコンセンサスが得られていないことから，なるべく早期にリチ

表 2-2　双極性障害の早期治療に用いる薬の特徴

一般名（双極性障害に対する保険適用）	早期治療における特徴
\multicolumn{2}{c}{気分安定薬}
リチウム（躁状態）	・十分な効果の出現までに 6〜8 週間要する（ただし，効果は 1〜2 週目から現れる） ・早期の血中濃度は 0.8〜1.2 mEq/L にすることが望まれる（維持療法でも 0.8 mEq/L 以上が望ましい）（ただし，個人差があり低い血中濃度でも十分な症例もある） ・有効血中濃度に達すれば十分な効果は早くに認められる ・爽快気分や多動を示す古典的躁病に最も効きやすい ・うつ病期においても効果が期待できる ・家族歴のある人は効きやすい ・予防効果が期待できる（特に躁→うつ→間欠のパターンに対して） ・自殺予防効果がある（大量服薬の危険性のある症例でも使用を考慮すべきである）（微量のリチウムであっても自殺予防効果を有することを示唆するデータがある） ・若年発症，繰り返される 10 回以上のエピソード，ラピッドサイクラー，混合状態，不機嫌，攻撃性を伴う症例では効果が減弱する ・脳波異常，てんかんの症例には禁忌である ・腎機能障害をもつ患者や，食塩制限食を摂取している患者（禁忌），腎クリアランスが低くなる高齢者では中毒のリスクが高くなる ・大量服薬時は透析が有用である ・脱水，寝たきりで血中濃度が上がる
\multicolumn{2}{c}{抗痙攣薬}
バルプロ酸（躁状態）	・躁病期に効果が期待できる ・初回より 20 mg/kg 以下の高用量で開始できる（リチウムよりはるかに速く治療域に達することができる） ・早期の抗躁反応は 50〜125 μg/mL の間で，治療効果と有害作用ともに血中濃度に相関する ・不機嫌，興奮，混合状態にも効果が期待できる ・脳器質性や症状性などの 2 次性の躁状態にも効果が期待できる ・エピソードを繰り返しても効果が減弱しにくい ・うつ病期や維持期の効果は限定的である ・使用開始時（6 か月以内）に自殺のリスクを高める可能性を否定できない
カルバマゼピン（躁状態）	・躁病優位，精神病症状などを伴う症例がよい適応となる ・不機嫌や混合状態，興奮などにも効果が期待できる ・若年発症で家族歴がない症例では，より効果が期待できるかもしれない ・うつ病期や維持期の効果は限定的である ・使用開始時（6 か月以内）に自殺のリスクを高める可能性を否定できない ・体重増加しにくい
ラモトリギン（維持療法）	・うつ状態再燃・再発の予防効果がある ・DSM-IV-TR の I 型のうつ病期に効果が期待できる ・少量から開始し時間をかけて増量する（患者が自己判断で増量しないように注意する） ・200 mg/日を超えると効果がプラトーになる傾向がある（薬物相互作用がない場合） ・使用開始時（6 か月以内）に自殺のリスクを高める可能性を否定できない
ガバペンチン	・効果は限定的，併用療法に使える可能性がある（エビデンスはない） ・副作用や薬の相互作用が少ない ・ほとんど未変化体のまま腎臓から排泄される（腎機能障害者では排泄障害に注意が必要である．大量服薬時は透析で除去可能である） ・量を増やすと吸収率が下がる（アミノ酸トランスポーターが飽和する）
トピラマート	・効果は限定的，併用療法に使える可能性がある（エビデンスはない） ・体重減少が起きることがある ・リチウムの血中濃度を増減する可能性がある

（つづく）

表 2-2 双極性障害の早期治療に用いる薬の特徴(つづき)

抗精神病薬		
オランザピン (躁状態, うつ状態)	・躁状態に対してリチウムよりやや効果発現が早い ・第 1 世代抗精神病薬よりはうつ転のリスクが小さい ・うつ状態にも効果が期待できる(海外では本邦未承認の抗うつ薬 fluoxetine との合剤のみ, うつ病期に適応が認められている) ・両病相ともにリチウムやバルプロ酸の効果を強める効果が期待できる ・体重増加と安定後の過鎮静が問題となりやすい ・維持療法において効果を示すというデータはあるが, 遅発性錐体外路症状などのリスクも考慮すべきである ・多剤併用の要因になることが指摘されている
クエチアピン	・躁病期, うつ病期ともに効果が期待できる. うつ病期における治療薬としては第 2 世代抗精神病薬のなかで最も効果を期待できる可能性がある ・第 1 世代抗精神病薬よりはうつ転のリスクが小さい ・両病相ともにリチウムやバルプロ酸の効果を強める効果が期待できる ・維持療法に関するデータには限界がある ・過鎮静が問題になりやすい ・半減期が短く, 血中濃度を上げるためには 1 日数回服用する必要がある ・多剤併用の要因になる可能性がある
アリピプラゾール (躁状態)	・躁状態には効果があるが, うつ状態に対する効果は証明されていない ・東洋人では DSM-IV-TR のⅡ型における効果は証明されていない ・両病相ともにリチウムやバルプロ酸の効果を強める効果が期待できる ・うつ転を引き起こす可能性がある ・比較的起きやすいアカシジアにおいてはイライラや不穏との鑑別が困難であることに注意する必要がある ・短期間の使用であれば忍容性が高い可能性がある ・維持療法においてはうつ病の再燃防止効果を示すデータがあるが, 長期投与による遅発性錐体外路症状などのリスクも考慮すべきである ・多剤併用の要因になる可能性がある
リスペリドン	・両病相ともに, オランザピンやクエチアピンの効果に劣るかもしれない ・維持療法におけるエビデンスは限定的である ・多剤併用には注意が必要である
パリペリドン	・リスペリドンの代謝産物である
ハロペリドール (躁状態)	・リチウムより速効性のある抗躁薬として用いられてきた長い歴史がある ・うつ転を引き起こす可能性が高いため, 躁状態が落ち着いてきた時点で早めに中止する ・性機能障害を起こしやすい
ハロペリドール注	・切迫した状況において一時的に使用する ・使用時は一般的な全身状態のモニタリングを行う
チミペロン注(躁状態)	同上
スルトプリド(躁状態)	・かつては躁病期の興奮を鎮静するために多用された
スルピリド	・うつ病期の補助的な治療で用いられる ・150〜300 mg/日あるいはそれ以下では抗うつ作用があるが, それ以上ではむしろ鎮静作用が現れる
ゾテピン	・躁病期の興奮に効果あるが, 痙攣の副作用が多い
その他の第 1 世代抗精神病薬(クロルプロマジンとレボメプロマジンが躁状態)	・経験を頼りに短期間使用することは許容されるであろう

(つづく)

表 2-2 双極性障害の早期治療に用いる薬の特徴（つづき）

一般名（双極性障害に対する保険適用）	早期治療における特徴
抗うつ薬	
三環系抗うつ薬	・うつ病に対する効果と比較すると，双極性うつ病への効果は明らかに弱い ・躁転の可能性が高い ・病期の回数が増える，サイクルが速まるなど，予後を悪化させる可能性がある ・双極性うつ病の予防効果に対するエビデンスはあるが，否定的な意見のほうが多い
四環系抗うつ薬（ミルタザピンを含む）	・躁転のリスクが三環系より高い可能性がある（ノルアドレナリン再取込み阻害作用と躁転が関連している可能性が指摘されている）
非三・四環系抗うつ薬	・DSM-IV-TR でⅡ型とされる症例のうつ病期（特に長期の場合）には効果が期待できる．Ⅰ型の症例に対して用いる場合には，躁転などに注意する ・リチウムや抗てんかん薬，第2世代抗精神病薬と併用するべきである ・リチウムとの併用によりセロトニン症候群のリスクが高まる ・アクチベーション症候群と自殺の関連性について配慮する ・ミルナシプランは躁転のリスクが三環系より高い可能性がある．ほかの薬は躁転のリスクが三環系より低いかもしれない ・併存する精神障害に使用する際には，双極性障害に悪影響を及ぼす可能性について考慮する ・長期間の使用では，病期の回数が増える，サイクルが速まるなど予後を悪化させる可能性を否定できない（一方で，うつ病期の再燃予防効果を示唆するデータもある） ・多剤併用の要因となりうる
抗不安薬・睡眠薬	
抗不安薬	・なるべく短期間，頓用の使用にとどめる ・アルコール依存症など併存症の治療に用いることができる ・再発や再燃のリスクを高める可能性が否定できない ・奇異反応に注意が必要である ・多剤併用の要因となりうる
睡眠薬	・依存傾向の患者においては注意が必要である ・奇異反応に注意が必要である ・多剤併用の要因となりうる
その他（紙面の都合により一部のみ記載する）	
セレギリン	・抗うつ効果が期待できる ・リチウムの抗うつ効果を増強する可能性がある ・躁転のリスクが小さい ・少量（5～10 mg/日）で十分であり，この用量では食事（チーズ，レバー，ワインなどのモノアミン含有量の多い食物）の制限を厳密に行わなくてもよい
プレガバリン	・ガバペンチン類似物質である ・前記の「ガバペンチン」の項目を参照（ただし，プレガバリンは量が増えても吸収率が下がらない）
プラミペキソール	・うつ病期治療において，リチウムなどの抗うつ効果を増強する作用がある可能性がある

双極性障害に対して保険適用のものを記載した．副作用などに関しては最新の添付文書を確認していただきたい．

〔文献 3，6，8～21）および平成 25 年 12 月 15 日時点における各薬剤の添付文書を参考に筆者作成〕

表 2-3 双極性障害の早期治療に用いる薬の有害事象と相互作用

	重大な有害事象	早期に起きやすい有害事象	相互作用（主な併用注意薬）
気分安定薬 リチウム （躁状態）	・中毒 ・催奇形性	・振戦 ・眠気 ・認知障害 ・悪心・嘔吐，下痢などの消化器症状 ・体重増加 ・口渇，多尿 長期使用の場合，腎障害，副腎障害，多嚢胞性卵巣症候群に注意が必要である	・利尿薬（チアジド系，ループ系など），アンギオテンシン変換酵素阻害薬，アンギオテンシンⅡ受容体拮抗薬（リチウムの再吸収を増加させる．アルコールやカフェインなどの利尿作用のある食品などにも注意が必要である） ・NSAIDs（リチウムの排泄を抑制する） ・セロトニン関連薬（セロトニン作用が増強する） ・メトロニダゾール（リチウムの血中濃度を上昇させる）
抗痙攣薬 バルプロ酸 （躁状態）	・肝障害 ・膵炎 ・高アンモニア血症 ・血小板減少症 ・催奇形性	・肝障害	・カルバペネム系抗菌薬との併用は禁忌である ・サリチル酸系薬との併用によりバルプロ酸の遊離形分率が増加する ・ベンゾジアゼピン系やワルファリンの遊離形分率が増加する ・ラモトリギンの血中濃度を上げる
カルバマゼピン （躁状態）	・SJS，TEN など ・顆粒球減少症 ・再生不良性貧血 ・低ナトリウム血症 ・催奇形性	・皮疹 ・複視 ・霧視 ・失調 ・過鎮静 ・疲労 ・悪心 ・白血球・血小板減少症，貧血 ・免疫能低下 ・血流障害 ・房室ブロック ・頻脈 ・抗コリン作用	・ボリコナゾール，タダラフィル，リルピビリンの血中濃度が下がるので併用禁忌である ・ほとんどの併用薬の血中濃度が下がる ・リチウム，MAO 阻害薬，中枢抑制作用のある薬など（作用を増強する） ・利尿薬（低ナトリウム血症を引き起こす） ・イソニアジド（肝障害を引き起こす） ・イソニアジド，フルボキサミン，ベラパミル，ジルチアゼム，シメチジン，オメプラゾール，ダナゾール，マクロライド系抗菌薬，リトナビル，アゾール系抗真菌薬，シプロフロキサシンなど（カルバマゼピンの血中濃度が上昇する）
ラモトリギン （維持療法）	・SJS，TEN など ・顆粒球減少症 ・再生不良性貧血 ・低ナトリウム血症	・皮疹 ・頭痛 ・悪心 ・感染症 ・口内乾燥	・バルプロ酸との併用で血中濃度が上昇する ・フェニトイン，カルバマゼピン，フェノバルビタール，プリミドン，リファンピシン，ロピナビル・リトナビル配合剤，アタザナビル，リトナビル，卵胞ホルモン・黄体ホルモン配合剤など（ラモトリギンの血中濃度が低下する）
ガバペンチン	・痙攣	・めまい ・傾眠 ・浮腫 ・頭痛 ・倦怠感	・制酸薬 ・モルヒネ
トピラマート	・緑内障 ・腎結石 ・代謝性アシドーシス ・乏尿	・傾眠 ・めまい ・食欲の変化	・フェニトイン，カルバマゼピンなど（CYP3A4 を誘導する） ・中枢神経抑制薬

（つづく）

表 2-3　双極性障害の早期治療に用いる薬の有害事象と相互作用（つづき）

	重大な有害事象	早期に起きやすい有害事象	相互作用（主な併用注意薬）
抗精神病薬 オランザピン （躁状態，うつ状態）	・抗精神病薬に共通の一般的有害事象 ・糖尿病性ケトアシドーシス	・体重増加 ・食欲増進 ・血糖値上昇 ・内分泌代謝異常 ・過鎮静 ・性機能障害 ・起立性低血圧 ・疲労感 ・錐体外路症状 ・便秘	・エピネフリンと併用禁忌である ・フルボキサミンとの併用で血中濃度が上昇する ・抗コリン作用を有する薬 ・降圧薬 ・アトロピン様作用を有する薬 ・ドパミン作動薬
クエチアピン	同上	同上（体重増加，食欲増進，血糖値上昇の頻度はオランザピンより低い）	・エピネフリンと併用禁忌である ・マクロライド系抗菌薬，HIV プロテアーゼ阻害薬，アゾール系抗真菌薬，グレープフルーツジュースやその他の CYP3A4 阻害薬（クエチアピンの血中濃度が上昇する） ・抗コリン作用を有する薬 ・降圧薬 ・ドパミン作動薬
アリピプラゾール （躁状態）	同上（糖尿病性ケトアシドーシスの報告は少ない）	同上（体重増加，食欲増進，血糖値上昇などは起きにくい） ・ほかの第 2 世代抗精神病薬に比べてアカシジアが起きやすい	・エピネフリンと併用禁忌である ・マクロライド系抗菌薬，HIV プロテアーゼ阻害薬，アゾール系抗真菌薬，グレープフルーツジュースやその他の CYP3A4 阻害薬との併用で血中濃度が上昇する ・降圧薬 ・ドパミン作動薬
リスペリドン	同上	同上 ・高プロラクチン血症	・エピネフリンと併用禁忌である ・抗コリン作用を有する薬 ・降圧薬 ・ドパミン作動薬
パリペリドン	同上	同上	同上
ハロペリドール （躁状態）	同上	同上	エピネフリンと併用禁忌である ・マクロライド系抗菌薬，HIV プロテアーゼ阻害薬，アゾール系抗真菌薬，グレープフルーツジュースやその他の CYP3A4 阻害薬との併用で血中濃度が上昇する ・アトロピン様作用を有する薬 ・ドパミン作動薬 ・リチウム
ハロペリドール注	同上	同上	同上
チミペロン注 （躁状態）	同上	同上	同上
スルトプリド （躁状態）	同上	同上 ・QT 延長	同上

（つづく）

表 2-3 双極性障害の早期治療に用いる薬の有害事象と相互作用（つづき）

スルピリド	同上	同上（特に高プロラクチン血症）	・エピネフリンと併用禁忌である ・ほかの QT 延長を引き起こす可能性のある薬（三環系抗うつ薬, エスシタロプラム, ピモジド, スルトプリドなど）との併用は禁忌である ・抗コリン作用を有する薬 ・降圧薬 ・ドパミン作動薬 ・リチウム
ゾテピン	同上	同上 ・痙攣	・エピネフリンと併用禁忌である ・抗コリン作用を有する薬 ・降圧薬 ・ドパミン作動薬 ・リチウム
その他の第 1 世代抗精神病薬（クロルプロマジンとレボメプロマジンが躁状態）	同上	同上	同上 ・アトロピン様作用を有する薬 ・有機リン系の殺虫剤
抗うつ薬 三環系抗うつ薬	・無顆粒球症 ・悪性症候群 ・セロトニン症候群 ・麻痺性イレウス ・QT 延長 ・心不全 ・緑内障 ・閉塞性肝障害 ・間質性肺炎	・口渇 ・便秘 ・低血圧 ・傾眠 ・めまい ・ふらつき ・錐体外路症状	◆抗うつ薬共通 　MAO 阻害薬と併用禁忌である 　QT 延長を引き起こす可能性のある薬 　エピネフリン作動薬 　降圧薬 　フェノチアジン系, NSAIDs, クマリン系抗凝血薬（出血傾向の増大） 　抗コリン作用のある薬（抗コリン作用を増強する） 　中枢神経抑制薬 　シメチジン（抗うつ薬の血中濃度が上昇する） ・アトモキセチン ・副交感神経刺激薬（効果減弱） ・電気痙攣療法（痙攣閾値が低下する）
四環系抗うつ薬（ミルタザピンを含む）	同上	同上	◆抗うつ薬共通 ・アトモキセチン
非三・四環系抗うつ薬	・自殺企図 ・セロトニン症候群 ・QT 延長 ・痙攣 ・SIADH	・アクチベーション症候群あるいは過鎮静 ・出血傾向 ・倦怠感 ・体重増加・減少 ・振戦 ・傾眠, 不眠 ・貧血 ・白血球減少	◆抗うつ薬共通（ただし, QT 延長をきたす薬との併用は禁忌である） ・フルボキサミンはシサプリド, チザニジン, ラメルテオンと併用禁忌である ・パロキセチンはピモジドと併用禁忌である ・トラゾドンは HIV プロテアーゼ阻害薬と併用禁忌である ・リチウム, セロトニン作用薬（セロトニン症候群のリスク） ・第 2 世代抗精神病薬（出血傾向の増大）

（つづく）

表 2-3 双極性障害の早期治療に用いる薬の有害事象と相互作用（つづき）

	重大な有害事象	早期に起きやすい有害事象	相互作用（主な併用注意薬）
抗不安薬	・依存症 ・興奮，錯乱 ・呼吸抑制	・眠気，ふらつき，めまい ・歩行失調 ・頭痛 ・失禁 ・言語障害 ・血圧低下	併用禁忌のみ記載 ・アルプラゾラム，クロラゼプ酸，ジアゼパムとHIVプロテアーゼ阻害薬（ただし，ほかのベンゾジアゼピン系も注意が必要である）
睡眠薬	同上	同上	併用禁忌のみ記載 ・クアゼパムと食事（吸収率が高まる） ・ラメルテオンとフルボキサミン ・エスタゾラム，クアゼパム，トリアゾラム，フルラゼパム，ミダゾラムとHIVプロテアーゼ阻害薬 ・トリアゾラムとアゾール系抗真菌薬 ・トリアゾラム，ミダゾラムとHIV逆転写酵素阻害薬 ・トリアゾラムとテラプレビル（ペグインターフェロン） ・フェノバルビタールとボリコナゾール，タダラフィル ・フェノバルビタールのエリキシル剤とジスルフィラム，シアナミド，プロカルバジン
その他（紙面の都合により一部のみ記載する） セレギリン	・高血圧クリーゼ ・精神病症状 ・悪性症候群 ・低血糖	・悪心・嘔吐 ・ジスキネジア ・食欲不振 ・めまい，ふらつき ・肝障害	併用禁忌のみ記載 ・ペチジン ・トラマドール ・三環系抗うつ薬 ・ミルタザピン ・非三・四環系抗うつ薬 ・アトモキセチン
プレガバリン	・意識消失 ・低血糖 ・心不全	・めまい ・傾眠 ・浮腫	プレガバリンがほとんど代謝されない薬であるために相互作用は少ない
プラミペキソール	・悪性症候群 ・幻覚・妄想 ・SIADH ・突発睡眠	・ジスキネジア ・傾眠 ・消化器症状	併用注意 ・カチオン輸送系を介して腎排泄される薬剤（シメチジン，アマンタジン塩酸塩） ・鎮静薬，アルコール ・ドパミン拮抗薬 ・抗パーキンソン薬

双極性障害に対して保険適応のものを記載した．副作用などに関しては最新の添付文書を確認していただきたい．
SIADH：抗利尿ホルモン不適合分泌症候群，SJS：スティーブンス・ジョンソン症候群，TEN：中毒性表皮壊死症
〔文献 3, 6, 8〜21〕および平成 25 年 12 月 15 日時点における各薬剤の添付文書を参考に筆者作成〕

ウムなどへの変更を検討するべきであろう〔ただし，米国食品医薬局（Food and Drug Administration；FDA）はオランザピンとクエチアピンの維持療法への適応を認めている〕．抗うつ薬の効果はうつ病に対するほど双極性うつ病では期待できない．かえって不安や焦燥を悪化させる可能性があり，躁転のリスクもあるので慎重に用いるべきである．

予後

1 すぐに精神科専門医を紹介する

双極性障害はトレーニングを積んだ精神科医でさえ治療が難しい．基本的には診断がついた（あるいは疑わしい）時点で精神科専門医を紹介するべきである．

2 早く治すべきかよく治すべきか

「早く治すよりよく治せ」というのは医学の原則である．双極性障害のほとんどが慢性的な経過をたどることから，長期的な視野をもって治療を導入することは大切である．

例えば，抗うつ薬には長期的な病状を悪化させる可能性がある．抗うつ薬，特に三環系は高い頻度で躁転を引き起こす．非三・四環系抗うつ薬（SSRI や SNRI などの呼称の妥当性に疑問があるため，本章ではこのように呼ぶ）ではその可能性は低いが[11]，うつ病エピソードを主症状とした双極 II 型障害患者であっても，そのおよそ 2 割にのみしか有効ではなく，現状では過剰に使用されている[8]．

抗不安薬の使用は，のちに依存症を残すという結果を招きかねない．また，抗不安薬により逆に不安が強まったり脱抑制や衝動性の亢進をきたしたりする奇異反応が引き起こされ，躁状態との鑑別が困難となり，正確な病態を把握することに支障が出る可能性もある[21]．

3 維持療法が重要である

維持療法の詳細については他書に譲るが，急性期の病状がどのようなものであったにせよ，寛解に至った時点で治療方針を再度立てるべきであり，決して急性期の薬を漫然と続けるべきではない．

エビデンスは限られているものの，精神療法，特に対人関係・社会リズム療法や認知行動療法は可能な限り試されるべきである．これに関しては，日本うつ病学会のホームページ（http://www.secretariat.ne.jp/jsmd/sokyoku/pdf/bd_kaisetsu.pdf）に詳しく記載されているので，参照されたい．

同じ説得でも，専門職から言われるのと同じ悩みをもつ者から言われるのでは，受け取る側の納得の仕方も異なる．例えば，希死念慮に関しては，医療者はそれを問題として扱うが，当事者間では共感できるものとして扱われる．すなわち，当事者同士の間に作り出される独特の安心感（空気感）には，それだけで治療的効果があるといわれている．そういう意味で，セルフヘルプグループの効果にも注目したい[22]．

臨床ケース

〈症例：38歳，主婦（架空の症例）〉

義父，夫，長女，長男と同居．既往歴，家族歴はない．

X−1年12月，同居していた義母が死亡した．X年3月，長女が高校受験に合格した．X年5月頃より気分が憂うつで疲れやすくなっていた．不平ばかりもらすため，夫婦で口論が絶えないようになった．次第に，肩こり，腰痛，胸部不快感などの身体的な症状の訴えが目立つようになったために内科や整形外科などを受診したが，問題はないと言われた．

X年8月10日，夫に説得されて精神科初診となった．初診時，楽しみの減少，体調不良，食欲低下，早朝覚醒，希死念慮などがあった．10年くらい前と5年くらい前にも同様の状態になったことがあるが，3か月くらいで自然に治ったという．

フルボキサミンを用いて治療開始したが下痢と嘔吐がみられたため，アモキサピンに変更した．だが，不安，焦燥感が強まってきたため，X年8月31日に入院となった．

入院後，頻回にナースコールがあり，些細な質問やクレームが多いという報告を看護師から受けた．改めて夫に聞いてみると，ここ数日間，ほとんど寝ないで活動し，怒りっぽく，入院の準備に出かけたスーパーのレジで店員に怒鳴りかかったという．元来の性格も活発かつエネルギッシュであり，以前から落ち込む時期の前に自信過剰で過活動になる時期が1月くらいあったという．今回も長女の高校受験合格のあとに，朝早く起きて豪華な弁当を毎日作り，夜も遅くまで起きて家事をしていたという．薬をリチウムに変更（600 mg/日から始め1,200 mg/日まで増量）したところ病状が安定し，退院となった．

解説

双極性障害はうつ病と誤診されることが少なくない．最初のエピソードから10年以上経過して初めて診断されることも珍しくない[23]．正しい診断のためのポイントはいうまでもなく躁病エピソードを聞き出すことである．日本うつ病学会では，うつ状態になる前に「頑張り」過ぎていた時期がなかったかどうか質問することを推奨している（表2-4）[24]．

表2-4に示したような症状を，本人・家族も症状だと認識していない場合が多い．確かに，そのことだけでは治療の対象にならない場合もあるが，双極性うつ病とうつ病では薬の選択が異なることから，病歴の聴取は慎重にする必要がある．病前性格や幼少時代や学生時代，社会人生活における出来事も発達障害やパーソナリティ障害などとの鑑別において参考となる．

この症例においては比較的症状が典型的で緊急性がなかったため，リチウムを選択した．リチウムは服薬開始から5日後には定常状態に達するため，最終服薬12時間後に採血して血中濃度を測定し，なるべく早く有効血中濃度に到達することが大切である（表2-2，2-3を参照）．

表 2-4　躁病エピソードを聞き出すための質問例

- 睡眠時間が短くても頑張れた
- 良いアイデアが次々浮かぶ
- 仕事がバリバリ出来る
- 自信を持って，話すことができる
- でも，何だかイライラして腹が立つことがある

〔日本うつ病学会双極性障害委員会：双極性障害（躁うつ病）とつきあうために．p2，日本うつ病学会，2013 より引用〕

まとめ

　双極性障害の早期治療は必ずしも発病初期から始められるとは限らない．なぜならば，双極性障害はうつ病として発病することが少なくなく，そのうえ躁病エピソードを経験したあとも長期間うつ病の診断のままで治療が継続されることさえ珍しくないからである．なるべく早く正しい診断をすることはもちろん，治療開始が遅れたとしても，状況に適した治療の選択を行うことが大切である．治療薬はそれぞれに特徴があるため，症状，経過，身体合併症，患者の好みなどに合わせて適切なものを選択することが大切である．双極性障害の治療薬は一般に有害事象や薬物相互作用が多いため，治療者には十分な知識と対応力が求められる．また，双極性障害患者はほかの疾患の患者に比べて服薬に対する抵抗が強いため，十分な説明が必要である．

●文献

1) 内海　健：双極Ⅱ型障害という病―改訂版うつ病新時代．勉誠出版，2013
2) 川嵜弘詔：DSM-5 を迎えて気分障害はどう変わっていくか，そして薬物療法はどうあるべきか．臨床精神薬理 16：1271-1286，2013
3) 中島振一郎，渡邊衡一郎：NIMH STEP-BD 研究が明らかにした双極性障害の事実と今後の課題．臨床精神医学 40：309-316，2011
4) Burton SW, Akiskal HS (eds)：Dysthymic Disorder. Gaskell, 1990〔佐藤哲哉，佐藤　聡，坂戸　薫（訳）：気分変調症―軽症慢性うつ病の新しい概念．金剛出版，1992〕
5) Reiser DE, Levenson H：Abuses of borderline diagnosis：a clinical problem with teaching opportunities. Am J Psychiatry 141：1528-1532, 1984
6) 加藤忠史：双極性障害―病態の理解から治療戦略まで　第 2 版．医学書院，2011
7) 大野佳枝，木村宏之，尾崎紀夫：双極性障害：現代社会における特徴と診療―双極性障害の心理教育．Pharma Medica 31：45-48，2013
8) Ghaemi SN：Mood Disorders Practical Guide in Psychiatry 2nd edition. Lippincott Williams & Wilkins, Philadelphia, 2008〔松崎朝樹（監訳）：気分障害ハンドブック．メディカル・サイエンス・インターナショナル，2013〕
9) Taylor D, Paton C, Kapur S：The Maudsley Prescribing Guidelines 10th edition. CRC Press, Florida, 2009〔内田裕之，鈴木健文，渡邊衡一郎（訳）：モーズレイ処方ガイドライン　第 10 版．アルタ出版，2011〕
10) 寺尾　岳，和田明彦：双極性障害の診断・治療と気分安定薬の作用機序．新興医学出版社，2010
11) 日本うつ病学会（監修），気分障害の治療ガイドライン作成委員会（編）：大うつ病性障害・双極性障害治療ガイドライン．医学書院，2013
12) WFSBP Task Force on Treatment Guidelines for Bipolar Disorders：WFSBP Guidelines for the Biological Treatment of Bipolar Disorders：Update 2009 on the Treatment of Acute Mania. Taylor & Francis, London, 2010〔山田和男（訳）：双極性障害の生物学的治療ガイドライン：躁病

急性期の治療．星和書店，2012〕
13) WFSBP Task Force on Treatment Guidelines for Bipolar Disorders：WFSBP Guidelines for the Biological Treatment of Bipolar Disorders：Update 2010 on the Treatment of Acute Bipolar Depression. Taylor & Francis, London, 2010〔山田和男(訳)：双極性障害の生物学的治療ガイドライン：双極性うつ病急性期の治療．星和書店，2013〕
14) 鈴木映二：向精神薬の薬物動態学―基礎から臨床まで．星和書店，2013
15) 仁王進太朗：世界の双極性障害薬物療法ガイドラインとその限界．臨床精神薬理 16：1433-1439, 2013
16) 幸村州洋，岩本邦弘，尾崎紀夫：双極性障害の薬物療法 update．臨床精神医学 40：317-326, 2011
17) 光安博志，川嵜弘詔：躁状態の治療とリチウム―第2世代抗精神病薬との比較，併用を含む．臨床精神医学 42：1363-1369, 2013
18) 井上 猛：うつ病に対するリチウムの効果．臨床精神医学 42：1373-1379, 2013
19) Schatzberg AF, Nemeroff CB (eds)：The American Psychiatric Publishing Textbook of Psychopharmacology 3rd edition. American Psychiatric Publishing, Washington DC, 2004〔兼子 直，尾崎紀夫(総監訳)：精神神経薬理学大事典．西村書店，2009〕
20) 寺尾 岳：躁病エピソード治療における気分安定薬と抗精神病薬の比較．臨床精神薬理 16：1449-1455, 2013
21) 村岡寛之，稲田 健，石郷岡純：双極性うつ病治療における問題点―抗うつ薬，ベンゾジアゼピン系薬剤の使用は是か非か．臨床精神薬理 16：1463-1468, 2013
22) 鈴木映二：双極性障害のセルフヘルプグループ．最新医学(印刷中)
23) Berk M, Berk L, Moss K, et al：Diagnosing bipolar disorder：how can we do it better? Med J Aust 184：459-462, 2006
24) 日本うつ病学会双極性障害委員会：双極性障害(躁うつ病)とつきあうために．日本うつ病学会，2013

（鈴木映二）

第 3 章

うつ病

A 早期徴候

はじめに

　　うつ病の存在は，有史以来知られており，種々の原因，身体因なども考えられてきた．近年，操作的診断の登場で，疾患の診断基準がはっきりと規定されるなか，横断面の診断でのうつ病概念の広がりは，精神科医療の現場で少なからず混乱をきたしているのみならず，医療全体から社会的な問題に広がりつつある．うつ病での仕事や生活への支障は，社会的な損失につながっていく．そのため，うつ病をどのようにとらえていくか，どのようにみつけて対処していくかということは，精神科学のみならず，社会全体の課題ともいえる．ここでは，うつ病の早期徴候と診断についてまとめてみる．なお，本章では，「うつ状態」は症状を，「うつ病」は疾患単位を，「うつ」は症状，疾患，概念を包括的にとらえた語として用いることにする．

疾患概念と早期徴候の特徴

1 | 早期徴候をふまえた疾患概念

　　ここでは，「早期徴候をふまえた疾患概念」を考えてみるが，それには，疾患を構成する症状・症候が歴史的にどう考えられてきたか，ということをまとめてみるのが，1つのヒントになりうるだろう．うつの存在の登場は，紀元前5世紀，Hippocratesが記載した，「メランコリー」であることは論を待たないが，こののちになされた，うつに関係する症状・症候の議論で，現在の概念にも影響している事柄をいくつかあげてみる．

　　まず，うつと躁の関係がある．2世紀頃，Aretaeusが，メランコリーをマニーの初期症状と記載してはいるが，このメランコリーやマニーが，現在のうつや躁に完全に一致しているとはいえない．1899年になってKraepelinが，躁とうつをまとめて躁うつ病という用語を用いて単一の疾患概念として扱い，現在の気分障害の概念の礎

を作っている[1]．

　次にうつと不安の関係がある[2]．Hippocrates は，メランコリーの記載の際に，焦燥や恐怖についても触れているが，その際やその後も，うつと恐怖や不安は明確な区別なく扱われてきていた．20 世紀に入ってからも，Freud の悲哀を介したうつと不安の関係性の指摘[3]，また主にイギリスでなされたうつと不安をめぐる一元論と二元論の論争[3]，そして今日の操作的診断における「気分変調症」や「混合性不安抑うつ障害」の存在のように，現在でも両者が区別しにくいもの，混在することがしばしばありえるものとして扱われている．

　最後にうつと心気との関係に触れておく．ヒポコンドリーもメランコリーと同時期に概念として登場したようだが，メランコリーとの関係性は，2 世紀に Galenos がヒポコンドリーをメランコリーの軽症型と考えたところから始まっているようである．19 世紀中頃に，身体疾患に起因しないと考えられる胸部症状を前胸部不安と呼び，精神症状と身体症状が結びつくことになる．近年になっても，うつ症状に先行する神経症症状，身体症状がある場合を「仮面うつ病」と呼称したり，いわゆる心身症の概念に「神経症やうつ病などの精神障害に伴う身体症状は除く」と付則するなど，数々の身体症状が関係することは，無視できない状況となっている．

2 早期徴候の特徴

　早期段階におけるうつ病の診断のポイントとしては，うつ病を考えなければいけない徴候が広い範囲で存在することと，うつ状態をみたとき，あるいはうつ病と診断できてしまうときでも，うつ病以外の疾患の影響により症状が出ていることを考えなければいけないことがあげられる．うつ病の中心症状としてうつ状態があり，さまざまな疾患でうつ状態がみられることが，うつ病の診断を複雑にしている要因ともいえるであろう．そのなかで早期徴候を考えると，うつ病の診断基準の項目で示された症状のほかに注意すべき症状として，身体症状と不安があげられる．

　身体症状としては，診断基準に示される睡眠障害や倦怠感が初期症状となって医療機関を受診することから，これらはうつ病の早期徴候として重要である．そのほか，訴えている症状に見合う器質的所見がない，または所見があっても，呈している症状を説明できないときが，うつ病の存在を疑われる場合であろう．これはいわゆる身体表現性障害カテゴリーの診断の際に用いられる特徴であるが，うつ病が影響していると思われる身体症状もあることから，これも早期徴候として考えておく必要があろう．特に感覚の異常においては，それが身体所見に見合うのかどうか判断するのは難しい．ある程度明確なうつ状態を診たときでも，うつ病以外の疾患を考えておかなければならない．うつ状態がみられる身体疾患として，甲状腺疾患などの内分泌疾患などはよく知られているが，脳障害，肝機能障害，がん性疾患，心疾患，糖尿病，婦人科系疾患などでもうつ状態がみられる[4]．見過ごされやすいのは薬剤に起因するものである．インターフェロン製剤やステロイド薬，抗がん剤などで，うつ状態類似の状

態が引き起こされることは知られているが，向精神薬，例えば抗精神病薬や抗不安薬，睡眠導入薬，抗てんかん薬などによる鎮静が，うつ状態にみえることがある．そのほか，降圧薬，鎮痛薬，多くの薬剤使用にうつ症状や類似の症状出現の可能性がある[4]．

　不安はうつよりももっと現れやすく，問診で不安が主症状である場合は，そこからなかなかうつを考えることは難しいかもしれない．しかし，不安や恐怖が1日中存在し，それが長期間続けば，気分の落ち込みにつながる．その個人の抱えている問題，脆弱性，不安の程度から，うつ病を考えておいたほうがよい場合がしばしばあり，早期徴候として念頭においておくべきであろう．不安の訴えを聞き進んでいくと，微小妄想や罪業妄想を考える必要があることもある．このような妄想をはじめとする精神病症状とうつ病の重症度は，必ずしも一致しないという指摘もあり[5]，その面からいえば，このような妄想も，うつ病の早期徴候として注意が必要である．そのほか，認知症の初期症状，統合失調症，強迫性障害，摂食障害，パーソナリティ障害，発達障害や注意欠陥/多動性障害などでもうつ状態がみられ，それぞれの疾患の一症状とみるか，うつ病とのcomorbidityとみるかにおいては，しっかりとした評価が必要となる．

　DSM-5[6]では，小児期の不機嫌やかんしゃくのうち，ある条件を満たしたものを重篤気分調節症（disruptive mood dysregulation）として気分障害の一疾患単位としてまとめており，若年者の病的な程度の不機嫌やかんしゃくも，うつ病の早期徴候としてとらえていく必要があるかもしれない．

● 診断のポイント

1 | 診断へ至る流れ

　うつ病を考える際，その診断へ至る流れを，ここで改めて示してみる．多少の順逆はあるにしても，以下の5段階を考える（図2-2）．

（1）うつ病を疑う

　はじめの段階として，うつ病を疑うまでの精神症状，身体症状の両面の症状を整理して考えておく必要があるだろう．精神症状ならば，憂うつ，興味や喜びの低下，不安焦燥感，集中力の低下，無価値感，罪責感，希死念慮などであり，身体症状ならば，倦怠感，食欲低下，不眠などである．当然，それらの症状がいつからどのような契機で出現したかを聞き，それが明らかに原因と推測されるのであれば，それについて対応する．例えば，仕事や学業，人間関係で失敗した，などで落ち込んでいるならば，それは単なる気分の落ち込みなのか，うつのはじまりなのかをこの時点で明確にするのは困難である．しかし，その後，うつ状態，うつ病に発展する可能性があれば，早期徴候をとらえるという点では必要な情報であるといえるであろう．

　また，早期徴候とは別になるが，家族歴，病前性格も重要な情報なので，この時点

```
┌─────────────────────────────────────────────────────────────┐
│  うつ病を疑う 1-(1)                                      →   │
│                    鑑別・絞り込み                        →   │
│                                       診断基準の検討 2  →   │
│  ・身体症状                                                 │
│   倦怠感，食欲低下，不眠など                                │
│  ・精神症状        ・身体疾患や内服薬の影響の               │
│   憂うつ，興味や喜びの低下，  検索    1-(2)                 │
│   不安焦燥感，集中力の低下  ・ほかの精神疾患との鑑別        │
│   など                         1-(3)   ・基準に見合わない場合を│
│  ・家族歴，病前性格 ・気分障害におけるタイプの  どう考えるか │
│                     同定      1-(4)                         │
└─────────────────────────────────────────────────────────────┘
```

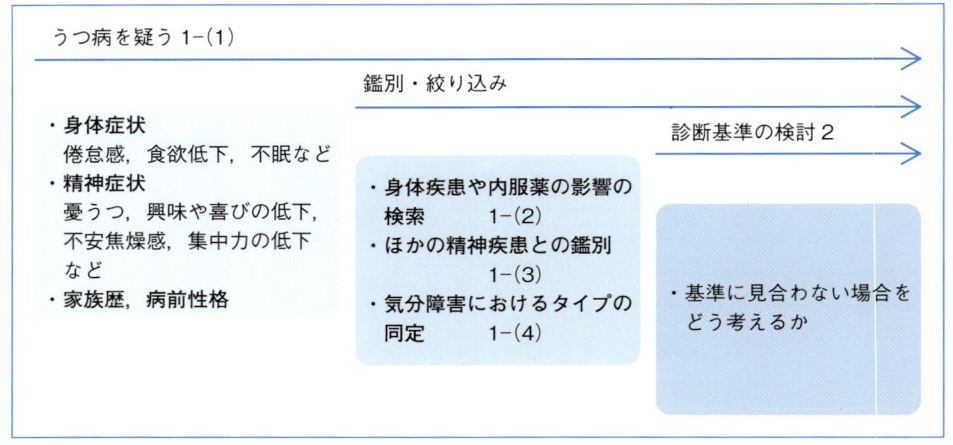

図2-2　診断までの流れ
図中の数字は本文の見出しに対応している．

で聴取する．

(2) 身体疾患や内服薬の影響の検索

　前述のように，うつ病では身体症状や感覚の異常を呈することがあるが，特に身体症状が併存しているうつ状態をみたときには，身体疾患や内服薬の影響をまずは検索する必要がある．内服薬の使用についても，現病歴，既往歴の聴取のときに，当然同時に聴取するべきである．インターフェロン製剤やステロイド薬については，現在治療している身体疾患の情報が得られれば，使用中ないしは使用歴があることは推測が可能である．向精神薬の使用にも注意を要する．どのような年齢の患者に，どのような症状に対して，どの種類の薬を，どのような量で使っているかや，不必要な薬物は使用していないかなどを確認する．使用状況と症状の関連を，図に示してみるとよい．
　身体疾患についても同様に，疾患と症状の経過を図示してみるとよい．うつ状態を検索していくうちに身体疾患がみつかることもあるが，身体症状を呈する患者を診察していっても，それに見合う身体所見が見出せないこともしばしばある．このような場合，うつ病を頭の隅においておくことは必要である．身体症状としては，急性発症，慢性経過，また局所性，全身性など，さまざまな状況で考えうる．倦怠感や疼痛など，他覚的評価が難しい感覚などは，うつ病の存在に注意を要する．

(3) ほかの精神疾患との鑑別

　うつ状態はさまざまな精神疾患でもみられる．認知症の初期症状にうつ状態，うつ病があり，精神科で加療しているうちに認知症が進行して判明することがある．若年者でうつ状態を診たときは，統合失調症や発達障害，注意欠陥/多動性障害などを鑑別疾患として考える．統合失調症にもうつ症状がみられたり，また陰性症状との鑑別が必要なケースもある．発達障害や注意欠陥/多動性障害では，コミュニケーション

がうまくとれず誤解をされやすい．その誤解自体，また誤解されたことから自己評価が低くなったりすることでうつ状態を呈し，うつ病との鑑別が必要となる．また，不安障害との鑑別も重要である．前述したとおり，うつと不安や恐怖は親和性がある．いわゆる抑うつ神経症，混合性不安抑うつ障害といった境界にある精神障害や，不安が先行するうつ病などの見極めをしなければならない．

(4) 気分障害におけるタイプの同定

いよいよ気分障害圏に絞られてくると，あとはそのなかでのタイプの同定，すなわち診断となる．まずは，躁状態の存在の検索が必須である．経過中気分が今とは違う時期はなかったか，調子がよすぎた時期はなかったか，自分で自分を止められない時期はなかったか，などと尋ねる．躁状態は気分がよいことも多く，「自分では調子がよいので問題ない」とか，「これが普通である」などと話し，本人だけでは状態をうまく聴取できないことも多い．疑わしいと思われる時期に身近で過ごした者からも，きちんと話を聞くべきである．気分の変動が，日単位，時間単位で変わるか，同時に存在するかということも，急速交代型気分障害や躁うつ混合状態を想定して尋ねる．若年者では，うつと思われる症例でも，先行してあるいは経過のなかで軽躁状態がみられる場合，急速交代型や双極性気分障害を念頭においた問診をしていく必要がある．

2 | 診断基準の検討

そして最後に，診断基準に照らし合わせて検討する段階となる．この際に注意しなければならないのは，既存の診断基準にある症状や項目が，疾患を診断する基準を満たさない程度で存在した場合である．例えば，DSM-5 の抑うつエピソード（大うつ病エピソード）の診断基準（表 2-5）[6]をみたときに，憂うつ（項目 1）で，疲れやすく（項目 6），いらいらする（項目 5）が，食欲の異常（項目 3）や不眠（項目 4）はみられない場合，または気力・食欲がなく，眠れずにいらいらするが，憂うつ，興味の減退などは明確には認められない場合，といったことなどは臨床でよくある組み合わせだが，これでは規定上，大うつ病の診断はできない．また，各項目には，「ほとんど 1 日中」や「ほとんど毎日」といった文言がついているが，「憂うつなのはほとんど午前中だけ」とか，「眠れないのは週 3 回程度である」と問診で聴取した際，経過中憂うつさは認めるが，項目としての基準を満たさないことになる．このような場合，大うつ病を診断することはできないが，徴候は認める，といえるであろう．

この診断基準を満たさない程度で各項目の症状が存在する場合は，不安の程度も併せて聴取する．混合性不安抑うつ障害として扱ったほうがよい場合がある．

表 2-5　DSM-5におけるうつ病/大うつ病性障害の診断基準

A	以下の症状のうち5つ(またはそれ以上)が同じ2週間の間に存在し，病前の機能からの変化を起こしている．これらの症状のうち少なくとも1つは(1)抑うつ気分，または(2)興味または喜びの喪失である． 注：明らかに他の医学的疾患に起因する症状は含まない． (1) その人自身の言葉(例：悲しみ，空虚感，または絶望を感じる)か，他者の観察(例：涙を流しているように見える)によって示される，ほとんど1日中，ほとんど毎日の抑うつ気分注：子どもや青年では易怒的な気分もありうる． (2) ほとんど1日中，ほとんど毎日の，すべて，またはほとんどすべての活動における興味または喜びの著しい減退(その人の説明，または他者の観察によって示される) (3) 食事療法をしていないのに，有意の体重減少，または体重増加(例：1カ月で体重の5%以上の変化)，またはほとんど毎日の食欲の減退または増加 注：子どもの場合，期待される体重増加がみられないことも考慮せよ． (4) ほとんど毎日の不眠または過眠 (5) ほとんど毎日の精神運動焦燥または制止(他者によって観察可能で，ただ単に落ち着きがないとか，のろくなったという主観的感覚ではないもの) (6) ほとんど毎日の疲労感，または気力の減退 (7) ほとんど毎日の無価値観，または過剰であるか不適切な罪責感(妄想的であることもある．単に自分をとがめること，または病気になったことに対する罪悪感ではない) (8) 思考力や集中力の減退，または決断困難がほとんど毎日認められる(その人自身の言明による，または他者によって観察される)． (9) 死についての反復思考(死の恐怖だけではない)，特別な計画はないが反復的な自殺念慮，または自殺企図，または自殺するためのはっきりとした計画
B	その症状は，臨床的に意味のある苦痛，または社会的，職業的，または他の重要な領域における機能の障害を引き起こしている．
C	そのエピソードは物質の生理学的作用，または他の医学的疾患によるものではない． 注：基準A～Cにより抑うつエピソードが構成される． 注：重大な喪失(例：親しい者との死別，経済的破綻，災害による損失，重篤な医学的疾患・障害)への反応は，基準Aに記載したような強い悲しみ，喪失の反芻，不眠，食欲不振，体重減少を含むことがあり，抑うつエピソードに類似している場合がある．これらの症状は，喪失に際し生じることは理解可能で，適切なものであるかもしれないが，重大な喪失に対する正常な反応に加えて，抑うつエピソードの存在も入念に検討すべきである．その決定には，喪失についてどのように苦痛を表現するかという点に関して，各個人の生活史や文化的規範に基づいて，臨床的な判断を実行することが不可欠である．
D	抑うつエピソードは，統合失調感情障害，統合失調症，統合失調症様障害，妄想性障害，または他の特定および特定不能の統合失調症スペクトラム障害および他の精神病性障害群によってはうまく説明されない．
E	躁病エピソード，または軽躁病エピソードが存在したことがない． 注：躁病様または軽躁病様のエピソードのすべてが物質誘発性のものである場合，または他の医学的疾患の生理学的作用に起因するものである場合は，この除外は適応されない．

〔日本精神神経学会(日本語版用語監修)，髙橋三郎，大野　裕(監訳)：DSM-5 精神疾患の診断・統計マニュアル．pp160-161，医学書院，2014より転載〕

臨床ケース

以下に症例を示す．

〈症例1：16歳，男性〉

　同胞なし．出生・発育に問題なし．幼少期に両親が離婚し，以降母親と2人暮らし．母方の両親が近所に住んでいて，生活の支援をしていた．幼稚園の頃から，多動で落ち着きがなく，周囲とも合わず，一人遊びが多かった．小学校入学後でも，意見は言うものの，行動が伴わなかったり，周囲には受け入れられにくい内容だったりし，やはり孤立していた．中学校入学頃から，「自分はこの世に不要な存在だ」と家族周囲に漏らすようになり，不登校が始まった．教員が推すよりずっとレベルの低い高校に進学した．入学しても登校はほとんどできず，「どうでもいい」と，悲観的な言動，態度が続いた．日中は布団にもぐり，夜になると起きだしてインターネットやゲームをし，食事は不規則で摂取量は少なく，生活リズムが乱れていった．母親に連れられ精神科外来を初診した．診察時，表情に変化はなく，言葉も少なく，現状について聞いても，「別に…」と答えることが多かった．身体的な検査については，「…どうでもいいんじゃないの？　めんどくさい…」と言いながらも，拒否はなかった．身体的に明らかな異常は指摘できなかった．

解説

　若年でうつ状態を疑わせる症状を呈している症例である．現在は，興味の減退，夜間不眠，食欲低下を考える状況である．ただし，過去の状態を聴取すると，多動や集中力がないことがわかり，注意欠陥/多動性障害に伴ううつ状態も考えられた．また，今回の問診では離人感や幻覚，妄想などは聴取されなかったが，現在または将来統合失調症の発症の可能性を考慮すべき症例である．

〈症例2：82歳，女性〉

　九州に在住．高血圧，脂質異常症で通院していた．1年前に夫が病死．しばらく単身生活をしていたが，本人親類と話し合った結果，息子夫婦の住むK県に移り住むことになった．本人の希望で，息子夫婦とは同居せずに近所に住むことになった．治療を継続するために近所の診療所も受診し，しばらくは問題なく生活していたが，約1か月前から，「もとの家に帰りたい．こっちに来るなんて言わなきゃよかった」と言い始めた．食事摂取量が減り，家に閉じこもりがちとなり，夜もあまり眠らなくなり，ここ数日は夜に叫び始めた．心配した息子が，本人を連れ精神科外来を初診した．診察時，表情はやや硬く，話を聞くと小声でぼそぼそしゃべり，「もとの家に帰りたい．こっちに来るなんて言わなきゃよかった」と繰り返した．見当識障害も認めないが，やや反応が悪かった．睡眠について聞くと，「まぁまぁ眠れている」と答えた．治療薬や内服状況を確認しても，はっきりとした情報は得られなかった．薬手帳によると，血圧降下薬，抗高脂血症薬のほか，睡眠導入薬と抗パーキンソン薬が処方

> されているようであった．家族に家での様子を聞くと，「普段は一緒にいない．内服状況は今までできていたようなので，本人に任せていてわからない」とのことであった．本人・家族に「うつ状態はあるかもしれないが，はっきりしない．内服薬をきちんと服用して，整理してからでないと対応できない」と説明した．家族はうつ病を心配したが，処方はせず，1週間後再診とした．再診時，表情に大きな変化はなかったが，話は穏やかであった．前回帰りたいと言っていたが，と尋ねると，「今のままでいいです」と話した．内服薬については，家族がかかりつけ医に相談し，整理をした．また，家族が服薬の確認をしたところ，数日で症状が改善した．夜に叫ぶこともなくなった．

解説

うつ状態を疑わせる症状と，意欲・食欲の低下，夜間せん妄を呈して初診した症例である．転居を契機に発症したうつ病を疑わせるが，不自然なせん妄様症状から，身体疾患や内服薬の影響を疑った．家族の協力を得て状況を整理したところ，症状が改善し，不要な負荷的な対応を行わずに済んだ症例である．

おわりに

うつ病の早期徴候と診断についてまとめた．うつ病を早期に発見し対応するということには，長所ばかりでなく短所もある．うつ病は，原因不明なものもあれば，原因がはっきりしていて対応可能なものもあるし，自然経過でよくなっていくものもあれば，いわゆる難治となっていくケースもある．難治となるケースについては，早期発見と対応が肝要であろうが，早期徴候だけでこれを判断するのは難しい．できることは，早期徴候を見逃さないことと，対応可能なことを見極め，負荷の少ない対応をすることであろう．

● 文献

1) Kraepelin E：Psychiatrie, Band Ⅱ, Ⅵ Aufl, Barth. pp 359-425, Leipzig, 1899
2) 広瀬徹也：うつと不安の概念をめぐる歴史．下田和孝（編），日野原重明，宮岡 等（監修）：脳とこころのプライマリケア 1―うつと不安．pp 2-8, シナジー，2010
3) Freud S：Hemmung, Symptom und Angst. Internationaler Psychoanalytischer Verlag, Vienna, 1926
4) 伊賀淳一，大森哲郎，小笠原一能，他：日本うつ病学会治療ガイドラインⅡ．大うつ病性障害．pp 6-14, 日本うつ病学会気分障害の治療ガイドライン作成委員会，2013
5) 古茶大樹：気分障害の治療ガイドライン―気分障害の概念について．精神科治療学 27（増刊）：10-15, 2012
6) American Psychiatric Association：Diagnostic and Statistical Manual of Mental Disorders；DSM-5. pp 155-188, American Psychiatric Publishing, Washington DC, 2013

〈宮地英雄〉

B 早期段階の治療と対応

はじめに

　うつ病を早期に診断し適切に治療することは，その後の予後に大きな影響を与えることはいうまでもない．中等症以上のうつ病では早期の診断が比較的容易であるが，DSM-5 のような国際的な診断基準においては，内因性，非内因性の区別をしないことから，軽症となるとうつ病としての診断が早期では困難であることも少なくなく，その治療と対応に十分な慎重さが求められる．これは主に軽症のうつ病では，内因性の軽症うつ病と反応性，心因性，性格因性の抑うつとの鑑別が必ずしも容易でないことによる．うつ病の初期症状ならびに診断は他章に譲り，本章では，笠原による「小精神療法」(表 2-6)[1]を現場でどう生かすかをベースに，各種うつ病の治療ガイドラインを参考にしながら，うつ病の早期段階の治療と対応について述べる．

早期段階のうつ病の治療

1｜治療の前提

　一般に，病気とその治療に関して治療者の意図を患者が十分に理解し納得していることによって，治療はより効果的で円滑なものとなる．うつ病の治療においても，良好な"治療者-患者関係"を構築し，「うつ病とはどのような病気か，どのような治療が必要か」を伝え，患者が治療に好ましい対処行動をとるように促すこと，すなわち"心理教育"を治療の基本におく必要がある[2]．特に，うつ病においては，うつ病の症状による否定的な認知とモチベーションの低下がうつ病患者の心理教育を困難にさせるため[3]，良好な治療者-患者関係の構築がとりわけ重要である．

　うつ病の治療導入時の心理教育的配慮としては，すでに笠原による「小精神療法」でも触れられているように，①「うつ病という診断」を伝える，②「うつ病とは何か」を伝

表 2-6　軽症うつ病の急性期の「小精神療法」(1980)

1.	「病気」であって，「なまけ」ではないことを確認すること
2.	できる限り職場を離れ，一番楽にすることをすすめる(決して頑張ってはいけない)
3.	薬を飲むことを誓約させる
4.	短くて，3ヵ月はかかることを告げる
5.	治療中，一進一退(三寒四温)があるので一喜一憂しない
6.	治療中自殺をしないことを誓約させる
7.	治療がすむまで人生上の一大決心をしないことを誓約させる(退職とか離婚とか)

(笠原 嘉：メンタルクリニックでの私の経験から．臨床精神薬理 16：1798, 2013 より引用)

表 2-7　American Psychiatric Association による急性期うつ病の治療法選択基準

薬物療法が選択される背景	心理社会療法が選択される背景
・すべての重症度：特に中等症〜重症 ・過去の抗うつ薬への良好な反応 ・不眠・過眠，食欲低下・亢進，強い焦燥感 ・患者の希望 ・維持療法が必要と予測される場合	・軽症〜中等症の場合，単独療法も考慮される ・心理社会療法に長けたスタッフの存在 ・患者の希望 ・過去の心理社会療法への良好な反応 ・明確な心理社会的ストレス因や対人関係の問題の存在 ・併存するⅡ軸疾患 ・妊娠・授乳中，挙児希望 ・重症の場合には，薬物療法との併用が必要

(American Psychiatric Association：Practice Guideline for the Treatment of Patients With Major Depressive Disorder, Third Edition. 2010 を基に筆者作成)

える，③「うつ病の治療はどのように行うか」，そして④「『極端なとらえ方』に基づく『療養中の大決断』を避け，重大な事柄に関する判断は延期するよう」伝えることが求められる[2]．さらに，特に軽症〜中等症のうつ病では，患者がどのような治療を望んでいるかに配慮し，医師の治療方針とすり合わせを行うことで，治療関係を構築しつつ治療効果を高めるよう努める．

各種うつ病治療ガイドラインを概観すると，軽症〜中等症では心理社会療法が重視され，薬物療法は中等症〜重症で不可欠とする立場が多い[2,4〜6]．表 2-7 に，American Psychiatric Association による急性期うつ病の治療選択基準を示す[5]．しかし，軽症と中等症，中等症と重症の線引きは難しく，結局のところ，パーソナリティや心理社会的背景，さらには精神病性の特徴の有無など，個々の患者背景を重視し治療方針を立てることが望まれる[7]．さらに，笠原による「小精神療法」が，主としてメランコリー親和型ないしは執着気質を基礎とした内因性うつ病を対象としていることを考慮すれば，うつ病の重症度のみにとらわれることなく，内因性（メランコリー型）と非内因性（反応性，心因性，性格因性など）の見極めも，「小精神療法」を生かすうえでは重要である[8]．

2│治療の場の決定

うつ病の多くは外来で治療可能であるが，以下のような場合では，入院を考慮すべきである[4,9]．

①抑うつ症状のために栄養状態が悪化しており，身体管理を含めた治療が必要である場合
②抑うつ症状が重篤であり，場合によっては妄想を合併していて，本人の治療への協力が得られにくい場合
③自殺企図や強い希死念慮が存在する場合
④家庭で療養するのに十分な治療環境が整わない場合
⑤遷延化し，外来での薬物療法，精神療法が行き詰まった場合

⑥詳細な面接と対人行動パターンの観察によって，症状と性格の評価を厳密に行い，診断を確定して今後の治療方針の決定に役立てたい場合

3 | 精神療法

　うつ病における精神療法では，患者が訴える内容を支持的に傾聴し，苦悩には共感を示すとともに，休養を含めた日常生活上の指導を行うことが何より重要である．これは，笠原による「小精神療法」にある基本的な姿勢であり[1]，最近の井原[10]による生活習慣への着目にも通じる．問題は，前述した笠原による「小精神療法」は，主として内因性うつ病を対象としているため，昨今受療増加傾向が著しい非内因性のうつ病については，その時代的な背景を考慮しながら，それぞれの患者との治療関係からそのつど問題点を明らかにしつつ，その場に応じた修正，アップデートが求められることになる．すなわち，「小精神療法」における治療の要でもある休養と薬についても，内因性であれば，疾病性（病気であること）を強調する意義があるが，非内因性であれば，医療，主治医への依存を引き起こしかねない．休養については，内因性では，「なんとか働けているから大丈夫」という患者の主張に対して「むしろ休めないことこそ問題」と柔らかく切り返すことになるだろうが，非内因性では，休養を「これまでの自分を見直すための一時的なリセット期間と位置づけてはどうか」と提案してもよいであろう．薬については，内因性，非内因性を問わず，薬が治すというよりは，薬が支えて回復への道程を早めるといった説明が望ましい．特に，非内因性に対して選択的セロトニン再取込み阻害薬(selective serotonin reuptake inhibitor；SSRI)やセロトニン・ノルアドレナリン再取込み阻害薬(serotonin-noradrenaline reuptake inhibitor；SNRI)を少量投与する場合は，周囲に対する敏感さやこだわり・とらわれを和らげることで気分の落ち込みを軽減しうるといった説明もよいと思われる．中村[11]は，若者にみられる現代的なうつ病像について，パーソナリティの病理に還元すべきではなく，雇用・労働環境の変化に代表される社会・文化的変容と連動していることを指摘している．そして，そのうえで，若年のうつ病患者の訴えから仕事に対する士気阻喪(demoralization)の心情を汲み取り，環境に対する能動性を回復させるとともに，仕事や職業的役割を相対化し，これからの生き方を患者自身が再選択できるよう援助することが求められるとしている．また，坂元[12]による「現代型うつ病」への治療的対応の要点（表2-8）や，上田[8]による非内因性うつ病を念頭においた現代の「軽いうつ」の「小精神療法」（表2-9）なども参考になる．

　認知療法，対人関係療法，問題解決療法などもうつ病に対する有用性が示されているものの[13]，うつ病の治療導入，治療初期においては，前述の笠原による「小精神療法」を基本に，その意図するところをいかに現場で生かすか，応用・発展させるかが求められるといってよい．笠原自身[1]，補完する形で「小精神療法十ヶ条」（表2-10）を提示している．

表 2-8 「現代型うつ病」治療的対応の要点

1. 安易に「うつ病」と告知し,「服薬と休養で比較的短期間で治る」という「小精神療法」を行わない.
2. 休養することがいつもよいとは限らない.
3. 病状によっては,多少つらくても仕事や家事をしながら生活のリズムを整えることも大事である.
4. 抗うつ薬の効果に過度の期待はさせない.
5. 20〜30年前より過酷な労働環境に配慮すること.
6. 家族は,病気を理解しつつ過保護にはしない. 批判は禁物だが,患者に合わせ過ぎず,言うべきことは言う.
7. 環境の変化に期待することも重要である.
8. 医師も家族も彼らへの陰性感情を慎み,辛抱強く「嵐の中の灯台のように動揺せず」,気長な対応をこころがける.
9. レジリアンスを最大限引き出す方策を考える.
10. 希望を処方する.

〔坂元 薫:うつ病の誤解と偏見を斬る!(第4回)—「現代型うつ病」をめぐる混乱を斬る(その2). 憂うつ以上,うつ病未満? こころの科学 167:117,2013 より引用〕

表 2-9 笠原の小精神療法と現代の「軽いうつ」の小精神療法

笠原の小精神療法(1978)	項目	「軽いうつ」の小精神療法
病気であることを医師が確認	〈病的状態の確認〉	諸要因による「病的状態」と告げる
できるだけ早く休息生活をさせる	〈休養促しの可否〉	実現可能な目標を定め励ます
予想の治癒時点をはっきり述べる	〈治癒時点の説明〉	治癒時期は「個人差が大」と話す
自殺しないことを約束させる	〈希死念慮の扱い〉	「生きていて」と伝え,困難を共有
人生上問題の決定を延期させる	〈重要決定の対応〉	本人に決定を促し助言・支持する
回復期に一進一退あることを指摘	〈症状変動の予告〉	初期より「変動あり長い目で」と話す
服薬の重要性と「副作用」を予告	〈服薬指導の意義〉	投薬は慎重にし,最低限にする

(上田 諭:「軽いうつ」の小精神療法—若年成人と高齢者. こころの科学 152:4,2010 より引用,一部改変)

表 2-10 小精神療法 十ヶ条(2013)

1. 「疾病」のむこうにいる「人間」にいつも少々関心を持つ.
2. 彼(女)が診察室で(言語的,非言語的に)自分を表現しやすいよう配慮する. 一回の面接は十五分程度. 必要に応じて毎週あるいは隔週に繰り返す.
3. 基本的には非指示的に態度で,表明された彼(女)の心境や苦悩をそのまま受容する. しかし無口・陰気にならぬよう注意する.
4. 数回に一回くらいの割で,患者と協力して内的世界の「整理ないし再構築」をする. その際,押しつけにならない範囲で治療者の人生観や人間観を伝える. 必要に応じ日常生活での指示,説得,激励,医学的啓発も遠慮なく行う.
5. 感情転移現象にはつねに注意し,できるだけ温和な陽性転移の維持を目指す.
6. 深層心理の介入はできるだけ少なくする. 外科医でいえば,メスによる切開は小さいほどよい. 原則的に「無意識」には触れない. 「生活史」も拙速に幼少児期のことをとり上げない.
7. 症状構成の陽性面の後ろにかくされている陽性面(たとえば心的疲労)に留意し,その面での悪条件をできるだけ少なくする.
8. たとえ心因性の病態にみえても,必要とあらば向精神薬の使用を躊躇しない. むしろ「薬物療法を補充する精神療法」のニュアンスを持つ.
9. 決して短期の奏功を期待せず,変化に十分の時間を貸す. 二年,三年かかることあり. 「人間」成長の可能性ありと少々楽観的な治療感をもつ.
10. ともすれば世界の偏見にさらされる病人ならびに家族への少なくとも「同情」,もっといえば「愛」さらにいえば心理的重圧に抗して生きる人間への「畏敬」を持つ.

(笠原 嘉:メンタルクリニックでの私の経験から. 臨床精神薬理 16:1799,2013 より引用)

4 | 薬物療法

　薬物療法では，抗うつ薬が主体となることはいうまでもないが，第一選択薬としては，SSRIないしはSNRIが一般的である．不安焦燥や不眠，食欲不振が目立つ場合，ミルタザピンも選択肢となる．

　薬物療法によるアプローチでは，軽症で神経症圏に属すると思われるうつ状態であっても，十分量の抗うつ薬を用いて効果を確認することが大切である．一見，神経症的印象を抱く軽症のうつ病であっても，十分な抗うつ薬を服用することで見違えるほど改善することがある．これは，「必要とあらば神経症に対しても薬物の使用を躊躇しない」という「小精神療法」の基本的な姿勢にも通じる[1]．軽症の内因性うつ病に対する三環系抗うつ薬(tricyclic antidepressant；TCA)の効果から得られた臨床的知見に主に基づいているが，SSRIやSNRIは，その薬剤の臨床特性から，神経症圏に対しても有効であることも考慮しておくとよい．すなわち，前述のように非内因性うつ病に対してSSRIやSNRIを少量投与することで，周囲に対する敏感さやこだわり・とらわれを和らげ2次的に気分の落ち込みを軽減しうる．

　多くのガイドラインでは軽症うつ病の場合，概して薬物療法の重要性は強調されていない．これは，治療効果を適切に評価することなく抗うつ薬を漫然と長期投与することへの戒めとしてもとらえるべきであろう．

　一方，特に若年で初発のうつ病に対して抗うつ薬を投与する場合，双極性障害ないしは性格因性の抑うつ状態の可能性を考慮する必要がある．こうした場合，抗うつ薬投与が病状の不安定化をもたらす可能性がある．特に，若年者に対して第一選択の抗うつ薬として用いられることが多いSSRIでは，アクチベーション症候群の出現に留意しながら少量から慎重に投与し，治療関係の深化・進展に応じて漸増することが望ましい．逸脱した言動の既往やおそれがあれば，少量の非定型抗精神病薬や抑肝散の併用なども考慮する．

　中等症においては，ほとんどのガイドラインで抗うつ薬による薬物療法が推奨されている．忍容性から，SSRIやSNRIなどの新規抗うつ薬を第一選択薬として用いる立場が多い[7]．重症例では，どのガイドラインでも精神療法よりも薬物療法の比重が大きくなっており，TCAの投与も考慮してよい．また，精神病性の特徴がある場合には，抗うつ薬と抗精神病薬の併用療法，さらには電気痙攣療法が推奨されている．特に，希死念慮が強く切迫した自殺のリスクがある場合などは，電気痙攣療法のよい適応である．

　薬物療法では，先述のアクチベーション症候群をはじめとする精神症状を含めた副作用発現に注意し，少量からの漸増を原則とする．投与を開始するにあたって，アクチベーション症候群出現の可能性について患者・家族に伝えておくことは，抗うつ薬による精神症状への気づきにとどまらず，家族を含めた治療関係の深化にも生かすことができる．また，中止後症状や消化器症状などの主要な副作用についてあらかじめ説明しておくことは，服薬の自己中断を防ぎアドヒアランスを向上させるためにも重

要である．なお，服薬に対する受け入れが不十分で，最も頻度の高い消化器症状の出現が服薬中断につながる可能性が高い場合，まずスルピリドを投与したりSSRIやSNRIに一時的に併用したりする方法もある．

5 生活習慣指導

生活習慣への着目と指導はごく基本的なことでありながら，日常臨床で重視されていないことも少なくない．井原[10]は，うつ病を生活習慣病としてとらえ，①睡眠の絶対量，②睡眠相の安定化，③午前の過ごし方，午後の過ごし方，④アルコール・コーヒー・紅茶・緑茶，⑤運動習慣，⑥性生活，⑦対人交流への着目を，投薬などの治療的なアプローチ以前でも評価すべき重要な問題として強調している．軽症うつ病の受療が増加している現状を考えると，時宜を得た指摘といえよう．特に，睡眠・覚醒リズムの改善は重要であり，寝酒は睡眠の質を悪くすることをふまえ飲酒は避けること，朝は一定の時間に起床して外光に当たることなど，睡眠衛生的なアドバイスも有用である[2]．

6 家族への説明

うつ病の治療では，本人だけではなく，家族への説明，心理教育も同様に重要である．特に急性期では，うつ病患者は優先順位がつけられず，「励まし」と「気晴らしの誘い」が逆効果になることを説明し，家族の理解を得ることが必要である．患者に対して「励ましてはいけない」ということはすでに一般常識となっており，家族もこれを知っていることが多い．しかし，頑張らなくてはいけないのを誰よりも知っているが，それができないのがうつ病患者であるという点は十分に理解されているとはいえない．気晴らしの旅行や趣味への誘いなども同様である．気晴らしに誘われると「断ってはいけない」と考えて出かけるが，気晴らしのはずが疲れるばかりになりがちである．さらに，ものの見方が否定的になっており，「周囲の期待に応えられない自分はダメだ」と責めることが多いといううつ病患者特有の思考，症状についても家族に説明し，理解を促す．

うつ病患者を治療するためには，家族の協力が求められる．うつ病の治療においては，十分な休息をとることが重要であり，治療を軌道に乗せるためには家族がそのための環境を提供できるかどうかが特に通院治療ではポイントとなる．無理に外界へ引き出そうとすることなく，患者が外界のエネルギーとの落差を痛感しなくてもすむ環境を整え，患者のそばにとどまる，寄り添うという態度が望ましい．

また，家族が治療協力者として機能するためには，家族の疲弊を回避するためのサポートも大切である．そのためには，家族が疾病理解を深め適切な対応ができるよう支援するとともに，家族の疑問や悩みを受け止め，家族関係に潜む問題を把握し対応することが求められる．

7 | 児童青年期のうつ病

　児童青年期のうつ病は，4〜5%に発症する頻度の高い疾患とされ，成人のうつ病と多くの類似性が存在するものの，その治療に対するコンセンサスやガイドラインは国によって大きく異なる．また，18歳以下のうつ病患者に対する抗うつ薬使用に対する懸念もあり，児童青年期のうつ病患者に対する治療がどうあるべきかについての結論は得られていない[14]．青年期のうつ病に対する薬物療法として，フルオキセチンやエスシタロプラムの有用性が報告されているが，その効果はせいぜい中程度にとどまると認識しておくことが望ましい[14]．さらに，児童青年期うつ病患者では，抗うつ薬による治療と自殺関連行動や他害行為との関係が強調されており[15,16]，その背景として，前述のアクチベーション症候群による衝動性や攻撃性の亢進が想定されている．

　精神療法として認知療法や対人関係療法などの心理療法も行われるが，子どもや青年であったとしても笠原が提案した「小精神療法」にある基本姿勢が重要である[17]．何より，胎生期からの生育歴，家族歴，習癖を含めた既往歴，気質，パーソナリティの成熟度，幼児期からの対人交流性の特徴，保育所あるいは幼稚園時代から就学を経て現在までの社会適応，症状の出現状況（発症経緯）を評価し[17]，治療方針を立てることが望まれる．

予後

　うつ病では頻回の再燃・再発が問題となることが多く，10人のうちのおよそ8人が，その生涯において2度以上の大うつ病エピソードをもつとされ[18]，これまで考えられていた以上に慢性，反復性の疾患であることがわかっている．加えて，抗うつ薬治療中においては躁転に注意し，双極性障害の可能性を常に視野に入れておく必要がある．したがって，初期治療を行ったあとにも，寛解を維持し再発を予防することが求められる．うつ病の再発のリスクファクターとして，①寛解持続期間が短いほど，再発のリスクは増加すること，②以前のうつ病エピソードが重症であったもの，若年発症したもの，すでにうつ病エピソードを繰り返しているものでは，再発のリスクが高いこと，③寛解時においても軽度の抑うつ症状が残存していることは再発の強力な予測因子となること，が示されている[19]．さらに，併存するほかの精神障害（気分変調症や社会恐怖など）やパーソナリティ障害（特に，DSM-Ⅳ-TRにて定義されているクラスターB群ならびにC群）も，大うつ病エピソードが反復する危険因子とされている[20,21]．再燃・再発を予防するためには，大うつ病性障害の経過を修飾するさまざまな要因を把握，評価しつつ，寛解を維持する工夫ならびに残遺症状への気づきと対処が求められる．

重症例の見極め，専門病院に送るタイミング

うつ病患者の多くは外来にて対応が可能であるが，「治療の場の決定」でも述べたように，精神科病院における入院治療を考慮すべきタイミングとして，①自殺企図・切迫した自殺念慮のある場合，②休養・休息に適さない家庭環境である場合，③症状の急速な進行が想定される場合，④負荷の強い心理的介入を行う場合，などがあげられる[4]．家族などにも，見守ることの大切さを伝え，入院による治療について患者および家族と検討する．入院にあたっては，その必要性や目的，見込まれるおおよその入院期間に加え，入院によっても自傷・自殺を予防することが困難な場合があることなど，医療の限界を含めてあらかじめ十分説明しておく必要がある[2]．加えて，身体的衰弱や身体的合併症がある場合，重度の場合（精神病症状を伴う場合を含む），これまでの治療への反応性が不良である場合も，入院を考慮する．そして，精神科病院への紹介を決定したときには，「見捨てられ感」が生じないよう，患者やその家族には「入院医療機関と連携して支援する」という姿勢を示すことが望ましい[2]．

さらに，最も深刻な転帰である自殺については，うつ病の重症度にかかわる問題として，①妄想の存在，②強い不安焦燥の存在などに着目する．抑うつ気分の深さと自殺のリスクの高さは必ずしも比例せず，むしろ絶望感への気づきが自殺を予知・予防するうえで重要である．抗うつ薬がかかわる問題として，前述のアクチベーション症候群とenergizing現象（抗うつ薬によって抑うつ症状の回復よりも先に行動化のためのエネルギーが得られてしまうこと）などが重要であり[16]，病識に乏しく治療関係が十分にできていない治療早期に自殺が起こりやすいことを念頭においた，自殺リスクの慎重で精緻な評価が求められる．

● 臨床ケース

症例の記載にあたっては，患者の個人情報が特定されないように配慮し，症例理解が損なわれない範囲で内容の一部を改変した．

〈症例：26歳，女性〉
主訴：過眠，無気力．
生活歴：同胞なし．両親との3人暮らし．几帳面な性格．高校生や専門学校生のときにも，時折学校を休むことがあったが，その際は「気分の問題」と考えるだけであった．専門学校卒業後，事務員として就職．
既往歴：特記事項なし．
家族歴：特記事項なし．
現病歴：X−1年頃より，意欲の減退や物事に興味を示せないと感じるようになっていた．同年12月頃には，日中の過眠を自覚するようになった．「睡眠時間が足りていないのでは？」と思い早く寝るようにしたり，睡眠の質を改善しようとさまざま

な方法を試したりしたが，変化はなかった．その後，焦燥感を感じるようになり，口調が荒くなるなど仕事にも影響するようになったため，X年2月，当院初診となった．

初診時現症：抑うつ気分，意欲減退，全身倦怠感，過眠，過食，希死念慮，激越がみられた．さらに，「仕事でも何か指摘されると，ほかの人と比べて自分がダメなのではないかと考えてしまう」といった対人関係における過敏さや，「趣味の絵画をしているときは楽しめるが，それが終わったら一気に落ち込んでしまう」といった気分の反応性がみられた．血液尿検査では，特に異常を認めなかった．

経過：うつ病（非定型うつ病）と診断し，セルトラリンによる治療を開始した．セルトラリンを75 mg/日まで増量したところ，治療開始2か月後には，抑うつ気分，意欲減退，過眠，希死念慮は軽快していったが，全身倦怠感や対人関係における過敏さは続いていた．描いた絵を友人に褒められたときには，気分がよくなり普通に生活ができるようになったと思うものの，それは長続きしなかった．また，元来の性格や友人と職場の同僚の言動への過敏さが合わさり，診察では友人と絶交する，退職をするという話が繰り返されたが，「少し距離をとりながら様子をみよう」と伝え支持的な対応を続けた．X+1年4月からはデュロキセチンへ変更し40 mg/日まで増量することで，気分や対人的な過敏さは安定し，さらに，趣味の絵画を楽しんだりできるようになっていった．

解説

若い女性における非定型うつ病の症例である．非定型うつ病は，その疾病学的位置づけが定まっているとはいえないが[22]，対人過敏性や気分反応性を考慮した治療的なかかわりでは，双極性障害への親和性を含めた疾病性へのアプローチにとどまらずパーソナリティのあり方への着目が必要である．薬物療法としては，当初有効性が示されたMAO-A（monoamine oxidase A）阻害薬はわが国では使用できないことに加え，諸外国においても非定型うつ病に対する抗うつ薬選択について広く受け入れられた指針はない．現状では，まずSSRI（特に，セルトラリン）ないしはSNRIを選択することになるが，本症例ではSNRIであるデュロキセチンにより寛解に至った．精神療法的アプローチとしては，認知行動療法や対人関係療法が考えられる．本症例では支持的精神療法にとどまったが，再燃・再発予防のために，今後の治療では，拒絶に対する過敏性という性格傾向と人間関係のとり方に焦点を当てた治療的なかかわりを考慮すべきであろう．

おわりに

「日本うつ病学会ガイドラインⅡ．大うつ病性障害2013 Ver. 1.1」では，DSM-Ⅳ-TRによって大うつ病エピソードと診断された患者について，「この診断基準に含まれる患者群は極めて多様であり，この段階で治療方針を立てることは困難である」とし，さらに，「一般身体疾患による抑うつ状態の可能性，過去に躁ないし軽躁病相の

存在が示唆する双極性障害である可能性，大うつ病性障害であると同時に他の精神疾患（発達障害を含む）やパーソナリティ障害を伴う可能性などを検討する」必要性を指摘している[2]．これは，1人ひとりの患者に向き合う治療者の姿勢として，個々の患者の背景を多面的にとらえ評価することの大切さを指摘しているともいえる．うつ病は頻回の再燃・再発がみられる慢性の疾患であり，"治療者-患者関係"のあり方を常に意識し，現在の治療が目の前の患者にとって適切なものかどうか，経過に応じて考慮する必要がある．

受療増加傾向にある非内因性のうつ病に対しては，笠原の「小精神療法」をベースにした早期段階の治療と対応においても，個別性をより重視した微調整あるいは補正が求められている．

● 文献

1) 笠原 嘉：メンタルクリニックでの私の経験から．臨床精神薬理 16：1795-1800, 2013
2) 日本うつ病学会治療ガイドラインⅡ．大うつ病性障害 2013 *Ver. 1.1*
   http://www.secretariat.ne.jp/jsmd/mood_disorder/img/130924.pdf (2014.3.22 accessed)
3) Ebmeier KP, Donaghey C, Steele JD：Recent developments and current controversies in depression. Lancet 14：367：153-167, 2006
4) NICE. Depression：The treatment and management of depression in adults (NICE clinical guideline 90)：1-64, 2009
5) American Psychiatric Association：Practice Guideline for the Treatment of Patients With Major Depressive Disorder, Third Edition. 2010
   http://psychiatryonline.org/content.aspx?bookid=28&sectionid=1667485 (2014.3.22 accessed)
6) Bauer M, Pfennig A, Severus E, et al：World Federation of Societies of Biological Psychiatry. Task Force on Unipolar Depressive Disorders. World Federation of Societies of Biological Psychiatry (WFSBP) guidelines for biological treatment of unipolar depressive disorders, part 1：update 2013 on the acute and continuation treatment of unipolar depressive disorders. World J Biol Psychiatry 14：334-385, 2013
7) 冨田真幸，渡邊衡一郎：気分障害に対する諸外国のガイドライン．臨床精神薬理 16：975-981, 2013
8) 上田 諭：「軽いうつ」の小精神療法—若年成人と高齢者．こころの科学 152：2-7, 2010
9) Sadock BJ, Sadock VA：Kaplan & Sadock's Synopsis of Psychiatry：Behavioral Sciences/Clinical Psychiatry, Tenth Edition. pp 551-552, Lippincott Williams & Wilkins, Philadelphia, 2010
10) 井原 裕：生活習慣病としてのうつ病．pp 64-120, 弘文堂，2013
11) 中村 敬：うつ病周辺群への考察—現代のうつ病像への一視角．臨床精神医学 37：1171-1174, 2008
12) 坂元 薫：うつ病の誤解と偏見を斬る！（第4回）—「現代型うつ病」をめぐる混乱を斬る（その2）．憂うつ以上，うつ病未満？ こころの科学 167：116-123, 2013
13) Cuijpers P, Andersson G, Donker T, et al：Psychological treatment of depression：results of a series of meta-analyses. Nord J Psychiatry 65：354-364, 2011
14) Thapar A, Collishaw S, Pine DS, et al：Depression in adolescence. Lancet 379：1056-1067, 2012
15) Gibbons R, Brown C, Hur K, et al：Early evidence on the effects of regulators' suicidality warnings on SSRI prescriptions and suicide in children and adolescents. Am J Psychiatry 164：1356-1363, 2007
16) Goodman WK, Murphy TK, Storch EA：Risk of adverse behavioral effects with pediatric use of antidepressants. Psychopharmacology 191：87-96, 2007
17) 棟居俊夫：児童青年期の大うつ病性障害への早期介入．臨床精神薬理 12：411-416, 2009
18) American Psychiatric Association：Diagnostic and Statistical Manual of Mental Disorders 4th ed, Text Revision. American Psychiatric Publishing, Washington DC, 2000
19) American Psychiatric Association：Diagnostic and Statistical Manual of Mental Disorders 5th

edition. American Psychiatric Publishing, Washington DC, 2013
20) Hardeveld F, Spijker J, De Graaf R, et al：Prevalence and predictors of recurrence of major depressive disorder in the adult population. Acta Psychiatrica Scandinavica 122：184-191, 2010
21) Ilardi SS, Craighead WE, Evans DD：Modeling relapse in unipolar depression：the effects of dysfunctional cognitions and personality disorders. J Consult Clin Psychol 65：381-391, 1997
22) 大前 晋：非定型うつ病という概念—4種の定義．精神神経学雑誌 112：3-22, 2010

〔白川 治・辻井農亜〕

第 4 章

不安障害の早期徴候と治療・対応

はじめに

　本章では，不安障害(anxiety disorder；AD)の特徴をふまえて，早期段階における徴候・治療・対応について述べる．言うまでもなく，AD を重症化させないためには，早期発見，早期治療は非常に重要である．当然，このことはすべての精神疾患について当てはまるものの，AD にはほかの精神疾患にはない特徴がある．それは，①ほとんどの AD の好発年齢は小児期から成人早期であり，成人が呈するほかの精神疾患と比し早いこと，②ほかの AD や気分障害，物質使用障害などと併存する可能性が高いこと，である．

　なお，本章では，最新の診断カテゴリー・診断基準である DSM-5[1]に基づく記述を中心とするため，AD を，分離不安症/分離不安障害(separation anxiety disorder)，選択性緘黙(selective mutism)，限局性恐怖症(specific phobia；SP)，社交不安症/社交不安障害(social anxiety disorder；SAD)(社交恐怖，social phobia)，パニック症/パニック障害(panic disorder；PD)，広場恐怖症(agoraphobia；AG)，全般不安症/全般性不安障害(generalized anxiety disorder；GAD)，の 7 つとしたい．ただし，前 2 者は DSM-5 にて新たに AD に加えられた疾患であり，AG も DSM-5 によって PD から独立した経緯がある[1]．したがって，紙面の都合もあるため，本章では，SP，SAD，PD，GAD を中心に述べることとする．

疾患概念と早期徴候の特徴

1 | 不安障害および不安障害の下位分類の疾患概念

　最新の DSM-5[1]の不安症群/不安障害群の章の文頭には，「AD には，過度の恐怖と不安，そしてそれらに関連した行動上の障害を特徴として共有する障害が含まれる」と記載されており，AD 全体の疾患概念が言及されている．そして，これまでの DSM-IV-TR[2]では AD とされていた強迫症/強迫性障害(obsessive-compulsive disorder；OCD)や心的外傷後ストレス障害(posttraumatic stress disorder；PTSD)などは，AD とは独立して新たな分類となった[1]．それぞれの章では，その理由を「"OCD およ

びその関連障害"に含まれる疾患の関連性を示すエビデンスが増加したこと，そして，これらの疾患を同じ章にグループ分けすることの臨床的有用性のため」「あるケースでは出現した症状を不安や恐怖をベースにしたものととらえるほうがより理解しやすいかもしれないが，トラウマやストレスフルな出来事に曝露されている人の多くは，不安や恐怖よりはむしろ無快感症や不機嫌，外面化した怒りや攻撃性，あるいは解離症状を主症状とする」と述べている[1].

では，ADのそれぞれの下位分類の疾患概念の違いは何であろうか．端的にいうと，それは「過剰な恐怖および不安と，関連する行動の障害」を呈する対象・状況の違いである．例えば，SPではある特定の対象または状況（例：飛行，高所，動物，注射をされること，血を見ること）に対して，SADでは社会状況や社会活動に対して，恐怖や不安，あるいは回避といった症状を呈する．また，PDでは繰り返し起こった予期しないパニック発作を恐怖し，それが起こった状況を回避する．AGでは公共交通機関の使用，オープンスペース，閉鎖空間，列に並ぶ，人ごみにいる，家の外に1人でいるなどの状況が恐怖・不安・回避の対象となる．そして，GADではさまざまな出来事や活動に対して，持続的で過剰な不安や心配を呈する．

2 | 早期徴候の特徴

では，ADの早期徴候としては，どのようなものをとらえたらよいのであろうか．残念ながら，ADでは統合失調症などのように，例えば前駆期・前駆症状のようなものが想定されてはいない．したがって，早期徴候としてある特定の精神症状をあげることは難しい．しかしながら，性格傾向などのいくつかの徴候は存在する．

前述のDSM-5[1]では，新たに"Risk and Prognostic Factors（危険要因と予後要因）"という項が独立して設けられている．そのなかで，AD全体の危険要因としてあげられているものには，神経質，行動抑制，不安過敏性がある[1]．つまり，過度に不安を訴えて否定的な感情や行動を抑制しやすい気質をもっていることは，AD全体の発症危険要因，つまり，ADの早期徴候といえよう．

次に，ADの下位分類の疾患における危険要因についてである．SPでは，過保護，親の離別や喪失，身体的・精神的虐待，SADでは，否定的な評価に対する恐怖，小児期の虐待や困窮があげられている[1]．また，PDでは，恐怖発作（パニック発作の基準を満たさないような発作）の既往，性的・身体的虐待，喫煙，最初のパニック発作の数か月前のストレスフルな出来事（例：対人関係，健康問題，家族の死），喘息などの呼吸器疾患，AGでは，小児期のネガティブな出来事（親の離別や死）やほかのストレスフルな出来事（襲われる，強盗に遭う），過保護，温かみのない家庭環境，があげられている[1]．さらに，GADでは，障害回避，小児期の不幸な体験，過保護，（高齢者では）慢性の身体疾患が，その危険要因となる[1]．

診断のポイント

1 | 疾患を疑う着眼点

図 2-3 は，DSM-5[1]に基づき 6 つの AD とそれぞれに併存しやすいほかの AD の好発年齢を示したものである．例えば，分離不安障害は未就学児童で発症しやすく，その後 10 歳までに SP（発症年齢の中央値は 7〜11 歳）を，そして成人期（平均発症年齢は 30 歳）に GAD を併発しやすいとされている．これからわかることは，それぞれの AD では好発年齢が微妙に異なること，そして経過とともにほかの AD を併存しやすいことである．特に，AD のなかで好発年齢が最も遅い GAD は，選択性緘黙（概念的には小児期の SAD と考えることも可能）以外のほぼすべての AD で併発する．不安の対象・状況には，年齢依存的な特異性が存在している可能性がある．なぜならば，それがまるで連続性（スペクトラム）をもったかのようにきれいに整列するからである．つまり，AD は"Anxiety Spectrum Disorders"ともいえるかもしれない．したがって，年齢によって恐怖の対象が異なるとすれば，それぞれの AD の疾患を疑う最も重要な着眼点は，発症年齢であろう．

もちろん，ほかにも臨床的に重要な着眼点は多々ある．有病率や性比，あるいは経過など[1]である．それらについて表 2-11 にまとめたので，参照されたい．

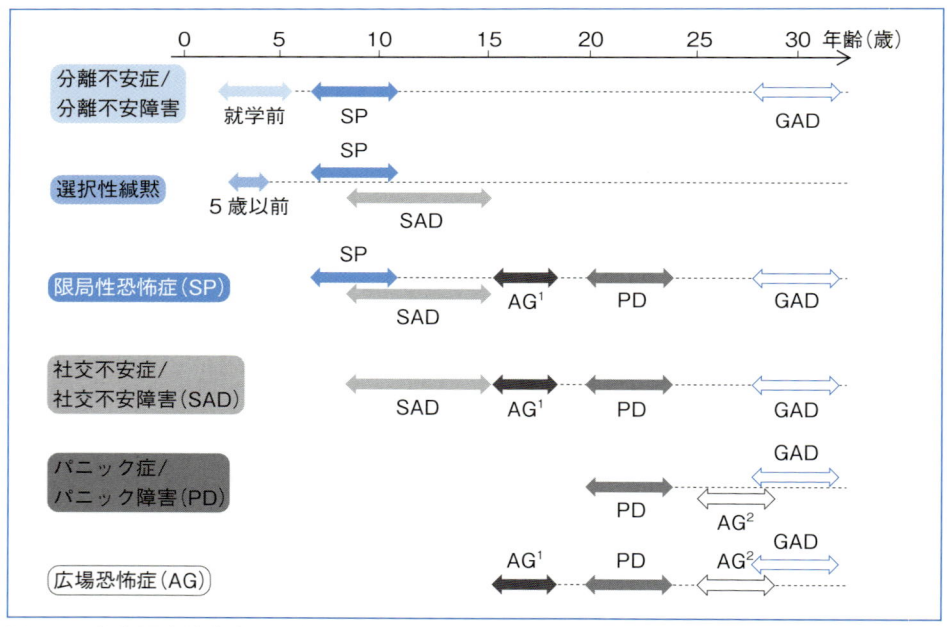

図 2-3 主な不安障害とその疾患に併存しやすいほかの不安障害の好発年齢

注）SP：specific phobia（限局性恐怖症），SAD：social anxiety disorder（社交不安症/社交不安障害），PD：panic disorder（パニック症/パニック障害），AG：agoraphobia（広場恐怖症），AG[1]：パニック症/パニック障害の発症前の広場恐怖症，AG[2]：パニック症/パニック障害の発症後の広場恐怖症，GAD：generalized anxiety disorder（全般不安症/全般性不安障害）

（American Psychiatric Association：Diagnostic and Statistical Manual of Mental Disorders, 5th Edition. American Psychiatric Publishing, Washington DC, 2013 より筆者作成）

表2-11 主な不安障害の有病率・性差・経過について

疾患	有病率	性差(男性:女性)	経過	その他
限局性恐怖症(SP)	米国：7〜9%/12M 欧州：6%/12M アジア：2〜4%/12M 小児：5%/12M 13〜17歳：16%/12M 高齢者：3〜5%/12M	1：2	通常、小児期早期に発症（中央値は7〜11歳、平均発症年齢は10歳）するが、多くの場合、発症のきっかけなどは覚えていない。経過は波動的で、成人期まで症状がある場合、多くは寛解困難	・動物型・自然環境型・状況型は、女性に多い ・第一度親族が動物型SPの場合、ほかの型のSPに比し動物型SPになりやすい ・高齢者では、落下する恐怖や自然環境型、疾病型が多い ・小児期や思春期では、トラウマ的出来事の結果として、SPが生じることがある ・血液型・注射・外傷型では、特異的に迷走神経性の失神（気絶）が生じる傾向がある
社交不安症/社交不安障害(SAD)	米国：7%/12M 欧州：2.3%/12M ほかの多くの国・地域：0.5〜2.0%/12M 高齢者：2〜5%/12M	1：1.5〜2.2	通常、発症年齢の中央値は13歳で、本症の75%は8〜15歳の間に発症する。発症前に、ストレスフルなあるいは恥ずかしい出来事を体験していることもある。約30%の患者では1年以内に、約50%では2、3年以内に寛解状態となるが、未治療の場合、その約60%は、経過が数年以上あるいはより長期化してしまう	・高齢者の場合、その社交不安は身体的な障害（例：パーキンソン病による振戦、視聴覚機能の低下）や認知機能の低下（例：人の名前を忘れてしまう）に関連することがある ・第一度親族では、本症に2〜6倍罹りやすい ・女性は社交恐怖が強く、双極性障害やうつ病性障害、ほかの不安障害の併存が多い ・男性では、デート恐怖が訴えることが多く、反抗挑戦障害や行為（素行）障害、注射、症状を軽減させるためのアルコールや違法薬物の使用が多い
パニック症/パニック障害(PD)	米国・欧州：2〜3%/12M アジア：0.1〜0.8%/12M 14歳未満：0.4%/12M 65歳以上：0.7%/12M	1：2	通常、発症年齢の中央値は20〜24歳で、小児期や45歳以上の発症は少ない。未治療の場合、経過は慢性で波動的である。何年かの寛解期を経て再発する場合もあれば、重度の症状が持続してしまうこともある。2、3年の間再発なしに完全寛解する例は、まれである。ほかの不安障害やうつ病性障害、物質使用障害の併存が経過を悪化させる	・遡及的ではあるが、最初の恐怖発作は小児期に遡ることがたびたびある ・思春期発症例では、うつ病性障害や双極性障害、ほかの不安障害と併存しやすく、慢性化しやすい ・多くの高齢者のパニック様のパニック発作は、症状限定性のパニック発作と全般性不安の双方を認め、パニック発作はストレスフルな状況で生じることが多い ・ほかの不安障害と同様に、本症の神経機構として扁桃体との関連が指摘されている ・本症の脆弱性には、複数の遺伝子が関連していると考えられている ・女性では、カテコール-O-メチル基転移酵素（COMT）遺伝子が関連している ・乳酸、カフェイン、イソプロテレノール、ヨヒンビン、二酸化炭素、CCKなどの物質によってパニック発作が誘発されやすい

（つづく）

表 2-11 主な不安障害の有病率・性差・経過について（つづき）

疾患	有病率	性差（男性：女性）	経過	その他
広場恐怖症（AG）	思春期・成人：1.7%/12M（有病率のピークは、思春期後期と成人早期）	1：2	本症の2/3は35歳以前の発症で、平均発症年齢は17歳。しかしパニック発作あるいはPDが先行して認められるケースでの本症の発症は25〜29歳と遅い。したがって、思春期後期あるいは成人早期は発症リスクも高く、次いで40歳以降となる。パニック発作あるいはPD先行型の割合は、30%（コミュニティ）〜50%（臨床）に不安やAGの徴候が認められる。典型的な経過は、持続性・慢性で、治療した場合でも完全寛解は10%。重症なほど慢性化・再発しやすい。本症の長期経過や転帰は、併存するうつ病経過や気分変調症、物質使用障害に関連する	・小児の場合、1人で外出することを最も恐れるが、高齢者では、店の中にいること、列に並ぶこと、広い場所にいることを恐れる ・認知については、小児では喪失することを、成人ではパニック様症状を経験することを、高齢者では転倒してしまうことに関連が高い ・男性は恐怖症の傾向を示す遺伝的因子と強く関連する ・遺伝率は61% ・本症は恐怖症の傾向を示す遺伝的因子と強く関連する
全般不安症/全般性不安障害（GAD）	成人：2.9%/12M 思春期：0.9%/12M ほかの国：0.4〜3.6%/12M（有病率のピークは中年期で、生涯有病率は9.0%）	1：2	発症年齢の中央値は30歳で、ほかの不安障害よりも発症が遅いが、まれに思春期以前に生じる。また、過剰な憂慮と心配というGAD症状は、人生の早い段階から不安の強い気質として表現されるかもしれない。経過は生涯を通じて慢性的・波動的で、完全寛解率はたいへん低い	・小児期および思春期には学校やスポーツについての成績・力量・時間厳守、高齢者では自分や家族の健康・安全（転倒の危険性）についての過剰な心配が多い ・早期発症ほど、重症で併発症が多い ・本症発症の遺伝性の危険率は33%だが、これらの遺伝性因子は神経質やほかの不安障害、気分障害（特に、大うつ病障害）の危険因子とオーバーラップする ・女性のほうが多い（臨床ベースでの55〜60%、疫学ベースでは2/3） ・女性ではほかの不安障害やうつ病性障害、男性では物質使用障害の併存が多い

(American Psychiatric Association：Diagnostic and Statistical Manual of Mental Disorders, 5th Edition. American Psychiatric Publishing, Washington DC, 2013 より筆者作成)

2 | 鑑別ポイントと必要な検査

DSM-5[1]に基づき，AD のそれぞれの下位分類の疾患とその他の疾患とを鑑別するポイントと必要な検査について表 2-12 にまとめた．なお，AD の下位分類の疾患間の鑑別ポイントについては，すでに疾患概念の項で述べたため，省略する．

3 | 注意すべき併存疾患

DSM-5[1,3]に基づき，AD のそれぞれの下位分類の疾患に対する注意すべき併存疾患（図 2-3 で示した AD は除いている）について表 2-13 にまとめた．

治療

1 | 治療導入のタイミング

これまで述べてきたように，他の精神疾患に比し AD の発症は相対的により早期（幼少期～）である．そして早期徴候も明らかな精神症状ではなく，むしろ性格傾向や養育環境に徴候がみられることが多く，発症危険因子という程度でしかない[1]．つまり，AD では統合失調症などで認められているような前駆期は存在しないため，発症前からの治療の導入は明らかに過剰であろう．したがって，AD における治療のタイミングとしては，発症後の速やかな発見，そして早期の治療ということになる．

しかしながら，現状はそう簡単ではない．というのも，そもそも不安という精神症状はすべての人間がもっているものであり，発病しても患者自身，そして周囲の者が病気であるという認識が乏しいからである．例えば，SP では恐怖の対象を回避しながらの生活に甘んじ，SAD では内気（shyness）である自分を恥じ，絶望感を感じながら生き，PD では身体疾患ではないかと思い，ドクターショッピングをする．AG でも非常に制限された生活を無理矢理享受し，GAD では「自分は心配性だから，仕方ない」と思っている．

したがって，当然，AD 患者においては精神科医療機関への受診行動が発症早期には認められることはまれである．いくら早期発見・早期治療を行おうとしても，この大きな壁が存在する．この問題を解決するためには，まず学校や職場における AD の心理教育とスクリーニング，さらにその後の専門機関によるフォローを行えるようなシステムの構築が必要である．

表 2-12 鑑別ポイントと必要な検査

限局性恐怖症(SP)と鑑別を要する疾患	
PTSD	本疾患の回避は，生命を脅かすようなストレス因子(トラウマ)に続いて起こり，ほかの症状(フラッシュバックや感情麻痺など)を伴っている
OCD	本疾患の回避は，強迫観念の内容(例：ゴミや汚物，汚染)に関連している
摂食障害	本疾患では，その回避行動が食物および食事に関連した手がかりのみに限定されている
統合失調症スペクトラム障害および他の精神病性障害	本疾患では，妄想に反応してある種の活動を避けることがあるが，「その恐怖が過剰，または不合理である」という認識はない
社交不安症/社交不安障害(SAD)と鑑別を要する疾患	
大うつ病性障害(MDD)	本疾患における否定的な自尊心は，社会状況だけでなく，それ以外の多くものに関連している
身体醜形障害	本疾患では，社交不安と社会状況の回避を認めるが，それは過剰な外見に対する囚われのためである
妄想性障害	本疾患では，「他人に拒絶されている，あるいは傷つけられている」といった妄想によって社会活動を避けることがあるが，「その恐怖が過剰，または不合理である」という認識はない
自閉症スペクトラム障害	本疾患では，社交不安と社会的なかかわり(コミュニケーションなど)の欠如が特徴なために，社会状況の回避を認めることがある．SAD とは異なり，年齢相当の社会的な関係性やコミュニケーション能力を有していない点で，鑑別可能である
回避性パーソナリティ障害	本疾患では，その回避の形式は社会状況に限定される SAD よりも広い．しかしながら，SAD と共通した特徴を多く有しているので，追加診断を考慮すべきである
反抗挑戦性障害	本疾患では，権威のある者に楯突くためにしゃべることを拒絶することがあるが，SAD のように否定的な評価を恐れるあまりにしゃべるのを怖がるのではない
身体疾患による回避	身体症状のために社会状況を避けることがある〔例：パーキンソン病の振戦，酒さ(rosacea)による赤面〕
パニック症/パニック障害(PD)の発作の種類と必要な検査	
身体疾患によるパニック発作	甲状腺機能亢進症，副甲状腺機能亢進症，褐色細胞腫，前庭機能不全，痙攣性疾患，心疾患(例：不整脈，上室性頻脈)などは，パニック発作を起こすことがあるので，それぞれに対応した適切な検査および身体診察を行う必要がある
物質によるパニック発作	コカイン，アンフェタミン，カフェイン，大麻の中毒，あるいはアルコール，バルビツール酸の離脱が，パニック発作の引き金となる可能性があるので，詳細な問診，あるいは薬物検査が必要である
ほかの精神疾患によるパニック発作	DSM-5 では，AD だけでなく，統合失調症なども含めたすべての精神疾患においてパニック発作は生じると明記されている
広場恐怖症(AG)と鑑別を要する疾患	
PTSD あるいは急性ストレス障害	本疾患では，トラウマの記憶や思考，あるいはその感覚を惹起させたりする場所や活動，状況や人物を感じるようなものに関連して回避行動を示す
MDD	本疾患のある患者では，アパシー，疲労困憊，喜びを体験しようとする能力の喪失，あるいは公共の場で涙を流すことへの心配のために，家にひきこもることがある．しかし，この回避は AG のようにパニック様の症状への恐怖に関連したものではない
全般不安症/全般性不安障害(GAD)と鑑別を要する疾患と必要な検査	
身体疾患による不安症状	甲状腺機能亢進症，副甲状腺機能亢進症，褐色細胞腫，前庭機能不全，痙攣性疾患，心疾患(例：不整脈，上室性頻脈)などでは，パニック発作を起こすことがあるので，それぞれに対応した適切な検査および身体診察を行う必要がある
物質による不安症状	コカイン，アンフェタミン，カフェイン，大麻の中毒，あるいはアルコール，バルビツール酸の離脱が，パニック発作の引き金となる可能性があるので，詳細な問診，あるいは薬物検査が必要である
PTSD あるいは急性ストレス障害	本疾患では，必ず不安が認められるが，生命を脅かすようなストレス因子(トラウマ)に続いており，ほかの症状(フラッシュバックや感情麻痺など)を伴っている
OCD	本疾患における強迫観念と GAD の過度の心配を鑑別しなければならない．GAD の心配はやがて来る問題が中心であり，将来の普通では起こりえないような出来事に対する心配が過剰なことが特徴である．一方，OCD の強迫観念は，侵入的で望まれない思考・衝動・イメージの形をとる不適切な考えである

(American Psychiatric Association：Diagnostic and Statistical Manual of Mental Disorders, 5th Edition. American Psychiatric Publishing, Washington DC, 2013 より筆者作成)

表 2-13　不安障害以外の注意すべき併存疾患

限局性恐怖症（SP）
抑うつ障害および双極性障害（depressive and bipolar disorder），物質関連障害（substance related disorder），身体症状症および関連症（somatic symptom and related disorder），依存性パーソナリティ障害（dependent personality disorder），医療-臨床的環境（medical-clinical settings）
社交不安症/社交不安障害（SAD）
抑うつ障害および双極性障害（depressive and bipolar disorder），身体醜形障害（body dysmorphic disorder），物質関連障害（substance related disorder），回避性パーソナリティ障害（avoidant personality disorder）
パニック症/パニック障害（PD）
抑うつ障害（depressive disorder），物質関連障害（substance related disorder），病気不安症（illness anxiety disorder），めまい，不整脈，喘息，慢性閉塞性肺疾患（chronic obstructive pulmonary disease；COPD），過敏性大腸症候群，甲状腺機能亢進症
広場恐怖症（AG）
抑うつ障害（depressive disorder）（特に，MDD），アルコール使用障害（alcohol use disorder），PTSD
全般不安症/全般性不安障害（GAD）
ほかの不安障害，単極性うつ病性障害（unipolar depressive disorder）

（American Psychiatric Association：Diagnostic and Statistical Manual of Mental Disorders, 5th Edition. American Psychiatric Publishing, Washington DC, 2013, First MB：DSM-5™ Handbook of Differential Diagnosis. American Psychiatric Publishing, Washington DC, 2014 より筆者作成）

2　精神療法，薬物療法，生活指導

(1) 精神療法

　AD の治療に関してエビデンスのある精神療法は認知行動療法（cognitive behavioral therapy；CBT）である．CBT のプログラムには，①治療前のアセスメント，②心理教育（症状形成機序，不安のメカニズムなど），③身体反応への対応（リラクゼーション：筋弛緩法，呼吸法），④曝露療法（exposure therapy；ET），⑤不安管理訓練（セルフモニタリング，選択的注意の振り分け，自己教示，自己強化，思考中断），⑥認知再構成法，⑦ストレスマネジメント，などがある．以下にそれぞれの AD の下位分類の疾患別の治療のポイントを述べる．

a　SP への治療

　実際に，SP 患者の多くは，恐怖の対象・状況を回避した日常生活を受け入れ，ある意味，"適応"しているため，医療機関への受診は少ないものの[4]，SP に CBT は効果的である[5]．SP の治療では，CBT のなかでも特に ET を中心に用いることが多い．しかし，ET を行うにあたっては，まずこの回避の継続が SP の遷延の原因であること，そして恐怖を消去するためには，回避する対象・状況に曝露する必要があること，さらにその ET は治療者と患者が共同で行っていくこと（すべて患者側の同意のもとに行われる），患者自身の積極的かつ継続的な実践が最も重要であること，を説明し，モチベーションの確認，そしてそれを高める努力が必要である[5]．

b　SADへの治療

　SAD患者では，社会状況に接すると，「好意を示してくれなければ，その人は自分のことを嫌っている，皆に好かれなければ自分には価値がない」「もし，自分が不安な様子をみせたら，変に思われて拒絶されるに違いない」などの患者自身がもっている社会状況に関する独特の"思い込み"が，とめどなく湧き上がってくる[6,7]．これらの"思い込み"によって，通常の社会状況における対人関係についても否定的に解釈し，危険のサインとみなしてしまうため，赤面やパニック発作に代表される不安の身体反応が過剰に生じてしまう．そのため，SAD患者は社会状況を回避するのである．したがって，これらの"思い込み"を修正することが必要となる．それにはCBTのなかでも認知再構成法がよい．具体的には，社会状況に接する際に自然と現れる前述したような"思い込み"の考えに対して，「どうして，そのように考えるのですか？」という質問を繰り返す，いわゆるソクラテス式問答を行うことで，それらの考えが実際ではありえない可能性の根拠を探していく．また，実際に社会状況に曝露した結果から，これらの考えの正当性を評価していく[8]．

c　PDへの治療

　PDは，ADのなかでCBTが発症を予防したという報告[9]がある唯一の疾患である．PD患者の恐怖対象は，言うまでもなく再発性に生じるパニック発作である．発作中には「死んでしまうのではないか」という死の恐怖の症状を呈する場合も多く，またパニック発作も頻発するため，発作の生じた場所を回避する．重症になると，AGも併存する．PDに対するCBTでは，前述した①〜⑦のすべてが有効であるが，特に筆者は心理教育が重要と考えている．心理教育によって正しい疾患の理解が促されると，まずパニック発作時の行動にゆとりがで始め，さらに薬物療法も併用することによってパニック発作が抑制されると，ETの出番となる．ETの成功の鍵は，ゆっくり焦らずに行うことと，不安階層表を順々に行っていく際に必ず壁にぶつかるので，そのときはさらに細かいヒエラルキーを作成して乗り越えることなどの工夫にある．詳細については成書[10]などを参照されたい．

　DSM-5[1]では，自分を制御できなくなるような症状やパニック様症状が起きたときに，逃げることが困難もしくは助けが得られないかもしれない場所・状況を体験させるAGのCBTについては，PDおよびSPに準ずるものとされている．

d　GADへの治療

　GADに関しては，ほかのADほどCBTが有効であるという報告はなかったが，最近のメタアナリシスでは，CBT治療群では未治療群に比べて急性期および12か月のフォローアップ後も病的憂慮が有意に改善していたと報告されている[11]．CBTとしては，認知再構成法や心配事への曝露がより効果的と思われるが，詳細については総説[12]を参照されたい．

(2) 薬物療法

　ADそのものの発症年齢の低さから，もし早期治療を行う時期が小児期あるいは成

人早期になるのであれば，AD に用いる SSRI などの薬物をこれらの時期に積極的に使用するかどうかについて，まだコンセンサスが得られているとはいえない．なぜなら，小児・思春期のケースでは心理発達の過程で自然と治る場合も少なくないことや，SSRI による若年者の自殺率の増加[13]の問題もあるからである．したがって，成人に有効だからといって薬物療法を安易に導入するのではなく，患者 1 人ひとりのパーソナリティの成長や学校・家庭などの環境の問題を十分認識したうえで，症状発現の経緯を心理社会的に理解し，統合的なテーラーメイド治療を行うべきであろう．

　AD の薬物療法は，下位分類の疾患別で若干の違いがある．紙面の都合もあるため，それらの詳細については成書[14]に譲り，以下ではポイントだけを述べたい．

a SP への治療

　SP の薬物療法については，ほかの AD とは異なり現時点では十分な有効性が立証されておらず，第一選択の治療とはなっていない．しかしながら，選択的セロトニン再取込み阻害薬(selective serotonin reuptake inhibitor；SSRI)やベンゾジアゼピン系抗不安薬(benzodiazepine；BZD)が有効であることが知られている[5]．また，NMDA 受容体の部分的アゴニストである D-サイクロセリンは恐怖条件づけの消去にも有効だとする報告も散見される[5]．

b SAD への治療

　SAD の薬物療法については，すべての SSRI およびセロトニン・ノルアドレナリン再取込み阻害薬(serotonin-noradrenaline reuptake inhibitor；SNRI)の venlafaxine が有効とされている[8]．また，セロトニン 1A の部分アゴニストの buspirone においては単独投与での有効性は示されなかったものの，SSRI により部分寛解を示した症例に追加投与することで，より改善がみられたとする報告もある[8]．加えて，抗てんかん薬のガバペンチンやプレガバリン，新規抗精神病薬のオランザピンやクエチアピンなどの有効性も示されている[8]．

c PD への治療

　PD の薬物療法では，第一選択薬として SSRI が用いられる[10]．また，SSRI が効果を発揮するまでの期間(通常，投与から約 1 か月間ほど)では，パニック発作を止めるために，高力価 BZD などを頓用あるいは定期に用いる場合も多い[10]．

d GAD への治療

　GAD の薬物療法で有効性が証明されているものは，SSRI，SNRI，三環系抗うつ薬，トラゾドンの 4 種類の抗うつ薬と BZD，buspirone，抗ヒスタミン薬のヒドロキシジンである[15]．そのなかで，プレガバリンやクエチアピンも有効であったという報告もある[15]．さらに，増強療法としてはオランザピンやリスペリドンといった新規抗精神病薬があげられている[15]．

(3) 生活指導

　疾患の悪化や再発を防止するうえで生活指導が最も重要な AD は，PD である．PD では，パニック発作が再発しないようにしなければならないが，パニック発作を

誘発させるもののうち，①カフェイン，②アルコール，③タバコ，④過労，⑤睡眠不足，⑥感冒，⑦運動不足は，生活指導で予防ができる[10,16]．

3 | 患者・家族への説明のポイント

　患者・家族にADについて説明するうえで最も大切なことは，「病気であること」をきちんと告げることである．質・量の違いはあるとはいえ，不安は健常者でももっているものである．そして，前述したように，ADの発症年齢は低い．したがって，患者自身や家族もADの症状を性格の問題ととらえたり，「病気でもないのに，情けない」と考えていたりしており，病気という認識に乏しい場合も少なくない．このような場合，発症したとしても，その後何年も適切な医療機関を受診しないことが多い．例えば，筆者らがSAD患者を対象に行った調査では，平均発症年齢が17.8±6.6歳，初診時年齢の平均が26.4±9.3歳と，発症から医療機関受診まで約8.6年も経ってしまっていた[17]．このことは，言い換えれば，将来を決める大切な時期に学校にいけなかったり，就職活動が困難であったりするなど，教育，雇用，あるいは恋愛・結婚関係，交友関係，社会的つながりなどで多大な機能障害を呈することを示している[18]．

　次のポイントは，「病気は薬だけでは治らず，治療には患者自身が清水の舞台から飛び降りるような覚悟が必要である」と説明することであろう．ADでは，著しい恐怖・不安のために，その対象・状況を回避している場合がほとんどである．治療上，それらを克服することが求められるが，それにはCBTのなかでも特にETが重要である．つまり，ADの治療では患者の積極性や勇気が特に必要なのである．言い換えれば，CBTなくしてADは治らない．

　3つ目のポイントは，これは患者個々で異なることではあるが，「病気の経過と治療のゴール」をきちんと告げることであろう．例えば，PDは慢性，再発性の疾患である[19]．そして，「治療が成功したからといって，症状が完全に消失することは少ない」という事実[20]を，患者・家族に説明すべきである．表2-14に，PD患者側の非現実的な認識と現実の治療による成果との比較を示した[21]ので，参照されたい．

表2-14　パニック障害患者側の非現実的な認識と現実の治療による成果との比較

治療・病状に対する患者側の非現実的な認識	現実の治療による成果
・症状の完全かつ永久な除去（完全な治療） ・症状の再発は重大な結果である ・すべての不確実性をなくす ・完全なコントロール（特に患者自身の体についての）を達成できる ・臨床家/治療者は忠告を与え，患者に関する決定をしてくれる ・発症前の状態に戻る	・症状の程度と頻度の減少（有意な改善） ・症状の再発は起こりやすいので，再発時に何をすべきかを知る ・現実的で対処可能な程度の不確実性を受け入れる ・患者自身の体の完全なコントロールの達成はできないことを受け入れる ・責任を受容し，患者が自らの意志で決定する ・症状と不安とともに生活し，それに対処する

〔Starcevic V：Treatment goals for panic disorder. J Clin Psychopharmacol 18(6 Suppl 2)：19S-26S, 1998 を改変〕

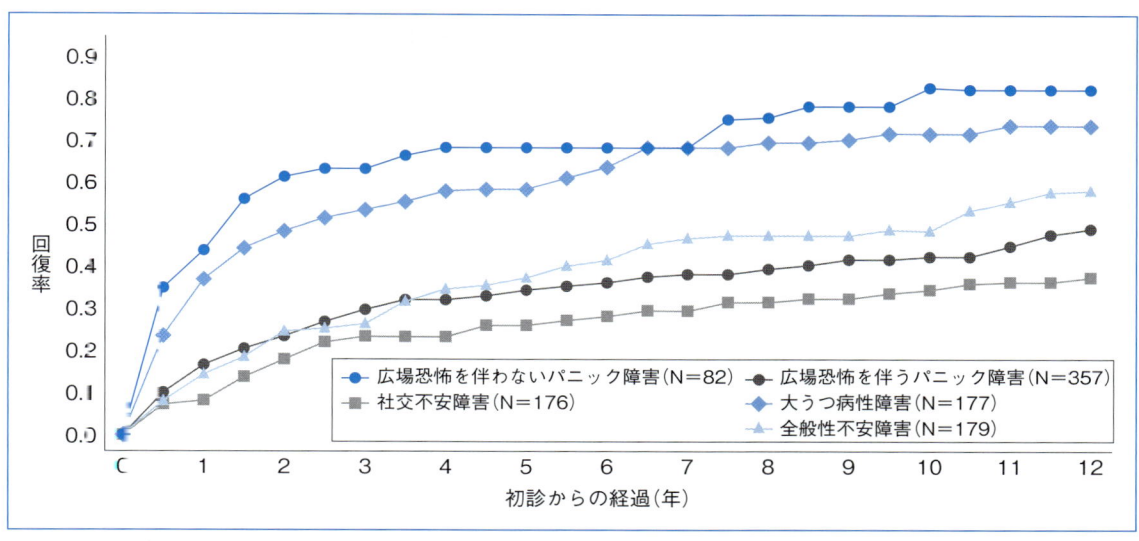

図 2-4 うつ病（MDD）を併発した各不安障害の回復率の 12 年間の推移

注）広場恐怖を伴わないパニック障害（0.83）を除いて，ほかの不安障害の 12 年後の回復率は低い（全般性不安障害：0.58，広場恐怖を伴うパニック障害：0.48，社交不安障害：0.37）が，不安障害に併発した MDD のみの 12 年後の回復率は 0.73 と高い．

（Bruce SE, Yonkers KA, Otto MW, et al：Influence of psychiatric comorbidity on recovery and recurrence in generalized anxiety disorder, social phobia, and panic disorder：a 12-year prospective study. Am J Psychiatry 162：1179-1187, 2005 より筆者作成）

● 予後

　表 2-11 の経過の部分を見ていただきたい．それぞれの AD についての予後に関して記載している．SP では「経過は波動的で，成人期まで症状がある場合，多くは寛解困難」，SAD では「約 30% の患者では 1 年以内に，約 50% では 2, 3 年以内に寛解状態となるが，未治療の場合，その約 60% は，経過が数年以上あるいはより長期化してしまう」，PD では「未治療の場合，経過は慢性で波動的である．何年かの寛解期を経て再発する場合もあれば，重度の症状が持続してしまうこともある．2, 3 年の間再発なしに完全寛解する例は，まれである」とされている．さらに，AG では「典型的な経過は，持続性・慢性で，治療した場合でも完全寛解は 10%」，GAD でも「経過は生涯を通じて慢性的・波動的で，完全寛解率はたいへん低い」とある．つまり，AD は慢性，持続性の疾患なのである．

　さらに，図 2-4 を見ていただきたい．これは AD に MDD が併発した患者群を 12 年間にわたり調査し，回復率の推移をみたものである[22]．これを見ると明らかなように，AD に MDD が併発した患者では，MDD よりも AD のほうが治りにくい（特に，SAD や AG を伴う PD, GAD など）．つまり，AD に MDD が併発した患者では，MDD が治りにくくなるが，それでも何とか MDD は治癒される．しかしながら，残存した AD はなかなか治らず，いったん治った MDD も再発しやすくなるのである．

つまり，MDD よりも AD のほうが治癒を目指した治療がより困難である．

以上より，MDD を併発したような重症例では，精神科専門病院での入院も含めた治療が優先される．したがって，メンタルクリニックなどで外来中心の治療を行う場合には，MDD の併発を見逃さず，併発時には専門病院へ送るといった適切な対応が求められる．

臨床ケース

以下では，典型的なケースというよりは，鑑別が難しかったケースを紹介する．

〈症例：パニック障害と誤診したケース〉

31 歳の主婦．夫の転勤で東京から転居となり，都内 A 精神科クリニックから B 大学病院附属病院精神科に紹介となる．診断名は「パニック障害，転換性障害，境界性パーソナリティ障害」であった．予期不安は強いものの，1 年ほど前に予期しないパニック発作が 1 回きりしかなかった．転換性障害についても発作的に手足に力が入らなくなり転倒するといった症状を繰り返していたものの，いわゆるヒステリー性の性格傾向とは異なる印象であった．そこで，初診時は DSM-Ⅳ-TR に基づき「Ⅰ軸診断：特定不能の不安障害（Ⅱ軸：保留）」と診断した．治療としては，この時点でパニック発作がまだ完全に抑制されていなかったため，前医からのパロキセチンを 10 mg/日から 20 mg/日に増加し，発作時にアルプラゾラムを頓用で用いることとした．その後，パニック発作もなく経過は良好にみえたが，初診から半年後に，発作性に手足がしびれたり，痛くなったりするようになった．さらに，突然家で意識消失発作を起こし，救急車で脳外科専門病院に搬送された．T_2 強調 MRI 画像にて多発性に高信号領域（T_1 強調では等信号）が脳室に接して散在し，脳脊髄液検査でも総蛋白と WBC，IgG が上昇していた．多発性硬化症と診断され，ステロイドのパルス療法を即座に行い，症状はほぼ消失した．

解説

本症例で生じたパニック発作も含めたすべての精神症状は，パルス療法でほぼすべて消失したため，多発性硬化症によるものと思われる．つまり，完全な誤診である．当科初診時に頭部 CT は施行したものの異常所見はなく，MRI 検査までは過剰検査と判断したことが診断を見誤った一番の原因と思われた．結果論ではあるが，PD と転換性障害の併発は非常に珍しいことや，そもそも PD の基準を満たさなかったこと，そしてパーソナリティに著しい偏向を認めなかったことなど，初診時より「典型的ではなく，何か変である」という印象は抱いていたため，自らの第一印象を信じて施行可能な検査を行うべきであった．器質性疾患との鑑別のための検査の重要性を再認識させられた症例であった．

おわりに

　ADの発症前の早期徴候を正確にとらえて必要な治療や対応を行っていくためには，幼少期とまではいかなくとも，小児期，少なくとも思春期からの何らかの介入を行う必要がある．しかし，残念ながら，これが「言うは易く行うは難し」であることは，容易に想像されよう．そもそも小児期の精神保健政策も十分でなく，われわれ精神科医と学校側の連携もほとんどなく，12,000あまりの精神科医しかいないわが国の現状が，重く圧し掛かっている．

　逆に言えば，国が小児期・思春期のメンタルヘルスの重要性を十分認識したうえで，長期にわたる国策として少なくとも就学時以降からのメンタルヘルスのスクリーニングと適宜適切な介入・養育が行われる体制を整える必要がある．精神科医と教育機関が密な連携システムを構築し，これらの体制・システムに対して人的な確保が十分に行われれば，ADを重症化させないための早期の診方と対応が可能となるだろう．

　そのような体制の1日も早い実現が強く望まれる．国の将来を担うのはほかでもない，すべての子どもたちなのだから．

●文献

1) American Psychiatric Association：Diagnostic and Statistical Manual of Mental Disorders, 5th Edition. American Psychiatric Publishing, Washington DC, 2013
2) American Psychiatric Association：Diagnostic and Statistical Manual of Mental Disorders, 4th Edition Text Revision. American Psychiatric Publishing, Washington DC, 2000
3) First MB：DSM-5™ Handbook of Differential Diagnosis. American Psychiatric Publishing, Washington DC, 2014
4) 桑原秀樹，塩入俊樹：神経症性障害の治療ガイドライン：特定の恐怖症．精神科治療学 26(増刊)：47-55，2011
5) 松永寿人：特定の恐怖症．塩入俊樹，松永寿人(編)：不安障害診療のすべて．pp 228-250，医学書院，2013
6) Clark DM, Wells AA：A cognitive model of social phobia. Heimberg RG, Liebowitz MR, Hope DA, et al(eds)：Social Phobia：Diagnosis, Assessment, and Treatment. pp 66-93, Guilford Press, New York, 1995
7) Hamm AO：Specific phobias. Psychiatr Clin North Am 32：577-591, 2009
8) 朝倉 聡：社交不安障害(SAD)．塩入俊樹，松永寿人(編)：不安障害診療のすべて．pp 193-227，医学書院，2013
9) Gardenswartz CA, Craske MG：Prevention of panic disorder. Behav Ther 32：725-737, 2001
10) 貝谷久宣：パニック障害．塩入俊樹，松永寿人(編)：不安障害診療のすべて．pp 121-164，医学書院，2013
11) Hanrahan F, Field AP, Jones FW, et al：A meta-analysis of cognitive therapy for worry in generalized anxiety disorder. Clin Psychol Rev 33：120-132, 2013
12) 土田英人，多賀千明：神経症性障害の治療ガイドライン：不安障害の認知行動療法―パニック障害・広場恐怖と全般性不安障害．精神科治療学 26(増刊)：69-72, 2011
13) Stone M, Laughren T, Jones ML, et al：Risk of suicidality in clinical trials of antidepressants in adults：analysis of proprietary data submitted to US Food and Drug Administration. BMJ 339：b2880, 2009. doi：10.1136/bmj. b2880
14) American Psychiatric Association：Practice Guideline for the Treatment of Patients with Panic Disorder, Second Edition. American Psychiatric Publishing, Washington DC, 2009
15) 大坪天平：全般性不安障害(GAD)．塩入俊樹，松永寿人(編)：不安障害診療のすべて．pp 165-192，医学書院，2013

16) Goodwin RD：Association between physical activity and mental disorders among adults in the United States. Prev Med 36：698-703, 2003
17) Shindo M, Shioiri T, Kuwabara H, et al：Clinical features and treatment outcome in Japanese patients with social anxiety disorder：chart review study. Psychiatry Clin Neurosci 60：410-416, 2006
18) Schneier FR, Heckelman LR, Garfinkel R, et al：Functional impairment in social phobia. J Clin Psychiatry 55：322-331, 1994
19) 桑原秀樹, 塩入俊樹：パニック障害に対する薬物療法終了の基準とその方法. 臨床精神薬理：17：489-498, 2014
20) Doyle AC, Pollack MH：Establishment of remission criteria for anxiety disorders. J Clin Psychiatry 64(Suppl 15)：40-45, 2003
21) Starcevic V：Treatment goals for panic disorder. J Clin Psychopharmacol 18(6 Suppl 2)：19S-26S, 1998
22) Bruce SE, Yonkers KA, Otto MW, et al：Influence of psychiatric comorbidity on recovery and recurrence in generalized anxiety disorder, social phobia, and panic disorder：a 12-year prospective study. Am J Psychiatry 162：1179-1187, 2005

（塩入俊樹）

第5章

強迫性障害の早期徴候と治療・対応

疾患概念と早期徴候の特徴

1 | 疾患概念

　強迫性障害（obsessive-compulsive disorder；OCD）は，繰り返し生じる思考（強迫観念）とそれを打ち消すための繰り返しの行動（強迫行為）を主たる症状とする疾患である．通常，強迫観念や強迫行為は不安や苦痛を伴い，長時間を費やすことにより日常生活に強い悪影響が生じる．DSM-Ⅲ以降，OCDは不安障害のカテゴリーに収載されていたが，2013年に刊行されたDSM-5[1]では，新設された強迫症および関連症群/強迫性障害および関連障害群へと移行した．ここでは，身体醜形障害，抜毛症，新設のため込み症，などと同一カテゴリー化がなされている．

　OCDの症状は基本的には，健常な思考や日常的な動作の延長上に出現する．例えば，汚染や感染の不安からくる洗浄行為もその1つであり，これは加害や過失のおそれからくる確認行為である．そのため，症状が何らかの衝撃的な出来事を契機に突発的に急性発症・増悪する場合を除けば，その発症は正常から連続的であるようにみえる．また，患者は強迫観念を自我異和的であると感じつつもそれに抗えず強迫行為をすることに葛藤をもち，周囲に気づかれないような努力を重ねていることも多い．そのため，発症段階から精神科受診に至るまでの未治療期間は長くなりやすく，平均3年程度との報告がある[2]．さらに，専門的な治療を受けるに至るまでの期間については6～7年[2]，あるいは17年という驚くべき数字も報告されている[3]．

2 | 早期徴候

　このような未治療状態の遷延を防ぐためにも，臨床家はOCDの早期徴候に注目すべきであろう．まず，OCDの発症は10～20歳代に集中しており，そのピークは10歳代前半と20歳前後の二峰性であるといわれている[2,4]．前者の中心となる児童思春期発症のOCD患者ではチック併存率の高さが報告されており[5]，併存例における，早発，男児優位，順序・繰り返し・数かぞえといった"just right feeling"に由来する症状優位，なども報告されている[6]．このことから特に10歳代前半の男児ではチッ

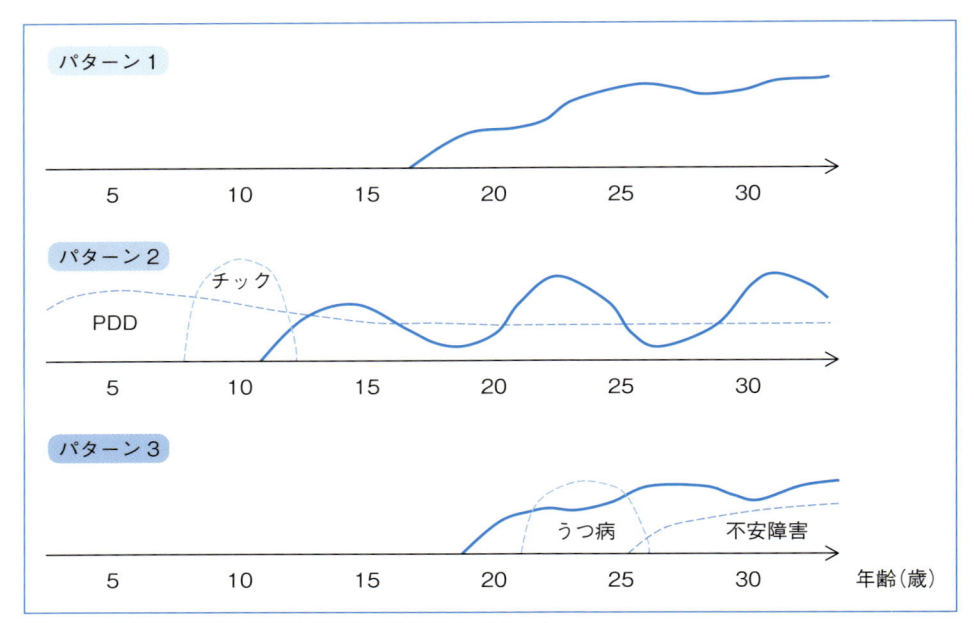

図 2-5 強迫性障害の発症と経過の代表的なパターン
実線が強迫性障害（OCD）の経過．通常は 10 歳代後半に発症し，慢性の経過をとる（パターン 1）．ほかに広汎性発達障害（pervasive developmental disorder；PDD）を基盤にチックに続発・併発するもの（パターン 2），青年期以降に発症しうつ病や不安障害を併発するもの（パターン 3）が代表的である．

ク症状や発達障害に伴う強迫症状の出現に留意すべきであり，これらの徴候をきっかけに発症早期の介入につなげることができる．また，特定の出来事が急激な OCD 発症を招く（例：嫌いな教師から強く叱責されたのを契機に汚染恐怖・洗浄強迫を発症）可能性が指摘されており[7]，発症の契機となる体験との関連性を考慮する必要がある．それに対して 20 歳前後をピークとする成人期発症例に関しては，ライフイベントが発症の誘因となる可能性が指摘されている．進学，就職，転居，結婚，妊娠・出産，離別，死別といったライフイベントが環境の変化や心理面の不安定をもたらし，種々の強迫症状を惹起することが報告されている[7,8]．さらに，成人発症のタイプにおいてはパニック障害や社交不安障害といったほかの不安障害や，うつ病を主体とする気分障害の合併をみることが多い．OCD ではこれらの疾患に先行して発症する割合が高いことが指摘されており，成人発症 OCD における不安障害や気分障害との関連性に注意して治療にあたる必要がある．OCD の発症と経過の代表的なパターンについて，図 2-5 に示す．

次に早期徴候であるが，まず強迫症状の出現そのものをとらえることが大切である．強迫症状の代表的なものとして，手洗いやトイレ・入浴時間の延長，何度も繰り返される鍵や火の元，仕事上の確認行為，ものの位置や順序へのこだわり，何度も繰り返される同じような行為，などがあげられる．行為が過剰なものとなれば正常との区別がつきやすいが，初期には日常動作として見過ごされることも少なくない．朝の支度に時間がかかる，外出の際に時間がかかる，決められた時間を守れない，家事に時間を要する，仕事の効率が悪くなる，成績が低下する，夜更かしをし睡眠時間が減

少する，外出の頻度が減る，友人との付き合いが減る，といった日常生活の遅延，質の低下にも気を配りながら，早期徴候の把握に努める．

診断のポイント

1｜診断基準

　DSM-5に基づけばOCDの診断は4つの基準に沿ってなされる．すなわち，A. 強迫観念，強迫行為，またはその両方の存在，B. 強迫観念または強迫行為は時間を浪費させる（1日1時間以上かける），または臨床的に意味のある苦痛，または社会的，職業的，または他の重要な領域における機能の障害を引き起こしている，C. その障害は，物質（例：乱用薬物，医薬品）または他の医学的疾患の直接的な生理学的作用によるものではない，D. その障害は他の精神疾患の症状ではうまく説明できない，である[1]．基準Aに関して，通常OCD患者は，汚染，禁断思考，攻撃性，対称性などのテーマに基づく症状を有している．強迫観念と強迫行為には，汚染-洗浄，攻撃性-確認，対称性-繰り返し，のように相関の強い症状があることが明らかとなっている．それに基づき作られたのが因子モデルであり，おおよそ3～6因子が推定されている（図2-6）[9]．初期の診察では，強迫観念と強迫行為の連関に留意しながらその具体的な内容について詳細な質問を行うことにより的確な診断ができる．強迫

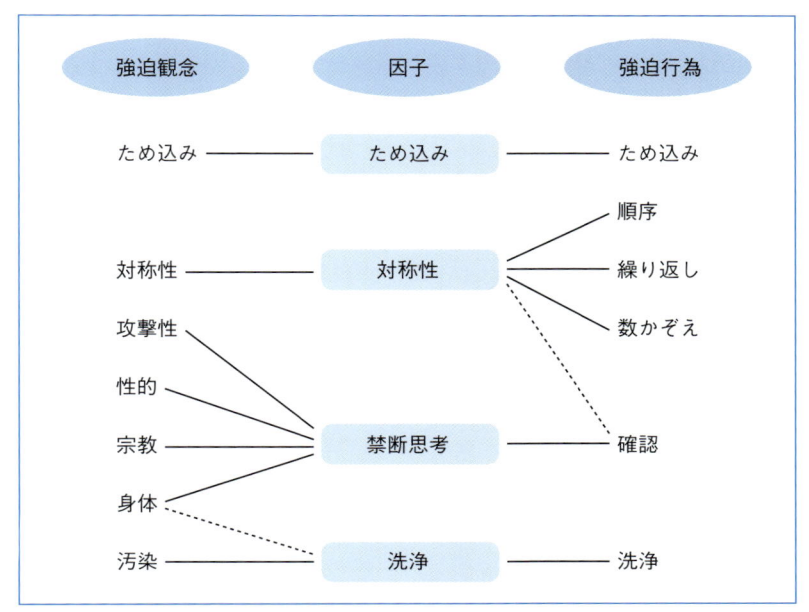

図 2-6　強迫性障害の4因子モデル
強迫観念と強迫行為には一定の相関があり，相関の強さによっていくつかの因子に分けられる．本図はBlochら[9]によるメタ解析で得られた4因子モデルである．
(Bloch MH, Landeros-Weisenberger A, Rosario MC, et al：Meta-analysis of the symptom structure of obsessive-compulsive disorder. Am J Psychiatry 165：1532-1542, 2008より改変)

症状のスクリーニングにはMOCI（Maudsley Obsessional Compulsive Inventory）[10]が，強迫症状の詳細な把握と重症度の評価にはY-BOCS（Yale-Brown Obsessive Compulsive Scale）[11]がそれぞれ有用であり広く用いられている．

現代のOCD概念には，不安を病理の中心とする古典的な神経症だけではなく，発達障害に伴うこだわりに近い症状や，不合理感や洞察の欠如した境界例も含まれる．病態についての正確な把握は治療方針を決めるうえでも大切であり，症状と関連する病理的な文脈についても考察を深めるように心がけたい．

2 鑑別診断と併存疾患について

詳細な聴取と評価によって，診断がOCDと異なる場合やほかの併存疾患の存在が考えられる場合が出てくる．治療方針にも大きな影響があるため，鑑別診断や併存疾患に関する検討は常に念頭においておく必要がある．

うつ病はOCDに高率（30%以上）に合併する疾患である．OCDに2次的にうつ状態が合併する場合もあれば，うつ病によって強迫症状が出現する場合もある．うつ症状の程度にもよるが，いずれの場合も，通常うつ状態の治療，主に薬物療法，休養を含めた環境調整を優先する必要がある．

症状に対する不合理感の薄さや確信的な態度がみられる場合，また問診での応答の雰囲気，思考過程などに問題を感じたら，統合失調症の前駆段階，あるいは初期症状として強迫症状が出現している可能性を考える．

知的な資質も，強迫症状と密接なつながりをもつ．精神遅滞や境界知能に伴うOCDの場合，家族関係や適応レベルを考慮して環境調整を第1に行うことが多い．

発達障害に伴って生じる強迫症状も鑑別を必要とする重要な病態である．正確性・対称性へのこだわりやため込み，強迫性緩慢といった症状は，特に発達障害による影響を受けて生じやすい類型症状である．発達障害とOCDはオーバーラップして併存する場合も多く，治療方針の決定にはより正確な病態の把握が必要となる．

早期徴候の項で触れたように，チック障害との関連も押さえておきたい．DSM-5によれば，最大30%のOCD患者が生涯のうちにチック障害を有し，それらの患者はチックの病歴のない者と比べてOCDの症状テーマ，併存疾患，経過，家族遺伝のパターンにおいて異なる傾向がある[1]とされている．

ため込みを主症状とするOCDについては，DSM-5の診断基準に基づけば，新たな診断基準であるためこみ症（hoarding disorder：本疾患は，実際には価値がないものを捨てられずため込んでしまい，生活空間や生活機能の障害をきたすものである）[1]に該当する可能性がある．ただし，ため込みが汚染や加害の不安によって生じる2次的なものの場合は，これまでどおりOCDの診断がつく．薬物療法や行動療法に対する治療反応性にも差が生じる可能性があり，注意深く鑑別を行う．

中高年以降のOCDの単独発症は比較的まれである．この場合，人格偏位の有無や認知機能の低下がないかなどに気を配り，特に器質的疾患の除外を念頭におくべきで

あろう．

　病前性格の問題やパーソナリティ障害の合併は必ずしも行動療法による治療を妨げるものではない．強迫症状が長期に続いた結果によってパーソナリティ障害のようにみえている可能性もあるので，本人が希望する場合，また拒否的でなければ，OCDの治療を優先して行う価値があるであろう．強迫性パーソナリティ障害が背景にある場合の治療の進め方については，筆者らによる別の論文[12]を参照されたい．

　このように，強迫症状があるからといって診断が容易ではない場合も少なくない．むしろ，初診時に診断が確定できることのほうが少ないと思われる．初診時に全体の概略をつかんだうえで，2回目，3回目の面接で情報を重ねて診断確定につなげていければよいだろう．

治療

1│治療導入と心理教育

　OCDは通常慢性化し，しばしば悪化と軽快を繰り返し，治療を行わなければ成人における寛解率は低いとされる[1]．加えて，OCDは著しい社会機能の低下を招く．例えば，加害観念の想起や汚染恐怖から学業・就労への不適応を起こし，人間関係を回避し，公共の場を忌避し，ひきこもりに至る，といった具合である．世界保健機関（World Health Organization；WHO）により，OCDは経済的損失，あるいはQOLの低下にかかわる十大疾病のなかに位置づけられている．OCDを正確に診断し，適切な治療介入を行うことの必要性がうかがわれる．受診時に診断基準に到達している場合，ただちに治療を導入すべきであろう．導入にあたっては，筆者は上述したような種々の鑑別，併存疾患を念頭におき，「OCDの診断が最も考えられるが，○○や△△の可能性もあるので，面接や検査，治療を行いながら慎重に調べていきましょう」と言うようにしている．

　導入にあたって，患者本人，家族に対して疾患についての説明を十分に行うことは，治療効果を十分に高めるために重要である．OCDという疾患がどのような症状，どのようなメカニズムによって構成されているかについて説明する際には，OCDの症状が強迫観念と強迫行為の連環によって持続されていること，その基盤には脳の神経回路の問題[13]があること，薬物療法や行動療法がその異常を回復する機能をもつこと，などについて伝えるようにしている．筆者は，自らが所属する九州大学病院精神科行動療法研究室のホームページ（http://www.npsybt.jp/index.html）や『強迫性障害の治療ガイド』[14]の図などを見てもらいながらわかりやすく説明するように心がけている．治療を始めるにあたり，症状が軽減することによりどのようなことが可能になるかなど，近い目標と将来的な治癒像を提示することは患者に希望を与え，治療の継続性を高める．そして，患者が困っていること，先に治したいと思っていること，できそうなことから治療に取りかかる．

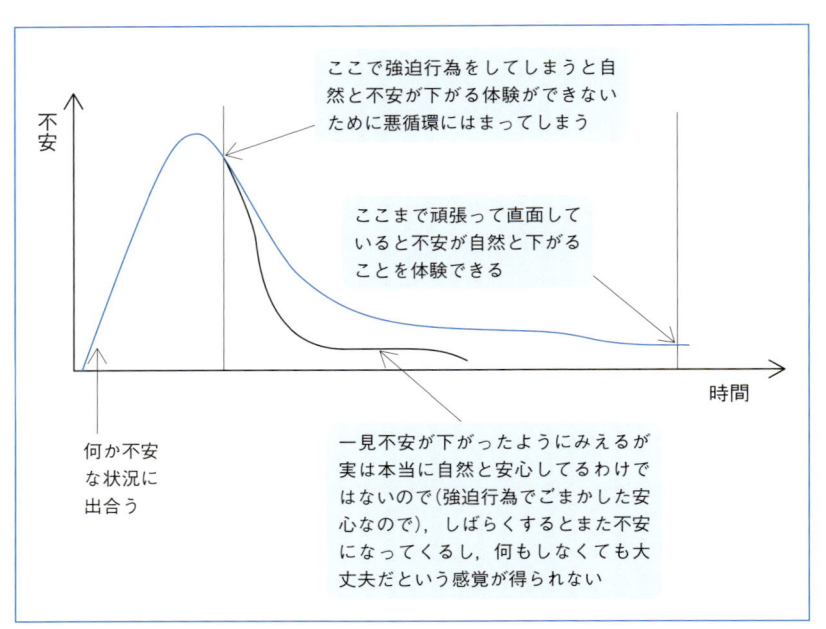

図 2-7　曝露反応妨害法の治療イメージ
刺激状況にあえて曝露し，不安が強まってもそれに直面し，強迫行為を行わずにいる（反応妨害）と，時間が経過するにつれて不安は自然におさまってくることを説明する．
〔九州大学病院精神科行動療法研究室ホームページ（http://www.npsybt.jp/index.html）より〕

　症状を巡って，患者が家族に執拗な保証を求めて家族がそれに巻き込まれる，あるいは家族が患者の要求を断った結果，両者の関係が悪化していることもしばしばみられる．治療者は患者に寄り添い，患者や家族に対し「今表面に出ている問題の多くが病気の症状によってもたれされたものであり，本人の人格や性格，意欲の問題とは別のものです」と伝え症状を外在化する作業を行うことで，患者・治療者・家族による良好な治療共同体を作っていくことが重要である．

2｜曝露反応妨害法による介入

　OCD 治療の主体的な技法である曝露反応妨害法（exposure and relapse prevention；ERP）は，患者を回避している刺激状況にあえて曝し（曝露），不安が強まっても強迫行為を行わずにいる（反応妨害）と，時間が経過するにつれて不安が自然におさまってくることを繰り返し体験させることにより，不安の解学習を図るものである（図 2-7）．詳細についてはほかの論文[15]で述べているので参照されたい．ここではポイントのみを記述する．

　ERP 導入に際しては 1 日の生活のなかでどのような場面でどのくらい強迫症状が生じ，どのように影響を及ぼしているかを具体的にイメージするために，患者自身にホームワークとして自己記録（セルフモニタリング）を行ってもらうようにしている．セルフモニタリングには治療的な効果も期待され，継続的に行うことだけで症状の軽

減をみることも少なくない．外来治療では患者がホームワークをしてくるかどうかが治療の成否を決める鍵となる．ホームワークを患者が行ってきた場合，まずは「大変だったでしょうけど，よく頑張りましたね」とその努力を評価し，ホームワークをしてきたことを称える．

ホームワークの記録を参考にして不安階層表の作成やERPの治療課題の設定を行う．初期の曝露課題としては患者が困っているもの，比較的早く治療効果が期待できるもの，モニタリングしやすく治療効果がわかりやすいものを優先的に取り上げる．このような課題を取り上げる理由は，早い段階で治療がうまくいったと感じる体験をすることができれば，患者が治療に対して信頼感をもてるようになり，その後の治療への強い動機づけとなることが期待できるからである．実施に際しては，「一時的に不安が強くなるかもしれませんが，必ず不安は下がります」と説明するとともに，勇気をもって根気強く課題を続ければ必ずよくなることを保証し，患者が症状に直面化する行動を後押しする．状況に応じて，診察場面で曝露を実施し，自宅での適切なERP実施の手助けとする．与えられた課題を十分に繰り返しこなしていくなかで不安を感じずに行えるようになったら，段階的に不安強度の強い課題に挑戦するように促していく．

3 | 曝露反応妨害法以外の行動療法

知的障害や発達障害を合併している，不安が症状に介在しない，病理水準が深い，などの場合は，それぞれの病態に応じた技法を導入して治療にあたるべきである．行動療法で用いられるさまざまなスキルについては筆者の別の論文[15]に述べてある．知的な問題が大きい場合には，環境の調整や刺激の統制によって強迫症状の生起頻度を減らす試みや，オペラント手法を用いた強迫症状に取って代わる適応的行動の形成が有効である．また，発達の素因が強く不安の介在が少ない強迫症状の場合は，プロンプティングやモデリングといった直接的に強迫行為を修正する技法が有効であることが多い．

4 | 薬物療法

病状によっては，治療初期にまず薬物療法によるアプローチを試みたほうがよいケースもある．症状が比較的軽度な場合や，不安が強く症状への抵抗が難しい場合，抑うつが目立つ場合，などにおいては，まずSSRI（selective serotonin reuptake inhibitor）による薬物療法を先行させ，必要に応じて行動療法の導入を検討する．本邦ではOCDに対して保険適用のある薬剤はフルボキサミンおよびパロキセチンである．保険適用外ではあるものの，セルトラリン，エスシタロプラムの使用も検討する．十分量のSSRIを十分な期間投与することによって強迫症状や随伴する不安，抑うつ症状が軽減することが期待されるため，支持的な態度をとり症状のモニタリング

を併用しながら，よりその変化を後押しするように心がける．

OCDでは少なからず薬物治療抵抗性の症例が存在する．SSRIへの反応率は3～4割程度とされ，症状も部分改善にとどまることが多い．その場合，ほかのSSRIへの切り替え，もしくはクロミプラミンへの変更を検討する．それでも十分な改善が得られない場合には，抗精神病薬の少量付加投与を試みる．エビデンスがあるのはリスペリドンであるが，オランザピン，クエチアピン，アリピプラゾールなどの使用も考慮する．保険適用外であるため，十分な説明を行い，慎重投与を心がける．

予後と難治例への対応

OCDは自然の経過にまかせた場合，症状が慢性化する可能性が高く，患者のQOLを著しく損ねることは先述したとおりである．また，一部の症例は統合失調症の前駆状態としてOCDを呈している可能性があり，注意深い観察が必要である．早期の介入が重要であることは論を俟たないが，しばしば治療困難な症例にも遭遇する．初期治療として最も活用されるのは薬物療法であると思われるが，前述したように，その反応率は決して十分なものではない．複数のSSRIを試みても十分な改善が得られない難治例については，抗精神病薬付加療法や認知行動療法の適応を考慮し，専門の医療機関への紹介も検討する．また，うつ病や統合失調症などほかの精神疾患を合併しそちらが主症状となっている場合は，その治療を優先するべきである．強いうつ状態の併存，生活を遂行できないような重度の強迫症状の存在，強迫症状への抵抗がほぼ行えない状態，などが確認されれば，入院治療の必要性を検討する．

臨床ケース

〈症例：22歳，男性，無職〉

主訴：潔癖症が日常生活の足を引っ張る．

生活歴および現病歴：出生時，発育・発達に異常はなかった．小学生のときは友人も多く成績も上位であった．きれい好きであり，チックの既往はなかった．中学2年生の頃，転居・転校し，馴染めず友人がいなくなった．学校が終わるとすぐに帰宅しほとんど家で過ごすようになった．父親による叱責が増え家でも落ち着かず，同時期に潔癖傾向が強まった．中学3年(X－7年)になると明らかに手洗い，入浴の時間が長くなり，朝も登校準備に時間がかかるようになった．徐々に遅刻や休みが増え，不登校となった．同年，近所のA病院にかかりSSRIを投与されたが効果を感じず，数回で通院を中断した．別のB病院にもかかったが，やはり通院は続かなかった．高校には進まず，ひきこもりの生活となった．次第に自宅の中でもきれいな場所，汚い場所を分けるようになり，きれいな場所に行く際には手洗いや入浴によって身を清めねばならなかった．次第にきれいな場所は減り，X－5年には自室のベッド，椅

子，リビングの自分用の椅子にしか座れなくなり，また手洗いを1日30回，入浴を3時間かけて行うようになったことで月に水道代が2万円程度かかる状態となった．ずっとそのような生活を続けていたが，X年になり，親の知人から日雇いのアルバイトを頼まれ，短期間だけ働いた．その際，病気を治さないと仕事は無理だと思い，X年Y月に当科を受診した．

【治療経過】

初回面接では詳しく病歴，病状を聴き取ったうえで，OCDの診断に該当することや，清潔な領域と不潔な領域を区別することで症状が維持・増悪すること，行動療法と薬物療法が有効だと思われることについて説明した．そのうえで，自宅での生活状況と行っている強迫行為について記録をつけ，各場所の清潔の度合いを点数でつけ，図を書いてもらうこととした．薬物療法としてフルボキサミンを50 mg/日から開始した．2回目以降，本人の記録に基づきながら，段階的に汚いと感じている場所に触れる課題を与え，実行してもらった．本人が課題を遂行してきた際は賞賛の言葉をかけ励ました．3か月かけフルボキサミンを200 mg/日まで漸増したところ，その効果がみられ，汚染に関連する嫌悪感も軽減した印象であった．Y+4か月時に，本人が「革命を起こしました」と述べ，主治医の説明を取り入れ，汚いと感じている床に寝転がり，そのままきれいな領域である布団にダイブするという曝露を実施した．そこから症状は大きく改善に向かい，次第に手洗いの回数と入浴の時間も減少した．清潔・不潔の区別はなくなり，外出の頻度も増え，外出からの帰宅後もそのままの服でベッドに寝転がれるようになった．現在，7年近くに及んだひきこもりからの脱出を目指し，デイケア通所を開始したところである．

解説

思春期のOCD発症後にひきこもりとなり，清潔域・汚染域の区別によってさらに病状の悪化をきたした症例である．なお，今回の症例提示については本人の同意を得ており，プライバシーに配慮し論旨に影響のない範囲で内容に変更を加えてある．何度か受療の機会があったものの継続しておらず，結果的に発症から専門医の受診までに7年を要していた．初診時からOCDの病理機制について丁寧に説明し，投薬をしながら行動療法による働きかけを行うことで治りたいという気持ちは高まり，本人が「革命」と呼んだ曝露体験につながった．回復までに時間はかかったが，現在，本人なりのペースで社会に参加しようとしている．思春期の貴重な時間を失わず成長していくためにも早期の介入が大切であることを再認識した症例である．

おわりに

本章では，OCDの早期徴候と治療の対応について記した．未治療期間の長期化と慢性経過をきたしやすい疾患であり，早期における適切な診断および介入が望まれる．

●文献

1) American Psychiatric Association：Obsessive-Compulsive and Related Disorders. American Psychiatric Association：Diagnostic and Statistical Manual of Mental Disorders, 5th Edition：DSM-5. pp 235-264, American Psychiatric Publishing, Washington DC, 2013
2) 多賀千明，吉田卓史，福居顯二：OCDの発症から専門医受診までの経緯について．OCD研究会編：強迫性障害の研究3．pp 101-107, 星和書店，2002
3) Hollander E, Kwon JH, Stein DJ, et al：Obsessive-compulsive and spectrum disorders：overview and quality of life issues. J Clin Psychiatry 57(Suppl8)：3-6, 1996
4) 樋口麻衣子，中尾智博，神庭重信：成人精神医療から見た早発OCDの特徴．齋藤万比古，金生由紀子編：子どもの強迫性障害―診断・治療ガイドライン．pp 268-274, 星和書店，2012
5) Leonard HL, Swedo SE, Lenane MC, et al：A 2-to 7-year follow-up study of 54 obsessive-compulsive children and adolescents. Arch Gen Psychiatry 50：429-439, 1993
6) Eichstedt JA, Arnold SL：Childhood-onset obsessive-compulsive disorder：a tic-related subtype of OCD? Clin Psychol Rev 21：137-157, 2001
7) 本村啓介，山下敏子：強迫性障害の発病状況―治療的観点から．精神医学 42：499-507, 2000
8) 富田真弓，中尾智博，中谷江利子，他：OCDの発症状況と治療反応性の調査―ライフイベントや契機となる体験を中心に．精神医学 49：1239-1248, 2007
9) Bloch MH, Landeros-Weisenberger A, Rosario MC, et al：Meta-analysis of the symptom structure of obsessive-compulsive disorder. Am J Psychiatry 165：1532-1542, 2008
10) 吉田充孝，切池信夫，永田利彦，他：強迫性障害に対する Maudsley Obsessional Compulsive Inventory(MOCI)邦訳版の有用性について．精神医学 37：291-296, 1995
11) 中島照夫，中村道彦，多賀千明，他：Yale-Brown Obsessive-Compulsive Scale 日本語版(JY-BOCS)とその信頼性・妥当性の検討．臨評価21：491-498, 1993
12) 村山桂太郎，中尾智博：成人のパーソナリティ障害・行動障害―強迫性パーソナリティ障害．臨床精神医学2011年増刊：286-288, 2011
13) 中尾智博：OCDの基礎知識．生物学的機序―治療的な観点から．上島国利編：エキスパートによる強迫性障害(OCD)治療ブック．pp 41-52, 星和書店，2010
14) 飯倉康郎：強迫性障害の治療ガイド．二瓶社，1999
15) 中尾智博，村山桂太郎：行動療法のスキルとは．精神科21：284-289, 2012

●Further reading

- 原田誠一：強迫性障害治療ハンドブック．金剛出版，2006
 (強迫性障害の診断や症状評価，薬物療法・行動療法を含めた各治療法について詳しく解説されている)
- 山上敏子：方法としての行動療法．金剛出版，2007
 (行動療法という「方法」を，患者の苦痛を弱め生活しやすくするといった臨床の目的に向けて役立てるための指南書)
- 飯倉康郎，芝田寿美男，中尾智博，他：強迫性障害治療のための身につける行動療法．岩崎学術出版社，2012
 (九大精神科・肥前医療センターの行動療法グループのメンバーによる強迫性障害の行動療法実践の著)

(中尾智博)

第6章

物質使用障害と行動嗜癖（アディクション）

疾患概念と早期徴候の特徴

　物質使用障害に関して，WHO は 1977 年に「嗜癖"addiction"」を廃止し，「依存"dependence"」を採用した．嗜癖には科学的ではない侮蔑的な意味合いがあり，物質使用障害を人格的，道徳的，司法的問題とされていた状況から，「依存」という耐性や離脱などの身体依存を核とした生理学的，医学的，科学的問題としてとらえることになった．これにより，物質使用障害は医療の対象となり，依存症は疾患として対処されるようになった[1,2]．

　そして，2013 年に DSM-5 において再び大きな変化が認められた．つまり，DSM-IV-TR では Substance-Related Disorders（物質関連障害）とされていたセクションが，Substance-Related and Addictive Disorders（物質関連障害および嗜癖性障害群）に変更された．具体的には物質使用障害と行動嗜癖の代表であるギャンブル障害が同じセクションとなった．変更の要点として，①耐性や離脱などの生理学的指標（身体依存）の診断価値の低下，②社会的障害の採用，③「欲求」項目の追加，④診断閾値の低下，などがあげられる[3]．さらに重要な変更として，「依存"dependence"」と「乱用"abuse"」の呼称が廃止され，それらは「使用障害"use disorder"」に統合された．こうして，36 年の時を経て「嗜癖"addiction"」が，以前とは異なる概念として復活することになった．

　変更の根拠として，物質によっては必ずしも身体依存があるとはいえず，精神依存こそが治療すべき対象であることや，抗不安薬，鎮痛薬，β-ブロッカー，抗うつ薬などの治療薬は臨床用量でも身体依存をきたすが，治療を要するとは限らないこと，などが考慮された．こうして身体依存から精神依存へ重点が移ったため，自己制御困難（コントロール障害）と社会的障害が疾患概念を構成することになった．身体依存のみでは治療対象とはならない．ギャンブル障害などの行動嗜癖においても精神依存が重視されるようになったことで，物質使用障害との病態における共通点がより明確になったことや，これを裏づける脳機能の画像解析などの研究報告が積み上げられてきたこと，物質使用障害と共通した治療手法が採られていることなどから，両者は同一のセクションにおさまることになった．

　したがって，早期徴候としては，「自己制御困難と社会的障害が一点でも確認できること」である．早期発見のためには，問題が表面化し始めた際に，これを見落とさ

ないことが重要である．具体的には，DSM-5 の診断の項目が目安となる．

診断のポイント

わが国においては 80 万人がアルコール依存症と診断されると推定されているが，実際に依存症治療を受けている患者は 4 万人あまりにすぎない．治療者，患者・家族も依存症の問題を過小評価・過小診断してきた．物質使用問題や嗜癖行動問題が表面化していなくても，物質使用障害と行動嗜癖を念頭において診察することが必要である．また，今回 DSM-5 診断において依存が「使用障害」に統合されたことが，早期の相談・治療の契機になることを期待したい．

1 | 物質使用障害

DSM-5 では，物質使用に対する制御障害 4 項目，社会的障害 3 項目，物質の危険な使用 2 項目，薬理学的な基準 2 項目の全 11 項目のうち，同じ 12 か月以内に 2 項目以上を満たせば「物質使用障害」と診断される（表 2-15）．また，重症度評価において

表 2-15　DSM-5 における物質使用障害の診断基準項目

物質使用に対する制御障害
当初意図していたよりも，より多量にまたはより長期間，物質を使用する
物質の使用を減量または制御しようという希望を持続的に表明しているかもしれないし，使用量を減らしたり使用を中断しようという試みの度重なる失敗を報告する
非常に多くの時間を，物質の獲得，物質の使用，物質の作用からの回復に費やす場合がある
より重度の物質使用障害の例では，日常の活動の事実上すべてが，その物質を中心に展開している（渇望）

社会的障害
物質使用を繰り返した結果，職場，学校，または家庭で果たすべき重要な役割責任を果たすことができなくなる
物質の作用によって引き起こされたり悪化したりした，社会上のまたは対人関係上の問題が，持続したり，繰り返されたりしてもなお，物質使用を続ける
物質使用の結果，重要な社会的，職業的あるいは娯楽的な活動が放棄されたり，縮小される

物質の危険な使用
身体的に危険な状況で物質を繰り返し使用する
持続的または反復性の身体的または精神的な問題が物質によって引き起こされた，あるいは悪化したらしいとわかっていても，物質使用を続ける

薬理学的な基準
望むような効果を得るために必要な物質の量が著明に増大するか，または通常量を摂取した際の効果が著明に減弱する（耐性）
物質を長期にわたって大量に摂取していた人において，血中あるいは組織内の物質の濃度が減少したときに生じる症候（離脱）

〔日本精神神経学会（日本語版用語監修），髙橋三郎，大野　裕（監訳）：DSM-5 精神疾患の診断・統計マニュアル．pp475-476，医学書院，2014 より筆者作成〕

は，上記11項目のうち満たす項目数が2～3つで軽度，4～5つで中等度，6つ以上で重度とされる．

　物質使用障害の診断は下記を確認しながら進める．①初回使用の時期，種類，使用量，処方薬および市販薬の場合は用量・用法どおりの使用か否か，②その後の使用量，使用頻度，種類の変化，③使用による問題が表面化した時期，問題の内容，④使用欲求の強さ，使用に囚われている程度，制御困難の程度，⑤日常生活や社会生活への影響，⑥アルコールなどほかの併用物質の有無，⑦ほかの精神疾患の併存の有無，⑧耐性および離脱症状の有無，を確認し，DSM-5であれば使用障害の診断項目の1～11を満たすか否かを判断する．次いで，最近12か月以内では何項目を満たすかを確認し，寛解状態にあればその期間（早期寛解，持続寛解）を特定するとともに，管理された環境下にあったか否かについても確認し，重症度を特定する．

2 | 行動嗜癖

　行動嗜癖の診断も物質使用障害と同様の基準に準じる．ギャンブルについては，DSM-Ⅳ-TRでは他のどこにも分類されない衝動制御の障害のなかでPathological Gambling（病的賭博）の名称で扱われてきたが，DSM-5ではギャンブル障害（Gambling Disorder）とされた．診断基準については，「賭博の資金を得るために，偽造，詐欺，窃盗，横領などの非合法的行為に手を染めたことがある」という項目が削除された．①興奮を得たいがために，掛け金の額を増やして賭博をする要求，②賭博をするのを中断したり，または中止したりすると落ち着かなくなる，またはいらだつ，③賭博をするのを制限する，減らす，または中止するなどの努力を繰り返し成功しなかったことがある，④しばしば賭博に心を奪われている（例：過去の賭博体験を再体験すること，ハンディをつけること，または次の賭けの計画を立てること，賭博をするための金銭を得る方法を考えること，を絶えず考えている），⑤苦痛の気分（例：無気力，罪悪感，不安，抑うつ）のときに，賭博をすることが多い，⑥賭博で金をすった後，別の日にそれを取り戻しに帰ってくることが多い（失った金を"深追いする"），⑦賭博へののめり込みを隠すために，嘘をつく，⑧賭博のために，重要な人間関係，仕事，教育，または職業上の機会を危険にさらし，または失ったことがある，⑨賭博によって引き起こされた絶望的な経済状況を免れるために，他人に金を出してくれるよう頼む，の9項目のうち4項目以上を満たせば診断される．

　インターネット嗜癖の診断は，ギャンブル障害の診断基準に準じて試みられており，今後，基礎的研究により物質使用障害との共通点などが確認されれば，「インターネット障害」などとして新たに採用される可能性が高い．インターネットと同様の扱いにあるものとして，セックスが取り上げられている．ギャンブルが嗜癖性障害に分類されたことで，今後，これまで「○○依存症」と呼ばれアディクション領域で取り上げられていたものが，このカテゴリーに次々と入ってくる可能性がある．

　DSM-5への改変において，他のまたは不明の物質誘発性障害（物質中毒，物質離

脱など)の診断基準に著変はなく，従来の基準に照らして診断する．

しばしば患者には複数の物質使用障害と他の精神障害が併存する．特に近年は多剤乱用が一般的となっており，医療機関において治療目的で処方された鎮静薬などの乱用・依存の問題も容易に起こる．アルコールや鎮静薬などの中枢神経抑制作用のある物質の急性中毒は，転倒による外傷や自動車事故の原因となり，離脱症状にも注意が必要である．脱抑制作用により攻撃的行動を引き起こすこともある．中枢神経興奮作用のある物質は，興奮状態をきたしたり，幻覚や妄想を引き起こしたりする．

3｜若年者の物質使用障害

若年者に起きやすい物質使用障害については，かつてはシンナーなどの有機溶剤が主であったが，近年になって大麻，そして最近では脱法ドラッグが主になっている．脱法ドラッグに関しては，尿検査で検出されず，使用に関する情報が得られない場合は，統合失調症や双極性障害(躁状態)と診断されることもある．したがって，丁寧な情報収集が必要である．現在流通している脱法ドラッグでは，鎮静系は合成カンナビノイドが主であり，意識障害や多彩な身体症状をきたす．一方で，興奮系はカチノン系化合物が主であり，急性錯乱状態，幻覚妄想状態などを引き起こす．両者ともに強い依存性がみられる．

物質使用や嗜癖行動においては，何らかの精神科的問題に対する「自己治療」という解釈が適当な場合も少なくない．したがって，気分障害，不安障害，パーソナリティ障害，摂食障害，発達障害などの併存する精神疾患について，慎重に評価する必要がある．物質使用障害では，可能な限り物質の影響を排除した状態での評価が望ましい．

● 治療

物質使用障害の治療の構成は，①治療関係作り，②治療の動機づけ，③精神症状に対する薬物療法，④解毒(中毒性精神病の治療)，⑤疾病教育・情報提供，⑥行動修正プログラム，⑦自助グループ・リハビリテーション施設へのつなぎ，⑧生活上の問題の整理と解決援助，⑨家族支援，などからなる[4~6]．まず，初期の治療を行うにあたって留意することは，①来院したこと自体を評価・歓迎する，②本人が問題に感じていることを聞き取る，③本人がどうしたいかに焦点を当てる，④物質使用によって起きた問題点を整理する，⑤依存症について説明する，⑥依存症は慢性疾患であり治療継続が重要であることを伝える，⑦治療が続くように配慮する，⑧必要であれば入院を勧める，⑨家族には労をねぎらい，家族会・家族教室などへつなぐ，などである[4,6]．

物質使用障害の治療としては，心理社会的治療と薬物療法に大別される．前者としては，集団精神療法，自助グループ，認知行動療法的アプローチ(動機づけ面接法，認知行動的スキルトレーニング，随伴性マネジメント)，作業療法，家族療法，内観

療法，生活技能訓練(social skills training；SST)などがあげられる．これらを組み合わせて集団療法のスタイルで行われることが多い[7]．行動嗜癖の治療でもこれらを応用して取り入れている．後者としては，随伴する精神症状に対する治療のほかに，離脱予防薬(ジアゼパム，ブプレノルフィンなど)，抗渇望薬(アカンプロサート，ナルメフェンなど)，抗酒薬(ジスルフィラム，シアナミド)などがある．

1 │ 若年者の依存

若年の依存症者の特徴として，①自己評価が低く自信がもてない，②人を信じられない，③本音を言えない，④見捨てられる不安が強い，⑤孤独で寂しい，⑥自分を大切にできない，などがあげられる[4〜6]．治療者は，これらの特徴を十分理解してかかわることが重要である．このような傾向をもつ者が，物質使用や嗜癖行動の徴候を示した場合，速やかに信頼関係を築くための治療的関与が必要になる．これが何より重要である．これらの問題に取り組み改善していけば，物質使用や嗜癖行動により気分を変える必要はなくなっていく．初期の目標は，本音を言えること，つまり「正直な気持ちを安心して話せるようになること」である．

2 │ 自助グループの活用

依存症治療は包括的に行われるが，認知行動療法的アプローチと並んで重要な治療戦略は自助グループへのつなぎである．依存症からの回復には，自助グループやリハビリテーション施設を利用し，「正直な気持ちを話すこと」が推奨される．自助グループでは，同じ問題を抱えるメンバーの話しを聞き，正直な思いを話せ，それをメンバーに受け止めてもらえたと実感できたときに回復は始まる．回復の進んでいるメンバーを自分の将来的な目標とし，そこに身をおき続けることで，自分の居場所(仲間がいて安心できる安全な場所)となる．本当の仲間と居場所ができたとき，孤独ではなくなり，人に癒され，「酔う」必要はなくなっている．信頼関係を築いたうえで動機づけを進めていくことや，その際に患者のよいところ，よい変化を積極的に伝えていく態度が大切である．

3 │ 患者に対する治療者の姿勢

エビデンスに基づいた依存症治療の手法は，早期治療対応や予防対策にも有効である．なぜなら，どの物質使用障害も対人関係の問題に端を発しているからである．人は人に癒されないと，自己治療的に物質使用や嗜癖行動に向かい「酔い」を求めるが，その予防には，治療と同様に対人関係の問題の改善が必要である．そのためには，治療者が患者に対して正直で，彼らから信頼される存在であるように努めなければならない．このことを前提として，以下の点に留意する[4〜6,8]．

- 患者1人ひとりに敬意をもって向き合う
- 患者のよいところを積極的にみつけ伝える
- 患者の自尊感情を育てる対応を心がける
- 患者を選ばない，見捨てない，あきらめない
- 患者をコントロールしようとしない
- 患者にルールを守らせることに囚われない
- 患者から相談できたことを評価し，受け止める
- 患者に過大な期待をせず，長い目で見守る
- 患者に明るく，安心できる場を提供する
- 患者の自立を促すかかわりを心がける

　依存症治療を困難にする最大の原因は，治療者の依存症者に対する陰性感情・忌避感情ではないだろうか．有効な治療には，治療者が彼らに対して「敬意をもって誠実にきちんと向きあうこと」が不可欠である．彼らを排除するのではなく，寄り添うというスタンスこそが求められる．小手先の対応は通用しない．1人ひとりの治療者が，患者の信頼に足る存在であることが何より重要であり，治療の成否は，アルコールや薬物，ギャンブルやインターネットに酔うこと以上に，人に癒されることの喜びを伝えられるか否かにかかっているのである[9]．

● 予後

　重症例の目安としては，DSM-5 の重症度評価が1つの基準となるが，必ずしも項目の数に左右されるものでもない．物質使用や嗜癖行動により放置できない問題（連続使用，使用による危険な問題行動，中毒性精神病，切迫した社会的障害など）が起きた際には，入院も含めて専門病院へ紹介することが検討される．ただし，専門医療機関の数は十分とはいえず，患者を紹介しても受診するとは限らない．介入のタイミングは問題が表面化したときであり，患者を責めることなく誠実に専門治療の必要性を説明する．紹介先がない場合は，外来につながっているだけでも十分治療的である．
　若者に多くみられる大麻や脱法ドラッグの患者は，一般に治療の動機づけが難しい．
　大麻はソフトドラッグとされ，単独使用により精神科受診を要することは少ない．最近では米国の複数の州で大麻が合法化され話題となっている．しかし，gateway drug としてハードドラッグへの入口となることや，精神病誘発作用を有することなどを考えると，決して安全とはいえない．
　脱法ドラッグにおいては，この数年，その使用による交通事故や死亡事故など，社会問題となっている．規制されるたびにより強力で危険なものに変貌しており，臨床的印象では，興奮系は覚せい剤の数倍，鎮静系は大麻の数十倍作用が強力である．現在，わが国で最も危険なドラッグになっている．数回の乱用でも救急医療の対象となる．鎮静系は意識障害をきたし身体科救急の対象となり，興奮系は激しい精神運動興奮をきたし精神科救急の対象となる．生命の危険に陥る可能性があるにもかかわら

ず，誰でも購入でき，取り締まることができていない．精神科医療機関を受診する薬物関連患者としては，覚せい剤患者をも上回る勢いである[10]．それまで健康であった若い男性が，突然，深い意識障害や急性精神病状態をきたした場合は，まず脱法ドラッグの急性中毒を疑う必要がある．現在，脱法ドラッグや鎮静薬などの「使っても捕まらない薬物」が全薬物事例の半数にも及んでおり，薬物問題は司法だけの問題とはいえない状況になっている．

ギャンブル障害やインターネット依存などの重症度評価についても，DSM-5 の診断基準が参考になるが，日常生活・社会生活にどの程度支障をきたしているかが，評価の最も重要な要素となる．これらの依存を治療対象とする医療機関は存在するが，薬物依存以上に数は少なく，今後の広がりが待たれる．

臨床ケース

脱法ドラッグ使用障害の症例を通じて，早期精神疾患の診方と対応について考える．

〈症例：18 歳，男性，工場勤務〉

3 人きょうだいの長男．まじめで人に好かれたが，一方で，人に気を使い，言いたいことが言えなかった．X−1 年 10 月に友人に勧められて脱法ドラッグを使用した．気分が変わるのが面白く次第に頻度が増え，1 人でも使うようになった．給料をドラッグにつぎ込み，仕事も休みがちとなった．X 年 2 月にドラッグを使用したあと，支離滅裂で激しい興奮状態となり精神科病院へ医療保護入院となった．入院後も独語が活発で，全裸になるなど不穏な状態が 1 週間続いた．当初，脱法ドラッグの使用についての情報が不十分であったため，統合失調症を疑われた．症状が落ち着いたのちに，本人が脱法ドラッグの使用を認めたことから，中毒性精神病と診断された．3 月に退院し，その後主治医の勧めで当センターの依存症外来を受診した．職場での人間関係の悩みを脱法ドラッグで紛らわしていた経過を語った．正直に話してくれたことを評価し，脱法ドラッグの害や問題，人に話すことで癒されること，孤立するとドラッグに向かいやすいことなどを説明した．また，欲求を引き起こす要因を生活のなかから排除して，ドラッグを使用しない日々を評価した．こうして，X+1 年 4 月まで再使用することなく経過したため，治療終了とした．

解説

初回の急性中毒性精神病エピソードを機に，速やかに依存症治療に導入できた症例である．若い男性の急性発症であり，統合失調症との鑑別を要した．脱法ドラッグは尿検査で検出されず，さまざまな症状を引き起こすため，使用に関する情報収集が大切である．

おわりに

　わが国では，薬物やアルコールによる中毒性精神病で精神科医療につながっても，精神病症状が軽快すると，依存症治療が行われることなく退院となり治療的介入の機会を逃しているのが現状である．外来で，先に述べた基本的な対応の留意点を理解したうえで対応を続けるだけでも，有効な治療になる．依存症治療は決して特殊なものではなく，それを特殊にしているのは治療者の意識にほかならない．治療者が，陰性感情・忌避感情をもたずに治療関係を築いていけたとき，患者はよい方向に変化していく．治療者は，患者に対する陰性感情から解放され，共感性をもって寄り添うことが大切である．そのためには，患者の回復を信じられること，治療者自身が心身ともに健康であることが前提となる．

　患者が信頼に裏づけられた良好な人間関係をもてていれば，物質使用や嗜癖行動に嵌る危険性は低い．逆に，人に癒されることができないと危険性は高くなる．人を信じられるようになると人に癒されるようになり，人に癒されるようになると薬物に酔う必要はなくなる．薬物問題は人間関係の問題でもある．「回復」とは，信頼関係を築いていくことにほかならない．

● 文献

1) 松本俊彦：DSM-5 ドラフトにおける精神障害―物質使用と嗜癖の障害．臨床精神医学 41：657-663, 2012
2) 松本俊彦：DSM-5 ドラフトにおける物質関連障害．精神科治療学 25：1077-1082, 2010
3) 宮田久嗣，廣中直行：総論．あふれる「依存症」―依存と嗜癖はどう違うのか？　和田 清（編）：依存と嗜癖―どう理解し，どう対処するか（精神科臨床エキスパート）．pp 2-16, 医学書院，2013
4) 成瀬暢也：臨床家が知っておきたい依存症治療の基本とコツ．和田 清（編）：依存と嗜癖―どう理解し，どう対処するか（精神科臨床エキスパート）．pp 18-48, 医学書院，2013
5) 成瀬暢也：薬物患者をアルコール病棟で治療するために必要なこと．日本アルコール・薬物医学会雑誌 44：63-77, 2009
6) 成瀬暢也：誰にでもできる依存症治療―わが国の薬物依存症治療の普及のために．精神神経学雑誌電子版：ss25-31, 2013
7) 成瀬暢也, 山神智子, 横山 創, 他：専門病棟を有する精神科病院受診者に対する認知行動療法の開発と普及に関する研究(1)．平成 22-24 年度厚生労働省精神・神経疾患研究委託費「アルコールを含めた物質依存に対する病態解明及び心理社会的治療法の開発に関する研究」統括研究報告書．pp 83-94, 2013
8) 成瀬暢也：精神作用物質使用障害の今日的状況．精神作用物質使用障害の入院治療―「薬物渇望期」の対応法を中心に．精神神経学雑誌 112：665-671, 2010
9) 成瀬暢也：喫煙，飲酒，薬物乱用の背景にある問題と教育に求めるもの．心とからだの健康 190：14-19, 2013
10) 松本俊彦, 谷渕由布子, 高野 歩, 他：全国の精神科医療施設における薬物関連精神疾患の実態調査．平成 24 年度厚生労働科学研究費補助金「薬物乱用・依存等の実態把握と薬物依存症者に関する制度的社会資源の現状と課題に関する研究」分担研究報告書．pp 111-144, 2013

〈成瀬暢也〉

第3部

精神科未受診例の早期発見と支援

第1章

学校における早期発見，早期支援

はじめに

　精神疾患の早期発見，早期支援を考えるとき，学校と相談機関や医療機関とが連携した取り組みが重要である．なぜならば，思春期・青年期はさまざまな精神疾患の好発時期であると同時に，思春期・青年期の子どもの多くが学校に所属しているからである．このため，不登校，いじめ，ひきこもりなどを通して学校生活のなかで，こころの健康問題に気づかれることも少なくない．

　一方，子ども自身が「言うほどのことではない」「恥ずかしい」「どのように話せばよいのかわからない」「自分がこんなに悩むのがおかしい」と考えて，頑張り続けてしまうこともある．このように，1人で悩んでいる場合は，保護者や担任にも気づかれないことがあり，周囲の大人の気づきが特に大切である．

　ここで大切なことは，子どものこころの健康問題を生物・心理・社会的(bio-psycho-social)な視点からとらえることであり，精神科医療は薬物療法に限定されるものではなく，支持的精神療法，家族調整を含めた環境調整，家族支援，学校生活における配慮などを含むものであることを十分に認識して，対応する必要がある．また，この時期は，「思春期危機」という概念があるように，一過性や反応性の症状が出現しやすい時期でもあり，子どもの成長や環境変化により消失していく場合もあるため，この点で慎重さが求められる[1]．

　学校における早期発見，早期支援を進めていくには，本人や家族の理解を得ることはもちろんのこと，学校の理解と協力を得て連携していくことがきわめて重要である．そのためには，医療関係者が学校という組織の枠組みや学校保健としての取り組みを理解していることも有用である．そこで本章では，学校保健の取り組みの現状を紹介したうえで，学校と連携し協働することで，子どものこころの健康づくりや，子どもの精神疾患の早期発見，早期支援につなげていくにはどうしたらよいか考えてみたい．

学校保健の現状

　学校保健は児童，生徒などを対象として健康づくりを進める分野で，文部科学省の

所管で行われ，「学校において，児童生徒等の健康の保持増進を図ること，集団教育としての学校教育活動に必要な健康や安全への配慮を行うこと，自己や他者の健康の保持増進を図ることができるような能力を育成することなど学校における保健管理と保健教育」とされている．今日では，「不登校」「いじめ」「発達障害」「薬物乱用」「被虐待」など，子どものこころの健康問題は多様で重要な課題となり，阪神淡路・東日本大震災，重大事故や犯罪においては，子どものこころのケアに特化した取り組みも行われるようになった．

　学校保健は養護教諭とのかかわりが深いが，その管理運営は保健主事を中心に行われていて，かつて保健主事は教諭に限定されていたが，今日では養護教諭にも拡大されている．保健主事は，「学校保健と学校全体の活動に関する調整や学校保健計画の作成，学校保健に関する組織活動の推進（学校保健委員会の運営）など学校保健に関する事項の管理に当たる職員」とされている．また，多くの学校には学校保健委員会が設置され，教職員以外に学校医，学校歯科医，学校薬剤師，PTA代表などが参加して，年に1，2回開催され，その活動状況は学校によりさまざまだが，専門医による講演会なども行われている．

　学校医は内科医または小児科医，耳鼻科医，眼科医が中心で，精神科医はきわめて少数に過ぎない．学校医の主な役割は健康診断であるが，健康相談や学校保健計画の立案など多岐にわたる役割も規定されている．近年では，学校医の資質向上を目的として，地域の医師会で指定学校医制度を設けて研修などを実施し，こころの健康についての研修も行われるようになっている．

　このように，学校保健は多くの教職員や専門職がかかわり，組織的に行われるものである．学校での早期発見，早期支援を進めていくとすれば，チーム内での連携がうまくいっていることがまず大切である．平成21年4月，学校保健法が学校保健安全法として改正され，「保健指導においては養護教諭を中心にほかの教職員と連携して行うこと」「地域の医療機関などと連携を図るように努めること」「事故，災害時などにおけるこころのケアへの取り組み」などが新たに盛り込まれた．法制度として，養護教諭を中心に地域の医療機関などと連携して，健康相談や保健指導が行われることが規定されたことになり，医療機関と学校との連携が今後より進むことを期待したい．

学校における精神保健

　今日では子どものこころの健康問題は心理社会的な問題にとどまらず，医学的な対応を必要とすることも多く，子どもへの適切な支援が求められるようになり，養護教諭にとって精神保健の知識は不可欠とされるようになった．このような背景から，こころの健康についての研修，スクールカウンセラーやスクールソーシャルワーカーの配置なども進められており，学校における取り組みや理解も広がりつつある．しかし，学校に精神保健や精神科医療についての知識や経験が十分にあるとはいえず，早期発見，早期支援を進めるためには，学校と相談機関，精神科医療機関との連携を作

り上げていくことがきわめて大切である．このなかで，養護教諭は（精神科）医療との連携にあたっては中心的な役割を担うとされ，養護教諭を中心に関係職員や学校医が連携して取り組むこととなる．

学校における早期発見，早期支援の基盤

こころの健康問題は，「様子がいつもと違う」「元気がない」「遅刻や欠席が多くなった」「1人でいることが多くなった」など，ちょっとした変化から気づかれることがある．これらの問題に適切に対処していくためには，学校が日頃から保健教育や学校保健委員会などを通じて，子どものこころの健康の発達について理解を深め，子どもや保護者への啓発も進めていることが重要である．その前提がなければ，早期発見や早期支援が適切な支援につながらず，スティグマとなりかねないことにもなる．医療機関への紹介は新たなスタートであって，決して終結ではなく，多くの場合受診後も継続的な支援が必要である．管理職を始め，すべての教職員がこころの健康問題の重要性を共有していることで，教職員の気づきを高め，早期支援が可能になる．

また，精神疾患を有する成人の75%が24歳までに発症しているといわれている[2]ことを考えるならば，思春期，青年期は精神疾患の発症時期として，また支援体制が組みやすいということで，早期支援を考えるうえで重要な時期である．学校におけるこころの健康問題への対応は，早期発見，早期支援の重要な端緒になるだけでなく，在学中であれば家族や学校と連携，協働することで，より継続的で幅広い支援が可能である．早期支援が円滑に行われ，学校生活をできる限り継続することができれば，子どものこころの成長にとっても大切な経験となり，その後の社会参加にとっても重要な意味をもつことになる．

学校との連携の実際

学校では，保護者，担任，学年主任，養護教諭，スクールカウンセラー，管理職など多くの大人がかかわっている．子どものこころの健康問題に気づいたとき，学校が保護者との協力のもと，全体がチームとして相談や支援できること，そして，必要に応じて速やかに外部の相談機関や医療機関と連携できることが望ましい．しかし，実際には必ずしも円滑に相談や受診が進むとは限らない．

その背景は本人や家族が気づいていない，気づいていても理解や協力が得られない，教職員の意見や見立てがまとまらない，どのタイミングでどのように医療機関などに相談したらよいかわからない，精神科医療機関についての情報がないなどさまざまである．筆者らが中学校，高等学校を対象に京都市，仙台市で行った調査[3]では，対応に困難を感じた事例として，「不登校事例」や「行動化が激しい事例」のほかに，「相談・医療機関を紹介しても本人，家族の理解が得にくい事例」が多くあげられた．

このことから，仮に早期発見ができても，早期支援は容易ではなく，事態が深刻に

なってから相談機関や医療機関につながることもある．学校における早期発見，早期支援を考えるとき，教職員の気づきを生かすこと，校内で子どものこころの健康問題を共有できること，本人や家族の理解と協力が得られること，相談機関や医療機関との連携が円滑に行われることが非常に大切である．

1 | 教職員の気づきを生かす

保護者は，家庭のなかでは自分の子どもの異変には気づきにくいことがあり，気づいても孤立し支援がなければ，子どもの異変に向き合い受け止めていくのは非常に勇気がいる．保護者よりも担任のほうが，子どもの変化に気づくこともあり，早期発見として重要である．しかし，的確な教職員の気づきが，子どもを指導できない教職員としての力量のなさととらえられたり，教職員が子どもやクラス内のことをほかの教職員と共有する雰囲気が乏しかったりすることもある．教職員の気づきが言語化され，周囲の教職員にも共有されやすい校内の体制作りが大切である．

2 | 校内でこころの健康問題を共有する

校内での事例検討会議など，ほかの教職員に気兼ねなく意見交換できる場が，日常的に保障されていることが大切である．担任は自分にしかできない，自分が頑張らなければという思いで問題を抱え込んでしまうこともある．事態が深刻になってから開催されるのではなく，定例的に開催することで初期の気づきに対応することも可能となる．

また，学校が相談機関への相談や医療機関への受診を勧めていくためには，校長を含めた学校としての判断も必要であり，担任や養護教諭のみの判断で外部と連携できるとは限らない．校内での連携が円滑に行われていることが重要である．

3 | 子どもや家族への支援—相談や受診への支援

学校には多くの精神保健に関連するニーズがあるが，平成13年度に筆者らが調査した際には特に対応に困難を感じた事例として，自傷行為などの行動化が激しい事例，体重減少の著しい摂食障害の事例，コミュニケーション障害のある自閉症の事例，被虐待が疑われるが本人が介入を拒否する事例などが報告された[3]．

その一方で，精神科受診の必要性を保護者に言いにくい，精神保健相談に行くことに保護者が不安を示す，保護者に相談や受診を勧めても断られる，本人が希望しても保護者が反対するなど，保護者の理解や協力が得られないために関係機関との連携が進まないことで困難を感じているという意見も多く報告された．校内で問題を共有化し，学校としては，相談機関や医療機関との連携の必要性を感じていても，保護者や子どもの理解や協力が得られないためにどう対応してよいかわからないままに時間が

経過してしまうこともある．「保護者や子ども本人の理解が得られない」理由や本人や保護者のもつ不安や戸惑いを考えながら，関係機関との連携を進めることが重要である．

相談や受診がためらわれる背景として，精神疾患や精神科医療に対する誤解や偏見，情報不足などが考えられる．このような場合，保護者は「自分の育て方が悪かったのではないか」「親の責任と言われるのではないか」「学校で子どもが孤立してしまうのではないか」「精神障害者というレッテルを貼られるのではないか」など多くの不安を抱いていることが多く，保護者が専門機関に行くときの不安な気持ちを十分に受け止め，気持ちを丁寧に聞いていくことが大切である．

医療機関においては家族支援は日常的なことであるが，学校は十分にその経験を積んでいるわけではない．保護者が子どもに振り回されている場合もあり，ゆとりを取り戻すためにはまず学校が保護者との信頼関係を築き，その不安をしっかりと受け止めることが大切である．学校と保護者との関係がうまくいかないとき，家族支援について医療機関からの助言が有効なこともある．

保護者が，不安な気持ちを十分に受け止めてもらえたと感じると，ようやくゆとりが出て他人からの助言を受け入れることができるようになる．外部の相談機関および医療機関への相談や受診が困難な場合は，担任，養護教諭，スクールカウンセラー，学校医，管理職などが協力し，時には外部機関の助言を受けながら，本人や保護者への支援を行うことが重要である．学校が継続的にかかわることで，子どもや保護者との信頼関係ができると，医療機関などへの紹介，連携についても理解や協力が得やすくなる．

4 | 医療機関の取り組みと連携

医療機関は，学校での取り組みを理解するとともに，子どもや家族が相談や受診に至らないときであっても継続して助言することで，学校が安心して子どもを見守りつつ受診援助できるように支援することが大切である．

医療機関と学校との連携においては，学校で子どもと接することのできる学校医やスクールカウンセラーと協力することも有効である．子どものこころの健康に不安を感じたとき，スクールカウンセラーや学校医の相談，助言などを受けることは，外部機関に比べると敷居が低く，本人や保護者も相談しやすいという利点がある．精神科医療機関に紹介する場合も学校医やスクールカウンセラーから紹介することでよりスムーズに進む場合もある．日本学校保健会による調査[4]によれば，学校医による健康相談の実施状況は小学校31％，中学校31％，高校57％，支援学校70％で，積極的に取り組んでいるのはそれぞれ9％，7％，25％，31％であったが，今後の取り組みが進めば，学校医と連携する機会も増えてくるものと考える．

したがって，精神科医療機関に本人の受診や家族からの相談があったときは，最初の出会いが非常に大切である．家族がさまざまな不安や思いをもちながらやっとの思

いで来院している場合や，本人が保護者の説得でしぶしぶ受診している場合も多いので，まずそれを十分にねぎらう気持ちで接することがたいへん重要である．

臨床ケース

〈症例：高校1年，男子〉

　高校1年の2学期までは問題なく通学していたが，3学期，教室で自分の失敗をからかわれたことから，休みがちとなる．担任には「いつもこそこそ言われるので，教室に行きたくない」と言い，高校2年になっても欠席が多いままで，母親は「本人に任せている」とのことであった．登校時は別室で勉強するものの，生徒を避け教室に入れないことから，スクールカウンセラーとも相談のうえ，医療機関を受診するよう促したが応じなかった．ほかの教師からは「怠けではないか」「特別扱いしすぎではないか」などの意見も出たため，養護教諭と担任が精神保健福祉センターに相談に訪れた．

　本人は別室での勉強も行っていることから怠けとは考えにくいことや，被害的関係念慮の可能性もあるので，養護教諭と担任が協力して本人や家族に援助したいという気持ちが伝わるように配慮しながらかかわることが大切であると伝えた．また，校内で事例検討を行い，担任と養護教諭が孤立せずにほかの教師の協力も得ていくように助言した．思春期外来のある医療機関についても情報提供した．

　その後，本人は別室で1人で過ごすほうが楽などと話すようになり，母親は家庭訪問を通して緊張感が軽減したが，医療機関の受診は身内の恥をさらすようで抵抗があるとのことだった．校内で検討の結果，根気よく医療機関受診のきっかけを探っていくことになった．

　2学期になり，本人が「専門家に会ってもいい」と言うようになり，母親の了解を得て，まず学校医の健康相談を受けるよう助言した．学校医も受診を勧めようとしていたところ，本人が養護教諭に不安で緊張した表情で「学校でも近所でも，いつも自分のことを噂されているようでとてもつらい．夜も眠れない，何とかしてほしい」と話した．学校医とも相談のうえ，早めに不安感や不眠を改善するほうがよいのではないかと担任から母親に伝え，精神科思春期外来を受診することになり，統合失調症の初期とのことで治療が開始された．約2か月後に登校し，受診前より落ち着き，周囲への被害的な訴えも軽減し，徐々に教室で過ごせるようになった．その後も，学校，学校医，家族が医療機関と連携しながら支援を継続した．

解説

　この症例では，当初は医療機関につなげることが困難だったが，養護教諭や担任の継続的なかかわりにより，本人，母親ともに少しずつ学校への信頼感が芽生えていった．養護教諭や担任は校内で検討会を開き，ほかの教員の協力が得られたことや，専

門機関とも継続的に連携したことで安心して本人，母親とかかわることができ，本人の訴えが顕在化したときに速やかに受診に結びついた．医療機関受診後も，継続して援助する姿勢を示し，本人や家族の了承を得たうえで，必要時主治医とも連絡をとっていくことになった．

おわりに

　本人，家族の理解を得て，学校と医療機関が連携していくことは，本人，家族にとって安心につながる．精神科医が学校の方針や対応を理解しつつ，ともに悩み考えていく姿勢をもつことが重要[5]であり，そのなかで，病気への理解を促し，学校でのかかわり方を伝え，共有していくことが大切である．家族から学校批判がなされることもあるが，不安な思いとしてきちんと受け止めつつ，子どものペースを尊重し，時間をかけたかかわりが必要である．病気への理解や学校でのかかわり方について，保護者では学校にうまく伝えられない場合は，了解を得て医師から伝えることでうまくいくこともある[6]．学校での早期発見，早期支援においては，子どもを中心に，家族，学校関係者，医療機関が協働で支援を継続していくことが大切である．

●文献

1) 斎藤　環：統合失調症の早期介入の功罪．精神科治療学 28：1413-1417, 2013
2) Kessler RC, Amminger GP, Aguilar-Gaxiola S, et al：Age of onset of mental disorders：a review of recent literature. Curr Opin Psychiatry 20：359-364, 2007
3) 山下俊幸：政令指定都市における精神保健福祉施策の推進に関する研究―関係機関及び中学校・高等学校における精神保健ニーズと連携の在り方〔平成13年度厚生科学研究補助金（障害保健福祉総合研究事業）総括・分担研究報告書，都道府県・市町村等における精神保健福祉施策の充実に関する研究(研究代表者：中島克己)．pp 59-78, 神奈川県立精神保健福祉センター，2002
4) 松野智子（編）：学校保健の課題とその対応―養護教諭の職務等に関する調査結果から．財団法人日本学校保健会，2012
5) 小河光子：中学校での学校精神保健の取り組み―養護教諭の立場から．日本社会精神医学会雑誌 18：229-233, 2009
6) 松永貴久美：家族会が望む学校・病院と連携し取り組む早期支援．精神障害とリハビリテーション 16：33-37, 2012

●Further reading

- 山下俊幸（編）：教職員のための手引き（改訂版）学校における精神保健に関する健康相談―児童・生徒のこころの健康支援のために．2004
  http://www.acplan.jp/soudan/youth.html（2014.5.20 accessed）
  （教職員向けの精神保健に関する健康相談の手引きで，中学校・高等学校へのニーズ調査をもとに，教職員の意見を参考に作成したもの）
- 思春期・青年期のこころの健康シリーズ⑥思春期青年期のこころ―思春期青年期のあなたへおくるヒント．京都市こころの健康増進センター，2010
  http://www.city.kyoto.jp/hokenfukushi/kokenzou/center/consultation_f104.html（2014.5.20 accessed）
  （生徒自身の気づきのヒントとなるリーフレットで，京都市教育委員会の協力を得て，中学校・高等学校の生徒への配布用として作成したもの）

〈山下俊幸〉

第2章

産業現場での早期発見，早期支援

● 産業現場におけるメンタルヘルス不調者の増加と国の対応

　精神疾病が平成23(2011)年に4大疾病(糖尿病，脳卒中，がん，心臓病)に追加され，5大疾病の1つとして今後対策がなされることになった．その理由の1つとして，精神疾病患者数の急増があげられるが，どのような領域の患者が増えたのであろうか．労働者の精神疾病を把握するために，平成17(2005)年に大阪産業保健推進センターと共同で行った調査から興味深い結果が得られた．従業員数300名以上の大阪府下の事業所1,248か所(有効回答468事業所：有効回答率37.5%)で，精神疾病病名で休職した労働者の総数は平成12(2000)年に比べ平成16(2004)年では3.5倍に，特にうつ病・うつ状態の診断書で休職した労働者は4.9倍に増加していた．労働者における精神疾病の急増が示唆されたわけである[1]．国の対応として，平成11(1999)年までは健康な労働者がその健康を維持増進できるようにとトータル・ヘルスプロモーション・プラン(Total Health Promotion Plan；THP)などの施策が行われてきた．平成12年に精神障害(うつ病)による労働者の自殺が労働災害(労災)として認定されるなどの出来事もあり，国は職域のメンタルヘルス対策に本腰を入れるようになり，平成12年に「事業場における労働者の心の健康づくりのための指針について」を発表し，以後メンタルヘルスに関するさまざまな指針や手引きが出されるようになった(表3-1)．

表3-1　労働者の健康に関連するさまざまな手引きや指針などの例

昭和63年(1988年)	トータル・ヘルスプロモーション・プラン(THP)を努力義務化
平成4年(1992年)	快適な作業環境の維持・管理，作業方法の改善
平成8年(1996年)	健診結果の通知，事後措置の義務化
平成12年(2000年)	事業場における労働者の心の健康づくりのための指針
平成16年(2004年)	心の健康問題により休業した労働者の職場復帰支援の手引き
平成18年(2006年)	医師による面接指導の新設(過重労働，うつ病)
平成21年(2009年)	心の健康問題により休業した労働者の職場復帰支援の手引き(改訂版)
平成23年(2011年)	心理的負荷による精神障害の認定基準について
平成26年(2014年)	ストレス健診導入？(未定)

産業現場におけるメンタルヘルス不調の基本的な考え方

　労働者に増加しているメンタルヘルス不調に産業現場はどのように対応しているのであろうか．メンタルヘルスに限らず労働者が病気になると，病気を悪化させないようにどのような職務配慮が必要なのか検討する一方で，減少する労働力をいかに補うのかなども同時に検討する．職場は治療や就労制限が長引き労働生産性に影響が生じることを避けたいが，対応が不適切で自殺などの事故が起これば労災として訴訟対象になることもあるため，労働者の健康に配慮し安全配慮義務違反に問われないように対応を行う．安全配慮義務とは，「事業者が労働者に負っている労働契約上の債務で，事業者が労働者に対し，事業遂行のために設置すべき場所，施設もしくは設備などの施設管理または労働の管理にあたって，労働者の生命および健康などを危機から保護するよう配慮すべき義務」とされている．職域のメンタルヘルス対策は労働者の健康保持など安全配慮義務的観点と，企業利益の損失を防止する危機管理の両面から重要なのである．

　具体的な精神疾病として職場で最も多いのはうつ病であることに異論はないであろう．しかし，統合失調症や不安障害など精神疾病の範囲は広く，多様な疾病理解や対応方法の検討も職場ではいまだ不十分である．そこで，産業現場におけるメンタルヘルス不調への基本対応は，疾病性（どんな病気か）ではなく事例性（普段どおり働けないこと）とし，産業保健スタッフなど必要最低限の人員が疾病性を理解する．そして，事例性に対し安全配慮義務と危機管理のバランスをとった対応を検討する．ただし，産業現場においてメンタルヘルス不調者対策がこれまであまり取り扱われてこなかったこともあり，組織としての現実的な対応方法が定まっていないことも多い．そのため国の指針や手引きを参考にしながら，職場内でメンタルヘルス不調を早期発見する体制を構築する試みや，個別対応として定期面談や健康診断を利用しようとする試みがなされている．

職場の体制整備

　平成12年に労働省（現厚生労働省）より「事業場における労働者の心の健康づくりのための指針について」が発表された．メンタルヘルスケアは「セルフケア（労働者本人によるケア）」「ラインによるケア（管理監督者などによるケア）」「事業場内産業保健スタッフ等によるケア（産業医などによる専門的ケア）」「事業場外資源によるケア（病院やクリニックなどによるケア）」の4つに分けられた．これら「4つのケア」はおのおのがしっかりとした役割を果たすことが前提であり，さらにお互いが連携することも大切とされている．メンタルヘルス不調は客観的指標が少なく，職場での早期発見は困難なことが多い．そのため，メンタルヘルス問題の発見には「ラインによるケア」として労働者の相互チェックが有効と考える．ただ，上司などの労働者は医療者ではないため「疾病性」ではなく「事例性」に注目し，同僚や部下の「いつもと違う雰囲気や言動」

「仕事が普段どおりできないこと」に注意を向けるようにする．身体的なものとしては不眠や食欲不振が，精神的なものとしては自殺念慮，イライラ，攻撃性，普通でない言動（被害的，悲観的，誇大的）が，行動的なものとしては勤怠状況悪化，仕事の能率低下，判断力低下などがあげられる．上司が部下の事例性に気づいた場合，その原因について同じ労働者の立場から事情を聞き対策を考え，病気の可能性がある場合は本人の同意を得たうえで産業保健スタッフに橋渡しをすることが勧められている．

産業保健スタッフはメンタルヘルス不調に起因すると思われる身体的症状，精神的症状，行動面での症状が存在し就労状況に変化を認めた労働者に対し，健康に関する指導（保健指導）を行う．その程度が増し，精神症状の原因を医学的に鑑別する必要がある場合や，精神症状に由来する衝動行為や問題行動を認め加療を要する場合，あるいは精神症状により身体的・精神的に疲弊している場合などは専門医療に結びつけることを検討する（要医療レベル）．また同時に，人事労務担当者は上司や産業保健スタッフと連携しながら，作業に関するさまざまな配慮や指導を検討するが，これは精神症状の重篤度のみならず，本人の意思，社会（職場）や家族の許容度や状況など，総合的に判断する．作業への配慮は通常本人からの申出があった場合に行うが，病状により業務に問題（事例性）が生じている場合は本人の了解がなくても就業上の配慮を行う[2]．

個別対応としての面接や質問紙などの利用

労働者のメンタルヘルス不調を事例性を中心に職場で早期発見することは重要である．しかし，多忙な上司や産業保健スタッフが部下や同僚全員の精神状態を常に把握しておくことは困難であり，個別面接や健康診断のタイミングを利用することになる．そして，一定の条件を認めた場合には産業医などが面接を行うことも規定されている．すなわち，平成18（2006）年の改正労働安全衛生法により長時間残業者の面接指導が義務化され，「事業者は，1週当たり40時間を超えて行う労働が1月当たり100時間を超え，疲労の蓄積が認められる者であって，面接指導に係る申出を行った者に対し，医師による面接指導を行うこと，また面接指導の実施の際には，うつ病等のストレスが関係する精神疾患等の発症を予防するためにメンタルヘルス面にも配慮すること」などとされている．これは，長期間にわたる疲労の蓄積による健康障害やいわゆる過労自殺などの問題が発生し，労働者の健康確保対策の充実強化が課題となっていたためである．また，平成22（2010）年12月には，労働政策審議会が厚生労働大臣に対し，職場において労働者のストレスに関連する症状・不調を確認することなどを事業者の義務とする新たな枠組み（以下，ストレス健診とする）を導入することが適当であるとした．ストレス健診は平成24（2012）年度から開始とされていたが，昨今の政治状況などから現在まだ導入はされていない．しかし，いずれ職場に導入されると思われ，注意が必要である．平成23（2011）年に出された行政要請研究報告書「ストレスに関連する症状・不調の確認項目の試行的実施」によると，ストレス健診で

使用されるストレスに関連する症状・不調として確認することが適当な項目として，主に疲労を確認する目的で，「①ひどく疲れた，②へとへとだ，③だるい」が，主に不安を確認するために，「④気がはりつめている，⑤不安だ，⑥落ち着かない」が，抑うつを確認する項目として，「⑦ゆううつだ，⑧何をするのも面倒だ，⑨気分が晴れない」があげられている．これらはおのおの，ほとんどなかった（1点），ときどきあった（2点），しばしばあった（3点），ほとんどいつもあった（4点），として記載され，おのおのの項目で合計して評価されることになる．この評価から労働者にストレス関連症状や不調があると判断された場合には労働者にそれを通知し，面接が必要と通知を受けた労働者が事業者に面接の申出を行った場合には，事業者は医師による面接指導および医師からの意見聴取などを行う義務を負う．詳細は今後明らかにされるが，カットオフポイントの問題，対応できる産業医や精神科医の体制整備の問題など，実際の実施までに検討する課題も多いと思われる[3]．

さまざまな連携の重要性について

これまでにも述べてきたが，職場のメンタルヘルス対策は職場だけで考えるのではなく，職場内および職場外の多くの立場の人々との連携が重視されている．特に，主治医と産業保健スタッフの連携は，休職，復職，職務配慮など多くの場面で必要となる．産業保健スタッフには，産業医，看護師，保健師，心理士，産業カウンセラーなどの多職種が含まれる．また，事業所によっては従業員支援プログラム（Employee Assistance Program；EAP）と連携しているところがあり，時に主治医は連携を求められる．産業カウンセラーは民間資格で，心理学的手法を用いて働く人々が抱える問題を自らの力で解決できるよう援助する．EAPは事業場内部（内部EAP）や外部（外部EAP）で契約し，メンタルヘルス関連に限らず，家庭の問題，経済的問題，法律問題など幅広く扱い，個別事例に対応したり復職支援事業を行ったりするなど多くの機能がある．主治医としてこれら多様な人員や組織と連携するうえで重要なのは，お互いの立場が異なることを理解することである．すなわち，主治医は患者側の立場に立ち，病気の治療を目的とし，職務判断は症状の改善に注目している．一方，職場（人事労務）は給料に見合った労働生産性の確保を目的とし，職務判断は事例性の有無に注目している．産業保健スタッフは一定の医学的知識を有しているため，主治医の医学的判断や説明を正しく理解することができ，そのなかで人事労務上の必要な配慮について職場に伝達，調整することができる．また，職場の状況を把握しているため，主治医に労働条件の説明を行ったり，病態に応じた作業環境調整を行ったりすることが可能である．さらに，個人の特性に応じたその労働者固有の援助も可能で，職場での服薬指導や通院指導も行うことが可能である．産業保健スタッフは中立で事例性に注目し，どのようにすればスムーズに就労継続できるのかを考えるため，主治医は職場との調整を依頼することができる．

就労を支援するために

　社会環境の急激な変化に伴い，これまで問題視されてきた従来型のうつ病以外にも多くのメンタルヘルス不調が生じている．一方，国は施策として障害者の雇用対策にも積極的に取り組み，働く障害者のうち，精神障害者の雇用が急激に増加している[4]．平成 25 年度から障害者雇用率が 1.8％ から 2.0％ に増え，その 5 年後から精神障害者の雇用も義務化される方向にある．メンタルヘルス不調になる労働者が増えると同時に，精神障害者の雇用機会や行政的対応も着実に整備されており，精神疾病をもちながら就労することはもう特別なことではないといえる．それに伴い職場主導でメンタルヘルス対策に力を入れる職場も出てきており，精神科医がその考え方を理解することは労働者の就労支援として重要である．産業現場におけるメンタルヘルス対策には，労働者の健康を維持する安全配慮義務だけではなく，企業体としての組織防衛の観点があることを理解し，国の出した指針や手引きを理解しながら職域と連携していくことが重要となる．

　本章では未受診例の早期発見と支援について述べたが，精神科医がかかわる職場復帰に関しても「心の健康問題により休業した労働者の職場復帰支援の手引き（平成 16 年に示され平成 21 年に改訂）」があり，このような産業現場に関する国の指針や手引きの知識は最新のものを得て産業現場と連携をとることが望まれる．

●文献
1) 酒井國男，井上幸紀，前久保邦昭，他：休職からの職場復帰体制の現実と課題―企業へのアンケート調査から．労働者健康福祉機構大阪産業保健推進センター，2006
2) 井上幸紀：病気をもちながらどこまで働けるか―疾病と就労の臨床判断．臨床病理レビュー 146：159-171，2010
3) 井上幸紀：うつ病健診の波紋―職域でのうつ病の対応をめぐって．精神科 22：285-291，2013
4) 厚生労働省：平成 24 年障害者雇用状況の集計結果
   http://www.mhlw.go.jp/stf/houdou/2r9852000002o0qm-att/241114houkoku.pdf（2014.5.20 accessed）

〈井上幸紀〉

第3章

地域（保健所/精神保健福祉センターなど）との連携

はじめに

　精神疾患に罹患した人が，重症化することなく早期に受診できるためには，心身の不調を本人や周囲が感じたときに相談を行い，必要に応じて医療につなぎ，連携して支えるサービスが必要となる．とりわけ，精神疾患では，発症は心身の不調や行動面での変化として現れ，本人や周囲にとって精神疾患としては認識されにくいことや，偏見や差別がなお強いことから，行政の役割が大きい．

　ここでは，精神疾患の早期発見・受診勧奨を念頭におき，保健所，精神保健福祉センターなどの地域の関係行政機関の基本的な役割や，相互に連携を円滑に行うコツなどを，施策動向を含めて述べる．なお，精神保健福祉に関する法制度は，「入院医療中心から地域生活中心へ」[1]という方向での改革途上であり，本章は2013年12月時点のものである．

保健所，精神保健福祉センターなどの基本的な役割

　地域の行政機関による精神保健福祉相談は，地域保健法，精神保健福祉法，障害者総合支援法などに基づき，主に市町村，保健所，精神保健福祉センター（3者を総称し，以下，地域精神行政機関とする）により重層的に実施され，相互に密接に連携すべきものとされている．国は，保健所及び市町村における精神保健福祉業務運営要領[2]と精神保健福祉センター運営要領[3]を定めており，これらをもとに，地域の実情に応じて精神保健福祉相談が取り組まれている．図3-1に精神保健福祉法（「精神保健及び精神障害者福祉に関する法律」）第47条に基づく地域精神行政機関の役割や連携について示す．

1 | 市町村

　市町村は住民に最も身近な自治体であり，精神保健福祉法では，精神障害者の福祉に関する相談に応じる義務が課せられている一方，精神保健に関する相談は努力義務となっている．市町村数は1,719に及ぶが，未受診者の早急な受診勧奨など，医学的

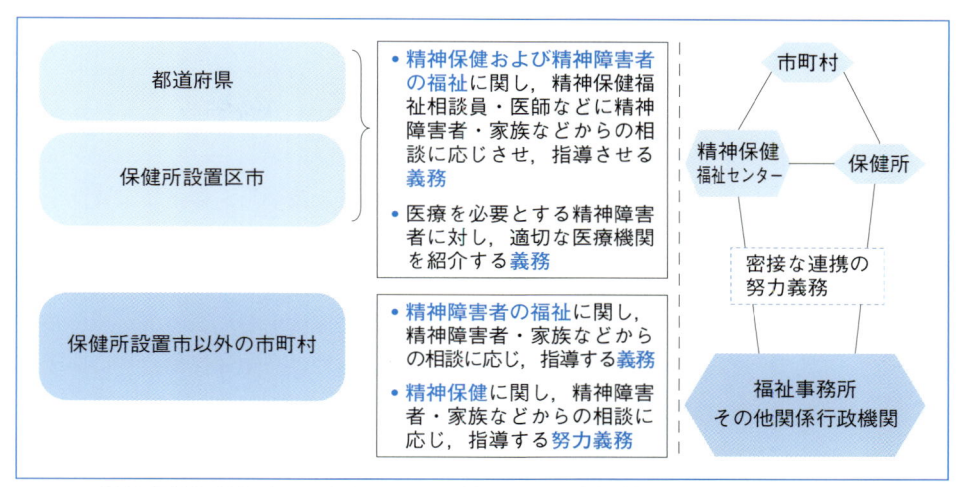

図 3-1　精神保健福祉相談での保健所・市町村の役割と連携（精神保健福祉法第 47 条による）
2010 年度に改正され，2012 年度より施行．

　判断や医療機関紹介などを要する事例については，保健所を設置している市(70 市)を除くと，市町村だけでは実施が難しく，保健所などとの連携が特に必要となる．ただし，母子保健や生活保護など早期発見と関連の深い事業も市町村が実施主体であることが多く，実態としては未受診の精神疾患患者に対応している．精神保健福祉相談の担当部署は，障害福祉主管部署であることが多いが，市町村保健センターでこころの健康相談を行う例もある．障害者総合支援法に基づき相談支援事業者への委託による相談支援(委託相談支援)や，介護保険法に基づき設置されている地域包括支援センターも精神保健福祉に関連する相談を担う．また，市町村は，精神保健福祉に関する企画調整，住民への普及啓発などを行うほか，自立支援医療(精神通院公費)，精神障害者保健福祉手帳，障害福祉サービス，介護保険などの精神疾患患者に必要なサービスの申請窓口の多くを受け持ち，保護者がいない場合に居住地の市町村長が医療保護入院の同意者となるなど，受診や連携した支援のうえで重要な役割を担う．

2 | 保健所

　保健所は，管轄地域の精神保健福祉行政の中心的な機関であり，都道府県(多くは二次医療圏ごと)，政令指定都市，中核市，保健所政令市，特別区により，全国 494 か所設置されている．本人や家族などからの電話や来所による相談のほか，保健師などの専門職が居宅を訪問して相談や指導を行い，未受診者の受診勧奨では重要な役割を担う．その際，説明と同意による指導が原則であるが，必要に応じて危機介入的な訪問を行うこともある．管内住民への普及啓発や，地域の市町村や関係機関への技術援助や研修，組織育成，地域精神保健福祉連絡協議会などの開催による連携体制づくりの企画調整などを行うほか，自傷他害のおそれのある事例の警察官通報の受付や医

療保護入院のための移送の実務など危機介入も担当する．

3 | 精神保健福祉センター

　精神保健福祉センターは，都道府県と政令指定都市により，全国69か所（東京都は3か所）に設置されている精神保健福祉の向上や増進のための総合技術センターである．精神保健福祉相談のうち複雑または困難なものを行い，アルコール，薬物，思春期，認知症に関しては特定相談として実施する．このほか，普及啓発や保健所・市町村などへの技術援助，人材育成，組織育成，精神保健福祉に関する企画立案や調査研究，自立支援医療（精神通院医療），精神障害者保健福祉手帳の判定，精神医療審査会の事務なども行う．このため，精神科医，精神保健福祉士，保健師，臨床心理技術者などの精神保健福祉専門職が配置されている．精神科救急情報センターや，医師らによる訪問指導，思春期青年期事例のデイケアなどに取り組むセンターもある．

4 | 保健師と精神保健福祉相談員

　上記の機関の多くは，保健指導に関する専門職として保健師を配置するほか，精神保健福祉相談員（精神保健福祉法第48条）として精神保健福祉士などを任用している場合もある．これらは，医療機関などとの連携のキーパーソンとして重要である．

● 臨床ケース

　未受診者の精神科受診支援における地域関係行政機関の役割の理解を図るため，連携して取り組んだ事例を紹介する．いずれも，筆者の経験をもとに作成した架空のものである．

1 | 奇行と閉じこもりが目立ち保健所の訪問指導を通じて入院に至った例

〈症例1：20歳代，男性．両親と同居〉
　生来健康で学業や対人面でも特に問題はなかった．大学卒業後，事務系会社員として就職．2年目の春頃から頭痛や不眠を訴えていたが，その後，職場のいやがらせを理由に出勤困難となった．自室にこもりがちで，壁に奇妙な張り紙をし，独語がみられた．心配した両親が受診を勧めたが，本人は「病気ではない」と言い拒否したため，地元の保健所に相談．保健師が家庭訪問し，本人の被害妄想や幻聴を把握しつつ，不眠などの苦痛への共感を伝えた．保健所では精神保健福祉センターの医師を交えて事例検討を行い，統合失調症の発症と考え早期の受診が必要と判断した．保健師は日頃の活動を生かし受診先病院を確保し，本人宅で粘り強く話し合い，両親とともに同行

受診した．病院指定医の診察の結果，統合失調症で要入院とされたが本人は妄想により同意できず，父親の同意で医療保護入院となった．約3か月の入院で幻聴などは改善し，円滑な社会復帰のため，病院の精神保健福祉士と保健師は本人や家族とともに話し合い，住所地の市で委託相談支援を行う事業所を退院後の相談先としてつなぎ，退院とともに自立支援医療(精神通院医療)の申請を勧めた．

2│乳児健診を契機に母親の抑うつを把握し受診につないだ例

〈症例2：30歳代，女性．夫と娘(4か月)と同居〉

生来健康で，まじめでやや内向的な性格であった．学業や集団適応面で特に問題はなかった．短大卒業後に会社に就職し，約2年前結婚．出産後，授乳をきちんとできるか気になり自信がもてず，気分が沈み，育児以外の家事もひどく億劫に感じていた．食欲が低下し体重も減少．市の乳児健診で，児の衣服の汚れ，皮膚のかぶれ，体重身長の伸びの遅れなどが指摘され，本人の記入したエジンバラ産後うつ病質問票(EPDS)が17点と高値であった．市の保健師は本人と面談し，早朝覚醒や熟眠障害，抑うつ気分，絶望感を抱え，夫にも相談できずにいることを把握し，家庭訪問の同意を得た．自宅内は乱雑であり，児の衣類の洗濯や入浴も十分できていない様子がわかった．市の保健師は，保健所の協力を得て，精神科への受診に同行し，精神科医の助言をもとに定期的に家庭訪問し，育児や人工栄養に関する指導を行うほか，本人の了解を得て，夫や実家とも連絡をとり育児などでの協力の依頼などを行った．

地域精神行政機関との連携のコツと留意事項

1│連携のコツ

地域精神行政機関との連携を円滑に進めるうえで，精神科医療機関にとって重要と思われる点をあげる．下記は，精神保健福祉士などの連携の担当者を配置して取り組むとより効果的であろう．

(1)日頃からの情報収集

行政機関や医療団体などからの通知やウェブサイトにより提供される情報を収集するほか，地域精神行政機関の担当者と顔の見える関係ができると，相互にリアルな情報のやりとりが可能になる．制度改正や事業案内だけではなく，医療機関所在地の都道府県(指定都市)精神保健福祉主管課，精神保健福祉センターや保健所をはじめ，医療機関を受診する患者が多く住む区市町村についても，定期的な情報収集が望まれる．

(2) 必要に応じた地域関係行政機関への紹介

医療機関受診患者の必要に応じて，円滑に障害福祉サービスを利用できるように，積極的に住所地の区市町村の障害福祉担当課や委託相談支援事業所につないだり，家族を保健所や精神保健福祉センターの家族教室へ紹介したりすることが望ましい．これらを通じて，地域関係行政機関の実情がわかるほか，患者を通じて連携した支援が広がる．

(3) 受診紹介への丁寧な対応

電話などで紹介の打診があった場合は，初診受付時間帯，受診に必要な持ち物，医療機関側連絡担当者を伝え，紹介元機関名と担当者，紹介経緯の概要，機関職員や保護者（家族）の同行の有無，初診時の注意事項を把握し，受け入れについて調整を図る．初診予約状況や病床確保の問題などで断らざるをえない場合も，事情を丁寧に話し，今後の協力の希望を伝えることが望ましい．紹介されたが関係機関職員の同行なく受診した場合や，電話相談などでの助言により紹介なく自発的に受診した場合も，本人の同意を得たうえで，必要に応じて受診の事実や治療方針などを伝え，爾後の連携に生かす．

(4) 地域での連携した取り組みへの協力

地域関係行政機関の関与する連携会議に参加したり，連絡調整に適切に対応することも連携の強化に役立つ．連携のための地域の会議として，区市町村が行うものとして自立支援協議会があり，保健所が行うものとして団体代表者による地域精神保健福祉連絡協議会や実務担当レベルの地域精神保健福祉担当者連絡会があげられる．当該医療機関職員が参加しない場合でも，地区医師会などの関係団体を通じて検討内容を把握し，意見を伝えることはできるであろう．

2 地域精神行政機関との連携における留意事項

(1) 地域精神行政機関は管轄地域が限定される

健康保険証があれば全国どこでも受診できる医療機関と異なり，地域精神行政機関は，管轄地域にサービス範囲が限定される．例えば，地域精神行政機関が患者の住所地市町村外にある場合，そのサービスを患者は利用できない場合が多い．保健所保健師の支援対象も原則として所管地域の住民に限られる．

(2) 地域精神行政機関職員は定期的に異動する

地域精神行政機関の職員は数年ごとに定期的に異動する．異動期は年度初めや7月半ばなど自治体によって決まっており，異動を見越した相互の連携が望まれる．

おわりに

　わが国の精神保健福祉施策は，重症な事例に入院医療を提供することを中心としてきたが，近年，予防や早期発見を重視する方向に転換し，具体的施策が打ち出されている．2012年度に示された「精神疾患の医療体制の構築に係る指針[4]」では，目標として，①精神疾患の発症予防，②発症から精神科受診までの期間の短縮があげられ，医療機関に求められる事項に，①普及啓発や1次予防への協力，②保健所，精神保健福祉センターなどとの連携が示され，構築の具体的な手順のなかで，都道府県，保健所，精神保健福祉センターの役割として，精神保健福祉関係機関と医療機関との連携の推進，連絡調整などが述べられている．急速に増加する認知症患者については，2013年度からの認知症施策推進5か年計画（オレンジプラン）[5]において，早期診断・早期対応のため，地域包括支援センターに認知症初期集中支援チームを配置していくこととしている．

　2013年に改正された精神保健福祉法では，精神障害者に対する医療提供の指針を厚生労働大臣が示すこととなり，2014年度からの実施に向けて検討中である．この指針の案[6]では，保健所や精神保健福祉センターなどの相談や訪問指導を通して，地域の病院や診療所と連携協力しつつ，早期に必要な医療に適切にアクセスできる体制の整備を推進することが示されている．

　このような施策が実効性をもつうえで，各地域での精神科医の協力は欠かせない．精神科医の専門的知見を活用し，早期発見や受診に関する地域の課題を明らかにして共同で解決を図りながら，関係機関の連携の着実な推進を望むものである．

● 文献
1) 厚生労働省：精神保健医療福祉の改革ビジョン．2004
2) 厚生労働省：保健所及び市町村における精神保健福祉業務運営要領(2012年3月30日一部改正)．2012
3) 厚生労働省：精神保健福祉センター運営要領について(2013年4月26日改正)．2013
4) 厚生労働省：精神疾患の医療体制の構築に係る指針(2012年10月9日一部改正)．2012
5) 厚生労働省：認知症施策推進5か年計画．2012
6) 厚生労働省：良質かつ適切な精神障害者に対する医療の提供を確保するための指針案．2013

〔熊谷直樹〕

第 4 章

他科医受診を契機に発見される精神疾患

はじめに

　　精神疾患を患う患者の多くは，症状が悪化するまで「自分がこころの病気に罹患している」とは気づいていない．このことは頻度の高いうつ病に限らず，ほかの精神疾患にも共通している．彼らはこころの問題を抱え日常生活に支障が生じても，深刻な精神症状を周囲から指摘されるまで医療に解決を求めない．また，最初の受診先は精神科や心療内科といった専門医ではなく，身体症状を理由にかかりつけ医や総合病院の一般診療科（以下，他科医）である場合が多いという．

　　確かに，回復した患者たちの話に耳を傾けると，その症状のはじまりには体の違和感や自律神経症状を理由に他科医を受診していた時期がある．しかし，次に精神科医を受診するまでの精神病未治療期間が，無視できないほど長いことに驚かされる．身体症状への対応が求められる他科医受診時には，精神症状に焦点が当てられる機会は少ない．しかし，説明困難な自律神経症状に遭遇した際に，新たに精神疾患を疑い積極的に取り組む他科医は増えてきている．

　　本章では，他科医受診を契機に発見される精神疾患について，他科医と精神科専門医の守備範囲や立ち位置の違いを明らかにし，精神病未治療期間の短縮に向けたよりよい連携に関する提言を行う．

精神疾患のはじまりと自律神経症状

　　うつ状態で心療内科に通院中の患者を対象とした三木の調査[1]によれば，最初に精神科や心療内科といった専門医を受診した患者は全体のわずか1割にも満たないという（図3-2）．これらの患者の多くは，その病初期に何らかの自律神経症状を主訴に他科医を受診していたと推察できる．

　　一方，精神科医は精神疾患のはじまりに遭遇する機会は少ない．精神科医の臨床経験から得た精神疾患のそれぞれの典型例は，病状が進行して明確な精神症状を呈した重症例である．その診断には，不眠や食欲低下といった一部の自律神経症状は重視するが，実際には経過中に顕在化した精神症状に注目し，外因性の要因に配慮しつつ，病前性格，発達歴，家族歴，生活史，発症にかかわる状況因などを吟味し複眼的に検

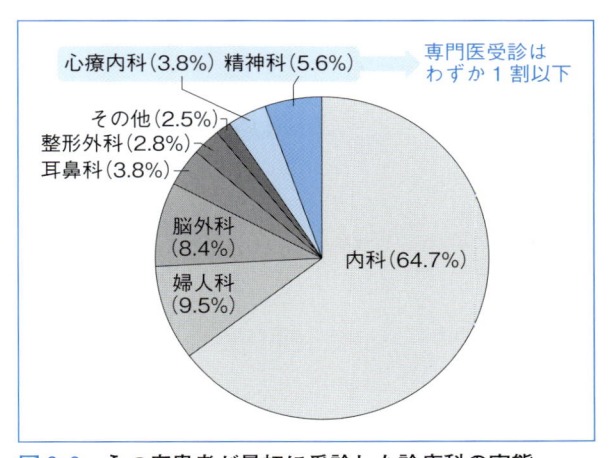

図 3-2 うつ病患者が最初に受診した診療科の実態
〔三木 治：プライマリ・ケアにおけるうつ病の実態と治療．心身医学 42：585-591，2002 より筆者作図〕

（円グラフの内訳：内科（64.7%），婦人科（9.5%），脳外科（8.4%），耳鼻科（3.8%），整形外科（2.8%），その他（2.5%），心療内科（3.8%），精神科（5.6%）／専門医受診はわずか1割以下）

討すること，すなわち伝統的診断に重きをおいてきた．しかし，病初期に受診する患者に伝統的診断を適応するのは難しい．

　多くの精神疾患のはじまりに自律神経症状が出現し，他科医と精神科医との一層の連携が期待される現在，自律神経症状が前景である時期の精神疾患の軽症例の病態とその対応にも精神科医は精通している必要がある．精神疾患のはじまりを同定するのに有用な問診では，「いつまで元気に過ごしていたか」を訊ねるとよい．筆者は，産業衛生における健康相談の際は，患者が屈託なく元気に過ごしていたベースラインを確認し，趣味や仕事への能動的な取り組みに翳りが生じた時期の自律神経症状を確認している．

　うつ状態の評価に用いられる Hamilton うつ病評価尺度の GRID-HAMD-17・GRID-HAMD-21 構造化面接ガイド[2]には，自律神経症状の訊ね方とその客観的な評点方法が具体的に提示してあり，うつ病のみならず精神疾患全般の自律神経症状を確認するうえで参考になる．自律神経症状を抽出して表 3-2 に示したが，うつ状態の背景には不眠を含む身体症状がそれなりの点数を占めていることがわかる．

　自律神経症状を呈しうる精神疾患を表 3-3 に参考として示す．不安障害では不安の身体症状にも注意をはらう必要がある．特に，気分障害と不安障害は併存しやすく，うつ病患者の85%が不安症状を，不安障害患者の90%がうつ状態を，現在あるいは過去に経験しているという[3]．精神病圏の患者の身体症状は，実際には心気妄想や体感幻覚であることも少なくない．また，入院数日以内に新たに出現した手指の振戦，発汗，動悸，不眠などは，アルコールやベンゾジアゼピンの離脱症状の可能性を忘れてはならない．外科病棟では，鎮静目的での適応外の麻酔薬の連続使用や，がん患者への緩和ケアとしての注射薬によるオピオイドの投与が行われているが，こうした薬剤の中断による離脱症状として，激しい自律神経症状を伴った不安やせん妄の存在にも留意する必要がある．また，治療への十分な反応が得られないうつ病や双極性障害

表 3-2　Hamilton うつ病評価尺度と自律神経症状

- 睡眠障害：入眠困難（2点），中途覚醒（2点），早朝覚醒（2点）
- 不安の身体症状（4点）
  ・消化器系：口が渇く，おならが出たりおなかが張る，消化不良，下痢，便秘，胃けいれん，げっぷ
  ・心循環器系：動悸
  ・呼吸器系：ため息，過呼吸
  ・その他：頭痛，おしっこが近い，汗をかく，頭がポーとなる
- 食思不振（消化器症状）（2点）
- 全身の身体症状（2点）
  ・疲労感，体力低下，手足が重い感じ，または筋肉痛
- 性的関心（生殖に関する症状）（2点）
- 心気症（4点）
- 体重減少（2点）

＊（　）内は，評価尺度の最大素点を示す．
＊自律神経症状の最大総得点 22 点．
〔日本臨床精神神経薬理学会：GRID-HAMD-17・GRID-HAMD-21 構造化面接ガイド．2003 より〕

表 3-3　自律神経症状を呈しうる精神疾患

気分障害	大うつ病，双極性障害など
不安障害	パニック障害，全般性不安障害，社交不安障害など
精神病圏	統合失調症，統合失調感情障害，妄想性障害など
物質依存	アルコール，ベンゾジアゼピン（離脱を含む）など
身体表現性障害	転換性障害，疼痛性障害，心気症など
器質性精神障害	脳炎，脳腫瘍，内分泌疾患，膠原病などによる精神症状，神経性食思不振症，医薬品による精神障害など

　患者の頭痛などの自律神経症状が，十分に吟味されずに疼痛性障害や心気症と診断されてはならない．器質性精神障害については，難治性のうつ病と誤診されている事例もあり，常に鑑別を心がけたい（表 3-3）．

他科医が遭遇する医学的に説明困難な症状

　他科医が適切な検査・診察をしても不定愁訴の原因が判明しない場合は，うつ病や不安障害といった精神疾患の可能性を念頭においた対応が推奨されている．欧米のプライマリケア医による診療では，こうした際には「医学的に説明困難な症状（medically unexplained symptoms；MUS）」としていったん概念化することで，患者の心情に配慮した冷静で適切な対応を促す機転が提供されるという[4]．例えば以下のうつ病の症例を参考に，他科医と精神科医の立ち位置の違いと，他科医が不定愁訴を MUS と規定する意義について考えてみたい（図 3-3）．

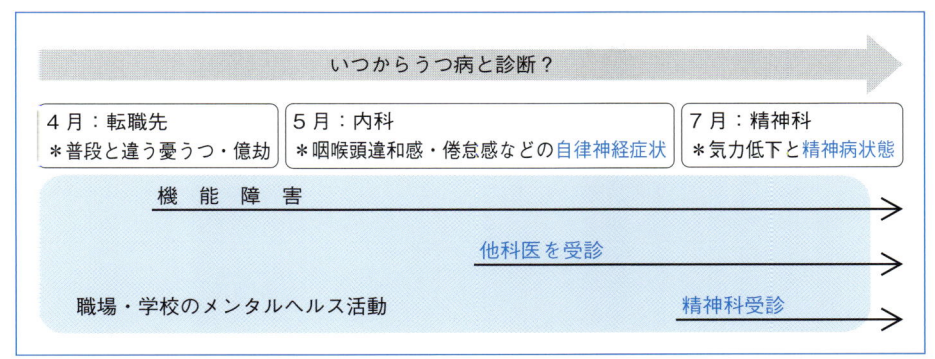

```
┌─────────────────────────────────────────────────────────────┐
│                    いつからうつ病と診断？                    │
│ ┌──────────────┐  ┌──────────────────┐  ┌──────────────┐   │
│ │4月：転職先    │  │5月：内科          │  │7月：精神科    │   │
│ │＊普段と違う憂 │  │＊咽喉頭違和感・倦 │  │＊気力低下と精 │   │
│ │うつ・億劫    │  │怠感などの自律神経 │  │神病状態      │   │
│ │              │  │症状              │  │              │   │
│ └──────────────┘  └──────────────────┘  └──────────────┘   │
│        機 能 障 害                                    →    │
│                              他科医を受診              →   │
│   職場・学校のメンタルヘルス活動    精神科受診         →   │
└─────────────────────────────────────────────────────────────┘
```

図 3-3　うつ病の重症化の過程

〈症例：42 歳，男性勤労者〉

　主訴は，ものが飲み込みにくい，のどの痛み，体のだるさである．Ｘ年５月に内科を初めて受診した．その後，耳鼻咽喉科にも通院したが，症状を説明できるだけの器質的な病変は見出されず，NSAIDs（nonsteroidal antiinflammatory drugs）やステロイドも処方されたが，症状は遷延した．７月には著しい気力の低下のため就業不能となり，「生きていても仕方がない，自分が会社の業績を悪化させている」と妄想的につぶやくようにもなり，妻とともに精神科受診となった．精神科医の問診により，４月の転職を契機に仕事に悩み始め，それを状況因として抑うつ気分が出現していたこと，６月には職場の上司や会社の保健師から精神科への受診を勧められていたことが判明した．また，几帳面・真面目な病前性格を有し，転職先では自分より年長者の部下をまとめることになり，異動直後から何かと苦労することが多く，憂うつさや億劫さを感じていたことも明らかになった．

解説

　本症例では，精神科医の伝統的診断をもって，状況因と精神症状の経過からうつ病の確定診断とその発症時期が，初診時におおむね同定されている．患者は日常生活に支障をきたし，５月の時点では他科医を受診し始め，６月には職場の産業衛生スタッフの介入を受けている．しかし，実際にはこうした患者の受療行動は報われていない．対応した精神科医も，自律神経症状を訴え他科医受診を繰り返していた経緯は訊ねていない．こうしたギャップを埋めるための対応が他科医と精神科医の双方に求められており，精神障害の存在を疑う契機として MUS は意義がある．

　ここで重要なことは，この不定愁訴を，「身体疾患か精神疾患か」という二項対立で安易に考えないよう，他科医に警鐘が鳴らされていることである．MUS は診断名ではなく，あくまでも状態像にすぎない．精神疾患の可能性もあるが，未知の，あるいは見逃している身体疾患の可能性をも含む概念である．精神科医であれば「疼痛性障害」を想定すると理解が早い．

他科医と協同した精神医療の実現

　平成18(2006)年に施行された自殺対策基本法やがん対策基本法に則り，こころの健康問題の正しい理解のための普及・啓発活動が行われて久しい．特に他科医を対象とした啓発活動は，うつ病をはじめとする精神疾患の正しい理解の普及には貢献したが，医師の多くに行動変容をもたらすには至らなかった．今後はその精神疾患の知識に基づき，これまでの態度を変え適切に行動することができるようになることが，他科医に求められている．

　厚生労働省委託事業の精神疾患への対応を目的とした「かかりつけ医 心の健康対応力向上研修会」や，がん患者への適切なケアの普及をテーマとした「緩和ケア研修会」が，他科医の行動変容を促すため全国で開催されている．最近の研修会は，ロールプレイなどを取り入れた体験型の態度教育を推奨しており，精神科専門医との連携を前提とした精神疾患の早期発見と適切な介入の実現を目指している．なかでも産業衛生や終末期医療にかかわる医療スタッフの関心は高い．なお，これらの研修会への参加は，精神疾患の軽症例への関心を高め医療連携の重要性を学ぶうえで，精神科医にとっても有用であることを強調したい[5]．

　筆者のかかわる診療圏は愛知県の東部に位置し，自動車製造業を中心に大手企業が集まるもの作りの産業地域である．平成12年以降，「こころの健康」に対する取り組みは活発で，精神医療のニーズが一気に増えた地区として知られている．筆者は，平成15年より藤田保健衛生大学院内において「プライマリケアにおける抑うつ研究会」を他科医向けに定期開催していたが，ニーズの拡大にあわせ，この地域にかかわる愛知医科大学病院精神科の協力を得て，総合病院精神科，精神科病院，精神科クリニック，そして産業衛生スタッフ，他科医との連携を図る目的で，平成17(2005)年からは豊田加茂地域ストレス連携会(通称TASCCの会)を開催している．こうした医療連携の会は，回を重ねるごとに座学の講義が減り，グループディスカッションやニーズの掘り起こしに時間を費やすようになってきている．一番の収穫はこうした会を通じて顔の見える関係が生まれたことで，他科医や産業医から精神科に紹介される事例が増えてきていることである．一方で，参加する精神科医が限られていることは残念である．

　他科医が精神科医に患者を紹介する際には，偏見を含めいくつもの障壁を越えて紹介に至っている．アクセスのよい総合病院内での，顔見知りの他科医から精神科医への紹介とは異なり，それなりのリスクを抱えたうえでの紹介であることを前提とした丁寧な対応が望まれる．具体的には，紹介状の返事に，まず他科医を労い，現時点での精神医学的な見立てと治療方針を記載し，次の連携につながる言葉を添えることであろう．

精神科医に求められること

　精神疾患のはじまりやその軽症例に関心を向けていたのは，古くから産業衛生にかかわってきた一部の精神科医にすぎなかった[6]．われわれ精神科医は軽症例の患者に対する臨床経験が乏しいことを謙虚に受け止め，専門医としての精神科未受診例への適切な対応を身につける必要がある．

　他科医にとって経過の短い身体疾患の早期診断は一般に難しいが，精神科医においてもそれは変わらない．病歴の短い事例では，操作的診断をもってしても診断基準を満たす前の閾値以下の精神症状に遭遇することになる．他科医から紹介されて来た不安を抱える患者には，安心と安全を保証した精神科医の寄り添いが必要であり，身体疾患か精神疾患かという二項対立に陥らない慎重さと謙虚さを患者に示す必要がある．

● 文献
1) 三木 治：プライマリ・ケアにおけるうつ病の実態と治療．心身医学 42：585-591，2002
2) 日本臨床精神神経薬理学会：GRID-HAMD-17・GRID-HAMD-21 構造化面接ガイド，2003 http://www.jscnp.org/scale/grid.pdf（2014.5.20 accessed）
3) Gorman JM：Comorbid depression and anxiety spectrum disorders. Depress Anxiety 4：160-168, 1996-1997
4) 井出広幸，内藤 宏（監訳），PIPC 研究会（訳）：ACP 内科医のための「こころの診かた」―ここから始める！ あなたの心療．pp 265-276，丸善，2009
5) 内藤 宏，江崎幸生，成田智拓：緩和医療における精神腫瘍医と精神科医の役割．精神科 23：79-85，2013
6) 笠原 嘉：職場のメンタルヘルス：新・精神科医のノート．pp 162-180，みすず書房，1997

● Further reading
- 杉山直也，河西千秋，井出広幸，他（編）：プライマリ・ケア医による自殺予防と危機管理．南山堂，2009
（日常診療で遭遇するこころの問題を抱える患者への適切な対応を，精神科医と一般医との連携という側面から論じた実践書）

（内藤 宏）

第 5 章

救急現場でみつかる精神疾患

はじめに

　救急医療現場では，さまざまな精神医学的問題を抱えた患者に遭遇する．これらの患者は，緊急性と重症度が高い身体合併症を有するばかりでなく，精神的，さらには社会的にも複雑な問題を抱えている場合が多い．活発な幻覚・妄想や著しい精神運動興奮により自傷・他害のおそれが切迫している患者や，昏迷を呈し身じろぎもしない患者，実際には精神症状であるが身体疾患との鑑別が問題となる患者など，対応に難渋する例も少なくない．ただこのなかには，精神科医療中断例や未治療例が少なからず含まれており，救急医療の受診が精神科医療への適切適宜な介入機会となりうる．治療的介入の時宜を逸すると，原疾患が重症化あるいは慢性化し，果ては永続的な社会機能の低下や自殺既遂などの結果を招くこともある．このような観点からも，救急医は，精神科的治療あるいは心理社会的な介入を継ぎ目なく実施するための橋渡し役として重要であり，救急医療が精神科救急の一端を担っているともいえる．このため，救急医療に従事するスタッフは，精神疾患を合併する，あるいは合併すると疑われる患者に対して精神面の病態をある程度把握し，個々に必要な最低限の対応を行い，専門家または適切な社会資源につなぐことができるような技量を身につける必要性が高まっている．

初療で遭遇する精神疾患の未治療患者

　大別すると，表3-4に示したようなケースが存在する[1]．本章では，それぞれについて概説するが，各疾患の詳細については他章や成書を参照されたい．

表3-4　初療で遭遇する精神疾患患者の分類

A	自殺企図，自傷行為のケース
B	身体疾患による症状との鑑別が困難な精神症状を呈しているケース
C	アルコール・薬物による問題が生じているケース

〔山田朋樹：精神症状や心理的危機を有する患者の初療アルゴリズム．日本臨床救急医学会(監修)：救急医療における精神症状評価と初期診療 PEEC ガイドブック．pp9-19, へるす出版，2012 より一部改変〕

1 | 自殺企図，自傷行為のケース

　救急医は，自殺企図患者にたびたび遭遇する．自殺企図や自傷行為によって救急医療機関に搬送される患者は多く，総入院患者の数%〜10数%にのぼる施設もある[2]．

　伊藤らが，精神科通院歴のない自殺未遂患者は48%であると報告しているように[3]，自殺未遂患者のなかには多数の精神科未受診例が含まれている．また，自殺未遂患者の精神医学的診断では，気分障害圏と適応障害が男女別ともにおのおの40%前後を占めており，統合失調症圏がそれらに続いている．パーソナリティ障害の合併は約27%であり（30〜40%に認められるという報告もある[4]），女性の割合が有意に高かった．ほかの報告でも同様の傾向があり，気分障害圏（適応障害を含む），統合失調症圏を中心に，背景にパーソナリティ障害が存在するかどうかも評価しながら，状態に応じてしかるべき治療介入を図ることが重要である．

　自損行為者への対応において，身体的治療に次いで大切なのは自損行為の反覆を防ぐことである．救急医療の現場における自殺未遂患者ケアの目標としては，①身体的および精神医学的評価および治療，②自殺の再企図防止の2つが重要である[5]．

　実際には，フローチャート（図3-4）に沿って自殺未遂患者を診療するが，その際，特に重要と思われる事項を図中の①〜⑧に示している．本章では，主題である受診勧奨と精神科専門的治療へのつなぎというテーマにしたがって，⑥以降を取り上げる．

2 | ⑥外来での対応と入院適応の評価

(1) 入院適応について

　救急外来を受診した自殺未遂患者については，基本的に入院治療をまず考慮すべきである．その理由として，以下の3点があげられる．

- 自殺再企図を防ぐための集中的な治療介入を行う場を提供する
- 精神科へつなぐための猶予時間を捻出する
- 入院自体が精神安定作用をもたらす

(2) 基本的な対応法

ⓐ 自発的受診

　希死念慮が強い場合には，特に入院を考慮する．

ⓑ 非自発的受診

　意識障害があり救急車搬送により受診するケースと，患者は拒否しているが家族などが連れてきたケースとがある．前者は多くの場合，JCS2桁以上で救急医療機関への入院となる．後者にも入院を勧めるが，説得しても拒否されることが多い〔→その際の対応は(3)に〕．

ⓒ 違法行為者の場合

　他害行為と自傷行為を同時に行った患者や，麻薬などの違法使用が原因で自損行為

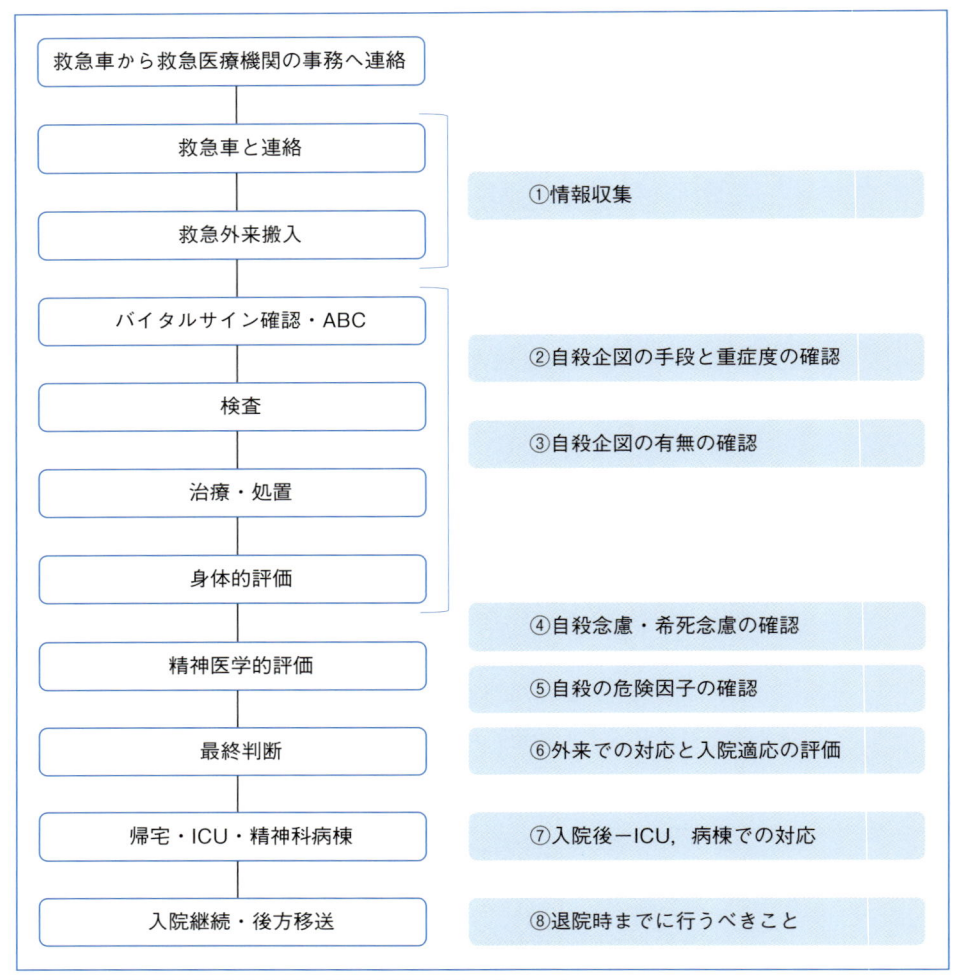

```
救急車から救急医療機関の事務へ連絡
          ↓
      救急車と連絡          ┐
          ↓                │  ①情報収集
      救急外来搬入          ┘
          ↓
   バイタルサイン確認・ABC
          ↓                   ②自殺企図の手段と重症度の確認
        検査
          ↓                   ③自殺企図の有無の確認
      治療・処置
          ↓
      身体的評価
          ↓                   ④自殺念慮・希死念慮の確認
      精神医学的評価
                              ⑤自殺の危険因子の確認
          ↓
      最終判断                ⑥外来での対応と入院適応の評価
          ↓
   帰宅・ICU・精神科病棟       ⑦入院後―ICU，病棟での対応
          ↓
   入院継続・後方移送          ⑧退院時までに行うべきこと
```

図 3-4　自殺未遂患者のケア：現場でのフローチャート
〔日本臨床救急医学会：自殺未遂患者への対応—救急外来(ER)・救急科・救命救急センターのスタッフのための手引き．日本臨床救急医学会，2009 より〕

を行った患者であっても，身体症状の程度に応じて治療を行う．他害行為については警察への通報が必要であり，患者に麻薬などの使用があると判断した医師は「麻薬及び向精神薬取締法第58条の2」によって，患者の居住地の都道府県知事へ届け出なければならない．

d　激しい精神症状が存在する場合

興奮状態となって暴れたり，来院後も自傷行為を行ったりするような場合には，自殺再企図につながる危険物を排除し，安全確保と保護を行う．著しい精神症状で身体的治療が十分に行えない場合，向精神薬による鎮静を考慮する．精神科医がすぐに診察できる状況であれば診察を要請するが，それが不可能であれば付添いの家族などに受診を申し入れる．単独での受診であれば，速やかに警察に通報し，保護を依頼する．

(3) 外来で帰宅させるときの注意点

　自殺未遂患者を帰宅させる場合は，精神科医療機関へ紹介することが望ましい．
- 拒否が強く入院の説得に応じない患者であっても，帰宅間際に再度入院を促してみる
- 家族などには，帰宅後も患者からできるだけ目を離さないように伝え，可及的速やかに「家族同伴」で精神科医療機関を受診するように勧めておく
- 原則として単独では帰宅させない．身元不明者は警察対応が必須であり，保健所，精神科救急窓口への連絡も必要である
- 常勤の精神科医がいる病院では，日中はもちろん夜間・休日でもできる限り診察を依頼し，不可能であれば電話などで助言を求める
- 受診に至った経過と処置に関する内容を簡潔に記載した診療情報提供書を作成して持たせる

3 ⑦入院後―ICU，病棟での対応

(1) ICU入室後

　多くは意識障害，あるいは人工呼吸器管理のため鎮静下にある．その間は家族などから最大限の情報を得るようにする．

(2) ICU退室後

　意識障害の改善後に，①今回の行為は自殺企図か否か，②今回の行為を肯定しているか，後悔や内省ができているか，③希死念慮がいまだ存在するか，を確認しておく．

4 ⑧退院時までに行うべきこと

(1) 確認すべきこと，やるべきこと

　前述した①～③について再確認し，自殺の危険性を再評価する．今回の行為が，①自殺企図であったとしても，②後悔・内省があり，③希死念慮が消退または減少していれば，退院は可能と考える．また，キーパーソンと支援体制を確認しておく．

(2) 退院の判断に慎重を期す患者

- 自殺企図に対する後悔の念がなく，内省が得られていない
- 不安・焦燥感が強く，不眠が遷延している
- 統合失調症や気分障害が疑われ，その中核症状(幻覚・妄想，精神運動興奮，自責の念，精神運動抑制，絶望感など)が活発に存在する
- 希死念慮が依然として強い
- キーパーソンが不在か，いても役割を果たすことが困難である
- 金銭面，居住地がないといった問題で，退院後の生活に目処が全く立たない
- 患者・家族がともに精神科治療を望んでいる

- 患者の抱える問題に対し，何ら解決方法が示されていない
- 今後の精神科治療の目処(通院先など)が立っていない
- 患者をサポートする関係機関に，まだ情報提供がなされていない

(3)精神科へのコンサルテーション

　自殺企図の場合，あるいは疑いにとどまる場合でも，身体治療の目処が立ったら，できるだけ早く精神科医など専門家へのコンサルテーションを検討する．また，患者の意識がない場合でも家族の同意を得て，専門家との相談に結び付けることを検討する．さらに，消長を繰り返す自殺念慮・希死念慮，繰り返される自殺企図，強い不安や焦燥感・衝動性，生活上の問題やストレス，生活の破綻のような危険因子の存在と，それに相応な支援の乏しさなどといったものがある場合は，とりわけ自殺の危険が高いと考えられる．

> 〈症例1：25歳，女性〉
> 　主訴：過量服薬．
> 　現病歴・経過：幼少期に両親が離婚し，母親に育てられた．10歳時に母親が再婚し，継父とも暮らすようになった．専門学校を卒業後，病院事務として勤務している．21歳時に結婚し1子をもうけたが，23歳時に離婚した．24歳時に再婚し，現在，夫と先夫との子と3人暮らしをしている．ある日，多量のアルコールとともに市販の睡眠薬を過量服薬して自宅で倒れているところを母親に発見され，A病院救急医療センターに搬送された．患者はこのとき，母親と夫に「これから死にます」というメールを送信していた．集中治療室に入院した翌日，意識が回復し，過量服薬の理由として，"現実逃避"と"夫へのあてつけ"であり，本気で自殺する気はなかったと述べた．患者は，職場での人間関係や夫からの理不尽な言いがかりなどの現実的な悩みを多く抱えていた．養育期の家庭環境は劣悪で，10歳代前半で継父から性的虐待を受けたことがあった．もともと，癇癪を起こしやすく，10歳代から非行に走り，折に触れて母親の処方薬の過量服薬や手首自傷を繰り返していた．救急科や外科を何度か受診したが，精神科の受診歴はなかった．漠然とした空虚感を抱え，生きているという実感を欠いていた．友人関係や異性関係でも波乱が多く，安定した対人関係を構築することが難しかった．再婚後も夫との間で喧嘩が絶えず，離婚の話がその都度出ていた．
> 　対人関係の不安定さや感情の不安定さ，心理的に追い詰められると自損行為に及ぶなどといった特徴が持続しており，救急医は境界性パーソナリティ障害(borderline personality disorder；BPD)を疑った．過量服薬が生じた背景や疑われる診断を夫と母親に説明し，診療情報提供書を作成して精神科医療機関への受診を促した．

解説
　現実的な葛藤に苛まれたすえに反応性の抑うつを呈し，結果自傷行為に及んだこと

で精神科医療につながりえたBPDの症例である．BPD患者にとって，救急現場が医療機関との接触の端緒であることがしばしばある．その場合の救急治療は，BPDの治療導入および初期治療の機会として位置づけられることになる．そこではまず，患者の訴えにしっかりと耳を傾け，協力関係を築いたうえで，自身の抱えている苦悩や心痛への自覚を深めてもらい，治療がそれらへの有効な方策になることを説明する．救急医療機関における重要課題は，その後の専門的治療やサポートにつなげるという作業である．その際，患者や家族に対して，BPDは比較的長期の療養が必要であること，自分自身を見つめながら自分にふさわしい行動を積み重ねることでBPDが改善していくこと，BPDからの回復をガイドするために精神科治療が役立つことなどを加えて説明し，治療継続の必要性を強調する必要がある．

身体疾患による症状との鑑別が困難な精神症状を呈しているケース

精神症状の一部として身体的な症状やそれと見紛うような症状が出現して来院するケースも多い．パニック発作によるものが代表的であり，本章では，そのほか頻度が高いとされる緊張病性昏迷と解離性昏迷・痙攣を取り上げる．

1 パニック障害

予期せぬパニック発作，すなわち誘因なく突如として恐慌（パニック）状態となり，重症になると窒息しそうな，あるいは死にそうな恐怖感に苛まれる状態が数分〜数十分持続する発作が生じるものをパニック障害という．

パニック発作を呈する患者が搬送された際，必ず問診し，身体的な診察を行う．患者本人に問診できない場合は，家族などの関係者から病歴を聴取する．救急外来においては，鑑別診断が最も重要である．まず，身体的な疾患を疑って，心筋梗塞や重症不整脈，肺血栓塞栓症，低血糖などの重篤な疾患を否定することが先決となる．諸検査によって致死的な身体疾患を除外診断できれば，パニック発作の背景に存在するであろう精神疾患をじっくりと推定すればよい．なお，大まかな目安として，激しい胸痛を主訴に来院した患者において，もし冠動脈疾患を認めず，患者が女性で，かつ比較的若年の場合には，概してパニック障害である可能性が高い[6]．ただし，めまいや失禁，意識障害などの非定型的な症状の存在や，初回のパニック発作が45歳以上と遅い場合は，身体的な疾患が潜んでいる可能性がある．

パニック発作が予期されないものであれば，パニック障害の可能性が高い．一方，特定の状況下でのみ生じる予期可能な「状況依存性パニック発作」は，特定の恐怖症（閉所恐怖や高所恐怖など）や社交不安障害でよくみられる．また，特定の状況下で生じることも生じないこともあったり，または時間差をもって生じたりするような「状況準備性パニック発作」は，全般性不安障害や心的外傷後ストレス障害，うつ病などに特徴的である．

専門的治療を受けないまま，パニック発作を繰り返せば繰り返すほど，発作は起こりやすくなるので，薬物療法と精神療法によってパニック発作が制御可能であることを丁寧に伝え，家族にも受診を促すように働きかける．表現型としてはパニック発作であるが，うつ病やアルコール依存など自殺につながりうる精神疾患が背景にある可能性が高いと判断されるようなこともあるので，その場合にも患者・家族にその旨を説明して，専門医療機関への受診を積極的に勧めるようにする[7]．

2 | 緊張病性昏迷

緊張病性昏迷とは，緊張病症状（無言症や拒絶症，蠟屈症など）の１つとして出現する昏迷のことを指す．気分障害（双極性障害が最も多いとされる[8]）や緊張病型統合失調症のほか，神経疾患や代謝疾患，中毒性疾患などさまざまな身体疾患でも緊張病症状が出現することが近年明らかとなっている．身体疾患による緊張病の頻度は約16％といわれているが[9]，身体科の救急治療室において認められるものでは，40％以上が身体疾患によるものであったという報告もある[10]．

救急の現場で昏迷をはじめ緊張病症状を呈する患者に遭遇した際には，身体疾患の存在を常に念頭において診療にあたる必要がある．したがって，緊張病の原因疾患を検索するためには，精神疾患，身体疾患の既往歴・家族歴などの情報を聴取したうえで，一般的な身体所見，神経学的所見を評価し，血液検査，画像検査，脳波検査，髄液検査などを症例に応じて行っていく．

鑑別が済み，緊張病性昏迷と判断したあとの治療であるが，最近では，ベンゾジアゼピン系薬剤による治療が第一選択となっている．ベンゾジアゼピンは，身体疾患も含めて原因疾患にかかわらず，基本的には有効とされている[11]．

もちろんベンゾジアゼピンの使用だけで治療が終結するわけではなく，原因となる精神疾患や身体疾患を並行して治療する必要がある．もし原因が精神疾患と判断されれば，たとえ治療により昏迷状態が改善したとしても同伴者・本人に一両日中の精神科受診を指示する．また，昏迷状態が遷延する，あるいは治療により昏迷が解消した時点で自殺念慮や興奮など緊急を要する精神症状が明らかとなる場合もあり，このような際は速やかに精神科医療機関への入院を検討する必要がある．また，救急の現場では緊張病症状が身体疾患によるものか，精神疾患によるものかの判断が困難な場合も少なくない．そのような症例に対しては，救急医と精神科医の緊密な連携が必要である．

〈症例２：23歳，男性〉

主訴：床に倒れて，呼びかけに応じない．

現病歴・経過：大学を中途退学し，親元を離れて一人暮らしをしながら建築関係の会社に勤めていた．昨日から無断で欠勤しているため，会社から母親に連絡があった．母親が本人宅を訪ねたところ，床に倒れた状態で呼びかけにも応答がないため，

救急要請された．救急隊の現着時，血圧や脈拍といったバイタルサインに異常はなかったが，反応が皆無であり，昏睡状態という触れ込みでB病院救命救急センターに搬送された．初療時，患者は眉間に皺を寄せ，四肢体幹が緊張していた．他動的な運動にも抵抗を示した．腕落下試験では，挙上させた上肢は落下せずにそのままの肢位を保っていた．採血や静脈路確保などの処置にも無反応で，大声で問いかけても返答はなかった．理学的所見に明らかな異常はなく，血液検査や髄液検査，頭部CT検査でも異常は認めなかった．そこで，精神科医にコンサルトし，ジアゼパムを緩徐に静注したところ，緊張が緩和され，ある程度意思の疎通が可能となった．母親から得られた情報によると，一定期間限外に溌剌としていた時期が過去に数回あり，最近は仕事で疲労しており表情も暗かったということであった．症状や経過から，双極性障害に伴う緊張病性昏迷と診断され，精神科病棟に入院となった．

解説

意識障害と見紛い救急現場に搬送された，双極性障害に基づく緊張病性昏迷の症例である．緊張病と判明し身体疾患が否定されれば，原疾患に応じた専門的治療が必要となるため，精神科医との相談や連携が特に重要な病態である．

3 | 解離性昏迷・痙攣

自己の抑圧された葛藤や内的な衝動が，精神症状や身体症状に置き換わって現れるものを「ヒステリー」といい，現在の診断基準では，解離性（転換性）障害と呼ばれるようになっている．

昏迷と痙攣，いずれの表現型においても，ストレスの多い出来事が心因となって生じる．診断のポイントを表3-5に示しておく[12]．鑑別として重要なのは，器質因を除外することである．現病歴から心因性が強く疑われるとしても，器質因の除外は不可欠である．必要に応じて，血液検査や頭部CT検査，髄液検査，脳波検査などを行う．周囲に対する注意は亢進しているので，不用意な言動は慎まなければならない．対応にあたっては，真摯な態度で苦悩に対する理解を示しつつ語りかけていく．改善が得られない場合は，ベンゾジアゼピン系薬剤の緩徐な静注などを試みる．

解離性障害は，昏迷や痙攣を呈するだけでなく，多彩な身体症状と精神症状が現れる病態であり，救急現場のみならずさまざまな臨床現場で遭遇する可能性がある．治療は平均で3～5年間はかかるといわれており，救急の現場においては，解離症状を呈している患者に対して，契機と思われる葛藤などには深入りせず，あくまでも救急対応として診療していることを伝え，余計な介入や解釈を控え，本来の治療の場での長期的な治療計画に救急医が悪影響を与えない配慮が必要とされる[13～15]．解離性障害の病態は多岐にわたり，病像も複合化するうえに身体疾患の可能性が伴う．救急医は慎重に身体要因の原因検索を進めつつ，同時に精神科医へのコンサルテーションを図って協働して診察にあたり，救急の場として効果的な治療プランを検討することが重要といえる．

表 3-5　解離性障害の診断のポイント

- 身体疾患や薬物などの器質因の除外を行う
- 開眼に抵抗することが多い
- 腕落下試験(arm drop test)で，上肢は顔面を避けて落下する(昏迷)
- 脳波は正常である(痙攣)
- 発作の持続時間が長い(痙攣)
- 人前で生じ，診察により症状が増強することが多い
- 舌咬傷や外傷が少なく，失禁もみられない
- てんかんと診断されていても生じることがある(痙攣)
- ストレスが誘因になっていることが多い

(竹内 崇：救急外来編—救急外来で対応に難渋する，または身体疾患との鑑別が問題となる 4 つの精神障害，または精神症状．解離性昏迷・痙攣．救急医学 33：1545-1548，2009 より一部改変)

アルコール・薬物による問題を生じるケース

　物質(アルコール・薬物)関連障害とは，アルコールや薬物への依存，社会生活上の問題を生じさせるような物質の使用により，健康障害をきたすようなレベルに至っている状態を指す．これらの物質使用下で，明らかに精神・神経症状が前景となる場合は精神科救急の対応の範疇となるため，救急場面で問題になるのは，自殺企図や身体症状が主の場合であろう．

　アルコール飲用下や依存性薬物使用下で自殺を企図する場合が少なくない．一般に，アルコールの乱用や依存，酩酊や大量飲酒は自殺のリスクを高めるといわれる．また，覚せい剤は，高い自殺率と関連することが報告されている．このような患者は自殺企図を繰り返す危険性があり，救急医療施設に入院してからも，背景にある精神症状や薬物の中毒症状，離脱症状への対応が必要になるため，最も注意をはらわれるべき疾患群の1つである[16]．また，近年，脱法ハーブ乱用による健康被害が多発している．大麻の主成分は Δ^9-テトラヒドロカンナビノール(Δ^9-THC)であるが，脱法ハーブに含まれる成分として同定されている合成カンナビノイドはこの Δ^9-THC に化学構造は類似しているものの，物質としては似て非なるものである．脱法ハーブ乱用によって発現する症状に関しては不明な点が多いが，一過性の嘔気，嘔吐，呼吸困難，頻脈や痙攣を引き起こす例が報告されている．精神症状としては，多幸感や陶酔感の発現および幻覚などの意識障害，不安や焦燥感によりパニック発作を引き起こす例も認められている．意識障害や呼吸困難，痙攣などにより救急搬送される場合が多い．

　物質関連障害が疑われる自殺企図者が搬送された場合，以下について必ず確認する必要がある．

　①自殺企図について確認する
　②自殺企図時のアルコールや薬物の使用について確認する
　③自殺企図以前のアルコールや薬物の使用，乱用，習慣を確認する
　④アルコールや薬物の使用を検査によって客観的に確認する
　⑤脳器質性疾患や身体疾患による精神症状，意識障害を否定する

⑥身体所見にも注意をはらう
⑦現在の自殺念慮を確認する
⑧所持物を確認する

　以上により，「依存」もしくは「依存の疑いがある」と判明したら，患者本人にそのことを伝え，専門的治療の必要性や回復のための社会資源に関する情報提供をすべきである．
　情報提供をした程度では，概して専門的治療にはつながらない．患者自身と「依存か否か」をめぐって押し問答を続けても，否認をかえって強めるだけである．重要なのは，家族に対する情報提供と働きかけである．依存者の家族にはしばしば「共依存」と呼ばれる病理が存在し，病的な家族関係内力動が本人のアルコール・薬物使用を保持させていることが少なくなく，本人の回復のためには，病的な家族システムを変容させる必要がある．依存症者の家族は誰にも相談できず孤立していることが多く，家族を孤立から解放し，本人への対応について継続して相談に乗ってくれる支援者につなげることが重要である．
　地域では，依存症家族教室や薬物依存症者家族の自助グループがあり，家族にこうした資源を紹介することも大切である．継続的に参加しているうちに，イネイブリングが徐々に減じ，それに伴って，本人の行動にも好ましい変化が現れるのは珍しいことではない．
　暴力をふるった場合には，たとえそれが酩酊状態や急性中毒性精神病においてなされたものであったとしても，警察への通報をためらうべきではない．その暴力がアルコール幻覚症や覚せい剤精神病などによるものであっても，警察に通報することは妥当な判断である．警察官による精神保健福祉法（「精神保健及び精神障害者福祉に関する法律」）第 24 条に基づく通報によって，措置入院などの対応を急ぐ必要がある[17]．

〈症例 3：19 歳，男性〉

　主訴：叫んでいる．
　現病歴・経過：コンビニエンスストアの駐車場で地面を這い，叫び声を上げていたため，店員の通報を受けた警察官に保護された．警察官が救急要請し，C 病院救急科に搬送された．警察が所持物を確認したところ，甘い臭いのする植物片が入った「ハーブ」と表記された銀の袋がみつかった．
　来院時，呼吸数が 24/分と若干の頻呼吸であったが酸素化は良好であった．血圧が 120/72 mmHg，心拍数が 136/分と頻拍であった．落ち着かない様子でストレッチャー上をもぞもぞ動いており，問いかけに対して返答はするが，返答するまでに時間がかかった．また，嘔気を訴えた．トライエージ DOA® は陰性であった．発汗などがみられ，血液検査でも脱水を示唆する所見が得られた．静脈路を確保し，細胞外液の点滴を開始した．経過観察していたところ，意識は清明となり，頻呼吸や頻拍，嘔気は消失した．本人いわく，ショップで脱法ハーブを購入し，紙で巻いてタバコのように数回吸入したとのことであった．今回で 4 回目の脱法ハーブの使用であったが，これまでは変調をきたしたことはなかった．経過観察のため入院を勧めたが帰宅

要求が強く，両親を呼び，脱法ハーブの有害性や「依存症の疑いがある」ことを説明し，その治療のための専門医療機関や社会資源の情報を提供したうえで帰宅とした．

解説

　身体症状や精神・神経症状を呈し救急搬送された脱法ハーブによる急性中毒の症例である．物質使用障害の診断において，特に現病歴が要用で，救急搬送される場合においては，現場の状況，薬物使用の痕跡などの情報を本人以外の者（救急隊や警察官など）から可能な限り聴取するよう心がける．原因不明の意識障害や痙攣発作の患者の診療においては，合成カンナビノイド使用患者が存在していることを念頭におくべきである．ただ，薬物の使用が判明しても，こうしたケースは得てして専門医療機関につながりにくい．薬物依存はれっきとした医学的疾患である．どのような依存症者でも，どこかで必ず「このままではまずい」という思いがあり，「変化したい気持ち」と「変化への怯え」との両価性の間で絶えず揺れ動いている．その天秤が「回復」に傾くきっかけは，案外，ささやかな情報提供であったりする．依存症は「否認の病」であるが，現実から目を背け，問題を矮小化しようとするような心理は，医療者にもみられることを忘れてはならない．

●文献

1) 山田朋樹：精神症状や心理的危機を有する患者の初療アルゴリズム．日本臨床救急医学会（監修）：救急医療における精神症状評価と初期診療PEECガイドブック―チーム医療の視点からの対応のために．pp 9-19，へるす出版，2012
2) 岸　泰宏，黒澤　尚：救命救急センターに収容された自殺者の実態のまとめ．医学のあゆみ194：588-590，2000
3) 伊藤敬雄，葉田道雄，木村美保，他：高次救命救急センターに入院した自殺未遂患者とその追跡調査―精神科救急対応の現状を踏まえた1考察．精神医学46：389-396，2004
4) 鈴木博子，森　隆夫：精神障害における自殺企図．臨床精神医学29(増刊)：403-407，2000
5) 日本臨床救急医学会：自殺未遂患者への対応―救急外来(ER)・救急科・救命救急センターのスタッフのための手引き．日本臨床救急医学会，2009
6) Huffman JC, Pollack MH：Predicting panic disorder among patients with chest pain：an analysis of the literature. Psychosomatics 44：222-236, 2003
7) 佐伯俊成，高石美樹，田妻　進：身体症状を主訴に搬送されたパニック障害患者への対応．救急・集中治療24：70-74，2012
8) Abrams R, Taylor MA：Catatonia. A prospective clinical study. Arch Gen Psychiatry 33：579-581, 1976
9) Fink M, Taylor MA：Catatonia：A Clinician's Guide to Diagnosis and Treatment. Cambridge University Press, Cambridge, 2003
10) Huang TL, Ree SC, Huang YC, et al：Catatonic feartures：differential diagnosis and treatments at an emergency unit. Psychiatry Clin Neurosci 53：63-66, 1999
11) Rosebush PI, Hildebrand AM, Furlong BG, et al：Catatonic syndrome in a general psychiatric inpatient population：frequency, clinical presentation, and response to lolazepam. J Clin Psychiatry 51：357-362, 1990
12) 竹内　崇：救急外来編―救急外来で対応に難渋する，または身体疾患との鑑別が問題となる4つの精神障害，または精神症状．解離性昏迷・痙攣．救急医学33：1545-1548，2009
13) 平田豊明，八田耕太郎(監修)，日本精神科救急学会(編)：精神科救急ケースファイル―現場の技．中外医学社，2009
14) 八田耕太郎：救急精神医学―急患対応の手引き．中外医学社，2005
15) 桂川修一：解離障害を背景に搬送された患者への対応．救急・集中治療24：57-64，2012

16) 大塚耕太郎, 工藤 薫, 酒井明夫, 他：自殺企図患者に合併している4つの代表的な精神障害——精神作用物質による精神障害：アルコール依存症, アンフェタミン精神病. 救急医学 33：1571-1575, 2009
17) 松本俊彦：アルコール・薬物依存が疑われる患者への対応. 日本臨床救急医学会（監修）：救急医療における精神症状評価と初期診療PEECガイドブック——チーム医療の視点からの対応のために. pp 59-71, へるす出版, 2012

〔上田昇太郎・岸本年史〕

第 4 部

早期治療をめぐるトピックス

第1章 統合失調症の早期治療を支持するエビデンス

はじめに

　統合失調症は，思春期〜成人早期に好発し，慢性の経過をたどることが多く，一般的に機能的予後は不良である．初回エピソード後の症状および機能の完全寛解率（2年以上の寛解維持）は2割にも満たないとの報告もある[1]．そのため，若くして罹患した人々がその後社会復帰できないことや，これらの人々に投入される支援の必要性などを鑑みると，統合失調症などの精神病性障害による社会的損失は莫大である．

統合失調症の経過と想定されている生物学的背景

　統合失調症は，1〜3年間続く，非特異的症状に特徴づけられる前駆期を経て，精神病症状が顕在化する初回エピソードを形成し，その後寛解や再燃を繰り返して慢性化するという経過をとることが多い．

　統合失調症は遺伝負因と環境要因との相互作用によって発症すると考えられているが，現在想定されている生物学的モデルは，統合失調症に対する脆弱性としての神経発達障害と，発症前後から発症早期にかけての進行性の神経変性である．低出生体重や生後から幼少期〜成人早期にかけての発育の障害が統合失調症の発症リスクと関連していることから[2,3]，胎生期までさかのぼる神経発達障害がそのような関連の背景にあると考えられ，統合失調症における透明中隔嚢胞の出現率の高さ[4]，海馬体積の減少[5]，前頭眼窩皮質の脳溝・脳回パターンの異常[6]は，そういった早期の神経発達障害と統合失調症との関連を支持するものである．また，ハイリスク群を縦断的にフォローアップした脳磁気共鳴画像（magnetic resonance imaging；MRI）研究のメタ解析では，のちに精神病エピソードに至った群では，右下前頭回と右上側頭回の灰白質体積が減少しており，これらの脳形態変化も統合失調症発症に対する脆弱性を示していると考えられる[7]．また，認知機能の低下も前駆期にすでに認められることが報告されており[8]，これらの脳形態変化が背景にあると考えられる．

　前駆期から初回エピソードに至る間の変化を検討した研究では，左上側頭回の灰白質体積が発症前後で進行性に減少していたという報告[9]がある．初回エピソード統合失調症を縦断的にフォローアップ（1〜7年）した脳MRI研究の最近のメタ解析では，

前頭・側頭・頭頂葉と広範囲にわたる灰白質体積の進行性減少が報告されている[10]. このように，初回エピソードの形成に際して，神経発達障害に進行性の神経変性が加わっており，初回エピソード後の数年の間にさらに広範に変化が進むようである．また，認知機能の低下が初回エピソードから数年の間により進行することも報告されている[8]．これらの変化が特に活発に生じると考えられている初回エピソード後の数年間は「臨界期」と呼ばれ，この期間に特に再発，再入院，自殺既遂のリスクが高く，多くの心理社会的障害が生じ，長期的な予後に影響するとされており，統合失調症に対して早期介入を行うべきであるとの考えの根拠の1つとなっている[11]．

精神病未治療期間短縮の試み

　一般的に疾病を早期発見し早期に治療を開始することが，患者の予後の改善に寄与する．この一般論を前提とすると，統合失調症においても，早期診断・早期治療が患者の予後を向上し社会的損失を減少させることができると考えられる．しかしながら，このような統合失調症などの精神病性障害の早期治療と予後の関係が科学的に検証されるようになったのは，たかだかここ20年ほどのことである．

　精神病未治療期間(duration of untreated psychosis；DUP)は統合失調症などの精神病性障害の顕在発症から最初の治療が開始されるまでの期間と定義され[12]，早期治療と症状・予後・生物学的所見との関連を検討するために幅広く用いられている指標である．DUPと症状や予後との関連について検討した研究は数多く報告されているが，早期発見・早期治療の必要性を支持するエビデンスは2005年に発表された2つのメタ解析の所見に集約されるだろう．Perkinsらのメタ解析では43本の論文が検討され，その結果，DUPが短いほど抗精神病薬への反応性がより良好で(陽性症状・陰性症状・機能的予後の改善)，初回治療時の陰性症状はより軽度であった[13]．Marshallらのメタ解析では26本の論文が検討され，DUPの長い群と短い群の比較が行われたが，DUPの長い群では治療開始6か月後の全般的な症状や陽性症状がより重度で，全般的機能・QOLがより低く，寛解率も低いという結果であった[14]．これらの所見は統合失調症などの精神病性障害に対する治療の遅れが患者の予後に影響することを示唆し，早期発見・早期治療の必要性を支持するエビデンスといえる．

　統合失調症などの精神病性障害を早期に診断しDUPを短縮させることにより，患者の予後を改善することができるか否かを検討した試みが，北欧で行われたThe Treatment and Intervention in Psychosis(TIPS)studyである．TIPS studyでは，ノルウェーの人口37万人の地域を早期発見地域，ノルウェーとデンマークの合計人口29.5万人の地域を対照地域と設定し，各々の地域で新たに発症した統合失調症などの精神病性障害患者の縦断的比較を行った．早期発見地域では，統合失調症などの精神病性障害の症状と治療についての情報を新聞広告に載せ，学校関係者や一般医にこれらに関する情報を提供するなどのキャンペーンが行われた一方，対照地域ではこのような取り組みは行われなかった．その結果，早期発見地域では対照地域に比べ，新た

に発症した統合失調症などの精神病性障害患者のDUPが短縮された(5週間 vs. 16週間)．2年後のフォローアップでは早期発見地域で発症した患者の陽性・陰性症状評価尺度(Positive and Negative Syndrome Scale；PANSS)の陰性症状と抑うつ症状のスコアが有意に低いという結果が得られた[15]．この傾向は5年後のフォローアップでも一貫しており[16]，10年後のフォローアップでは早期発見地域における患者の寛解率が有意に高かった[17]．また，TIPS studyのキャンペーンは1997〜2000年に行われたが，それが行われなくなった2002〜2004年の新規発症患者を調べると，DUPは15週に延長し，臨床指標もTIPS study期間に発症した患者よりも悪化していた[18]．このことから，早期発見の試みは，DUPを短縮するとともに患者の長期的な予後を改善しうるが，弛みなく続けられるべきであると結論づけられている．

早期精神病に対する包括的早期介入

　TIPS studyでは早期発見が主眼であり，早期発見地域と対照地域で治療法に違いはなかった．早期の統合失調症などの精神病性障害の予後を改善させるためには2つのストラテジーが考えられ，1つはTIPS studyがそうであったように治療開始の遅れをなくす(つまり，DUPの短縮)ことである．もう1つは，統合失調症などの精神病性障害と診断されたあとの数年間の「臨界期」に適切な介入を行うことである．この「臨界期」(初回エピソードから2〜5年)の間は特に再発，再入院，自殺既遂のリスクが高く，多くの心理社会的障害が生じ，長期的な予後に影響するとされるため，この期間に薬物療法のみならず，心理社会的アプローチも併用した治療を行うことが望ましいとされている[11]．

　そういった観点から，近年は早期精神病患者に対して，薬物療法に加え，認知行動療法(cognitive behavioral therapy；CBT)・アウトリーチ・家族教育などからなる包括的な早期介入を行い，患者の予後を改善させる取り組みが世界各地で行われている．代表的なものとして，デンマークのOPUS study[19]，イギリスのLambeth Early Onset(LEO)Team[20]とCroydon Outreach and Assertive Support Team(COAST)[21]，アメリカのGraduated Recovery Intervention Program(GRIP)[22]などがあげられる．表4-1にこれらの研究の方法や主な所見について要約した．

　COAST studyを除くと，おおむね症状，予後，入院期間や再入院率などの指標で早期介入は有効であったと結論づけられる．しかし，長期的には対照群と早期介入群の間では指標に有意差がみられなくなったとの報告もあり，早期介入に対する批判の根拠の1つとなっている(後述)．

表 4-1　統合失調症などの早期精神病に対する包括的介入研究

取り組み	対象	主な介入（1＝EI 群，2＝対照群）	主な所見（1＝positive, 2＝negative）
OPUS （デンマーク）	未服薬の統合失調症スペクトラム障害患者	1. 低用量の SGA，家庭訪問，SST，家族の心理教育，訓練されたスタッフによる 2 年間のフォロー 2. 低用量の SGA，通常の外来/入院治療	1. EI 群で陽性・陰性症状の有意な改善 EI 群で入院期間の短縮 EI 群で薬物乱用の減少 2. 長期のフォローアップでは EI 群と対照群間で症状尺度に有意差なし 主観的 QOL に群間で有意差なし
LEO （イギリス）	初回もしくは 2 回目のエピソードの精神病患者	1. 低用量の SGA，家族カウンセリング，CBT，アウトリーチ，多職種からなるチームによるフォロー 2. 低用量の SGA，通常の外来/入院治療	1. EI 群で再入院率の減少 EI 群で主観的 QOL，服薬アドヒアランス，稼働状況の改善 2. 長期のフォローアップでは再入院率に群間で有意差なし
COAST （イギリス）	過去 5 年間で初めて医療機関を受診した精神病性障害患者	1. SGA，CBT，家族介入，社会・職業的サポート，多職種からなるチームによる 24 時間体制のサポート 2. SGA，通常の外来/入院治療	2. EI 群と対照群で PANSS のスコアや CGI の変化に有意差なし
GRIP （アメリカ）	初回エピソード精神病患者	1. CBT，心理教育，SST，36 のセッションからなる介入プログラム 2. 通常の外来治療	1. EI 群で機能的予後の改善 EI 群で入院率の減少

CBT：cognitive behavioral therapy；認知行動療法，EI：early intervention；早期介入，SGA：second generation antipsychotics；第 2 世代抗精神病薬，SST：social skill training；社会生活技能，PANSS：Positive and Negative Syndrome Scale；陽性・陰性症状評価尺度，CGI：Clinical Global Impression Scale；臨床全般印象尺度

ハイリスク群の精神病顕在発症を防止する試み

　　　　　　　統合失調症などの精神病性障害は，通常 1〜3 年続く前駆期間を経て発症する．前駆期とはさまざまな非特異的な症状を呈する期間であり，機能低下と微弱な陽性症状，短期間の間欠的な精神病症状（brief limited intermittent psychotic symptoms；BLIPS）などが認められる．現在前駆状態の診断にはメルボルンの Personal Assessment and Crisis Evaluation（PACE）クリニックで開発された at-risk mental state（ARMS）あるいは ultra high risk（UHR）の診断基準が用いられている[23]．こういったハイリスク患者がその後約 1 年の間に統合失調症などの精神病性障害を顕在発症する割合は 20〜40％ 程度と報告されている[23〜25]．

　　　　　　　これらの基準により同定されたハイリスク患者が，心理社会的介入や抗精神病薬の投与によって統合失調症などの精神病性障害へ移行してしまうことを防止できるか否かを検証するために，さまざまな介入研究がなされている．Stafford らはそのような研究のメタ解析を行い，介入が精神病性障害発症を予防することに寄与したかどうかを検証し，ごく最近その結果を報告している[26]．表 4-2 にこのメタ解析の結果を要約した．CBT，統合的心理療法（integrated psychotherapy），ω3 脂肪酸の投与が精神

表 4-2 ハイリスク群に対する介入の効果

比較	治療期間(月)	発症のリスク比 (95% 信頼区間)
CBT vs. 支持的カウンセリング	0〜6 6〜12 12〜	0.62 (0.29-1.31) 0.54 (0.34-0.86) 0.63 (0.40-0.99)
CBT＋リスペリドン vs. 支持的カウンセリング	0〜6 6〜12 12〜	0.35 (0.13-0.95) 0.63 (0.33-1.21) 0.59 (0.34-1.04)
統合的心理療法 vs. 標準的ケア	6〜12 12〜	0.19 (0.04-0.81) 0.32 (0.11-0.92)
CBT＋リスペリドン vs. CBT＋プラセボ	6〜12 12〜	1.02 (0.15-6.94) 1.02 (0.39-2.67)
オランザピン vs. プラセボ	6〜12	0.43 (0.17-1.08)
ω3 脂肪酸 vs. プラセボ	0〜6 6〜12	0.13 (0.02-0.95) 0.18 (0.04-0.75)

注)青字は発症リスクの有意な減少を示す.
(Stafford MR, Jackson H, Mayo-Wilson E, et al：Early interventions to prevent psychosis：systematic review and meta-analysis. BMJ 346：f185, 2013 より改変)

病性障害への移行の減少と有意に関連していた一方で，抗精神病薬の投与と精神病性障害への移行率には有意な関連はなかった．そのうえで，筆者らは前駆期の患者に対しては現時点では CBT に代表される心理学的治療が最も適したものであり，大規模・多施設臨床試験を用い，CBT のハイリスク患者に対する効果と可能性のある有害事象についてさらに検証すべきであると結論づけている．

早期介入に対する批判

早期の統合失調症や精神病前駆状態の患者に対する早期介入にはさまざまな批判があるのも事実である．その主なものは，下記に集約される．

(1) ハイリスク群への早期介入に対する批判[27,28]
①現在の ARMS あるいは UHR の診断基準ではいわゆる偽陽性率が高く，無用なスティグマ形成や必要のない抗精神病薬の使用に至る可能性がある

(2) 早期介入全般に関する批判[27,29,30]
①早期介入が長期の予後を改善したというエビデンスに乏しい
②早期介入研究では対象を若年者(25 歳以下，40 歳以下など)に限定している
③各研究グループはそれぞれ独自の手法を用いており汎用性を欠いている
④早期介入は理想的には 5 年程度，あるいはさらに長期にわたって行われるべきであるが，多くの研究の介入期間は予算の関係もあり 2 年程度である．これでは回

復期の心理社会的マネジメントは難しい
⑤リスクとベネフィットの観点から，抗精神病薬は必ずしもすべての早期患者に必要ないのではないか

おわりに

　近年の疫学・臨床研究から，統合失調症などの精神病性障害の治療開始の遅れ（DUP の延長）が，患者の予後に影響していることが示されている．DUP の短縮が患者の予後の改善に寄与することや，初回エピソード後の「臨界期」に手厚い介入を行うことで，患者の症状や予後を改善しうることが近年の臨床研究により示されている．また，CBT の導入などが前駆状態にあるハイリスク群が精神病へ移行することをある程度防止できることを示唆するエビデンスも揃いつつある．しかし，こういった早期介入に対しては批判があるのも事実である．今後は，倫理面・安全面も配慮したうえで，さらに介入研究のエビデンスを集積し，理想的な早期介入のモデルが示されることが望まれている．

●文献

1) Robinson DG, Woerner MG, McMeniman M, et al：Symptomatic and functional recovery from a first episode of schizophrenia or schizoaffective disorder. Am J Psychiatry 161：473-479, 2004
2) Zammit S, Rasmussen F, Farahmand B, et al：Height and body mass index in young adulthood and risk of schizophrenia：a longitudinal study of 1 347 520 swedish men. Acta Psychiatr Scand 116：378-385, 2007
3) Abel KM, Wicks S, Susser ES, et al：Birth weight, schizophrenia, and adult mental disorder：is risk confined to the smallest babies? Arch Gen Psychiatry 67：923-930, 2010
4) Trzesniak C, Oliveira IR, Kempton MJ, et al：Are cavum septum pellucidum abnormalities more common in schizophrenia spectrum disorders? a systematic review and meta-analysis. Schizophr Res 125：1-12, 2011
5) Vita A, De Peri L, Silenzi C, et al：Brain morphology in first-episode schizophrenia：a meta-analysis of quantitative magnetic resonance imaging studies. Schizophr Res 82：75-88, 2006
6) Nakamura M, Nestor PG, McCarley RW, et al：Altered orbitofrontal sulcogyral pattern in schizophrenia. Brain 130(Pt 3)：693-707, 2007
7) Fusar-Poli P, Borgwardt S, Crescini A, et al：Neuroanatomy of vulnerability to psychosis：a voxel-based meta-analysis. Neurosci Biobehav Rev 35：1175-1185, 2011
8) Lewandowski KE, Cohen BM, Ongur D：Evolution of neuropsychological dysfunction during the course of schizophrenia and bipolar disorder. Psychol Med 41：225-241, 2011
9) Takahashi T, Wood SJ, Yung AR, et al：Progressive gray matter reduction of the superior temporal gyrus during transition to psychosis. Arch Gen Psychiatry 66：366-376, 2009
10) Vita A, De Peri L, Deste G, et al：Progressive loss of cortical gray matter in schizophrenia：a meta-analysis and meta-regression of longitudinal MRI studies. Transl Psychiatry 2：e190, 2012
11) Srihari VH, Shah J, Keshavan MS：Is early intervention for psychosis feasible and effective? Psychiatr Clin North Am 35：613-631, 2012
12) Norman RM, Malla AK：Duration of untreated psychosis：a critical examination of the concept and its importance. Psychol Med 31：381-400, 2001
13) Perkins DO, Gu H, Boteva K, et al：Relationship between duration of untreated psychosis and outcome in first-episode schizophrenia：a critical review and meta-analysis. Am J Psychiatry 162：1785-1804, 2005
14) Marshall M, Lewis S, Lockwood A, et al：Association between duration of untreated psychosis

and outcome in cohorts of first-episode patients : a systematic review. Arch Gen Psychiatry 62 : 975-983, 2005
15) Melle I, Larsen TK, Haahr U, et al : Prevention of negative symptom psychopathologies in first-episode schizophrenia : two-year effects of reducing the duration of untreated psychosis. Arch Gen Psychiatry 65 : 634-640, 2008
16) Larsen TK, Melle I, Auestad B, et al : Early detection of psychosis : positive effects on 5-year outcome. Psychol Med 41 : 1461-1469, 2011
17) Hegelstad WT, Larsen TK, Auestad B, et al : Long-term follow-up of the TIPS early detection in psychosis study : effects on 10-year outcome. Am J Psychiatry 169 : 374-380, 2012
18) Joa I, Johannessen JO, Auestad B, et al : The key to reducing duration of untreated first psychosis : information campaigns. Schizophr Bull 34 : 466-472, 2008
19) Petersen L, Jeppesen P, Thorup A, et al : A randomised multicentre trial of integrated versus standard treatment for patients with a first episode of psychotic illness. BMJ 331 : 602, 2005
20) Craig TK, Garety P, Power P, et al : The lambeth early onset (LEO) team : randomised controlled trial of the effectiveness of specialised care for early psychosis. BMJ 329 : 1067, 2004
21) Kuipers E, Holloway F, Rabe-Hesketh S, et al : An RCT of early intervention in psychosis : Croydon Outreach and Assertive Support Team (COAST). Soc Psychiatry Psychiatr Epidemiol 39 : 358-363, 2004
22) Penn DL, Uzenoff SR, Perkins D, et al : A pilot investigation of the graduated recovery intervention program (GRIP) for first episode psychosis. Schizophr Res 125 : 247-256, 2011
23) Yung AR, Phillips LJ, Yuen HP, et al : Psychosis prediction : 12-month follow up of a high-risk ("prodromal") group. Schizophr Res 60 : 21-32, 2003
24) Miller TJ, McGlashan TH, Rosen JL, et al : Prospective diagnosis of the initial prodrome for schizophrenia based on the structured interview for prodromal syndromes : preliminary evidence of interrater reliability and predictive validity. Am J Psychiatry 159 : 863-865, 2002
25) Fusar-Poli P, Bonoldi I, Yung AR, et al : Predicting psychosis : meta-analysis of transition outcomes in individuals at high clinical risk. Arch Gen Psychiatry 69 : 220-229, 2012
26) Stafford MR, Jackson H, Mayo-Wilson E, et al : Early interventions to prevent psychosis : systematic review and meta-analysis. BMJ 346 : f185, 2013
27) Castle DJ : The truth, and nothing but the truth, about early intervention in psychosis. Aust N Z J Psychiatry 46 : 10-13, 2012
28) Corcoran CM, First MB, Cornblatt B : The psychosis risk syndrome and its proposed inclusion in the DSM-V : a risk-benefit analysis. Schizophr Res 120 : 16-22, 2010
29) Yung AR : Early intervention in psychosis : evidence, evidence gaps, criticism, and confusion. Aust N Z J Psychiatry 46 : 7-9, 2012
30) Francey SM, Nelson B, Thompson A, et al : Who needs antipsychotic medication in the earliest stages of psychosis? a reconsideration of benefits, risks, neurobiology and ethics in the era of early intervention. Schizophr Res 119 : 1-10, 2010

〔高柳陽一郎・鈴木道雄〕

第2章 早期精神病治療の国際的ガイドライン

はじめに

　Bertoloteらによる早期精神病宣言[1]では，統合失調症や双極性障害などの精神病早期段階を臨床病期としてとらえ介入を検討するなど，国際的な早期介入サービス発展のためのビジョンと価値観が定められている．早期精神病への治療的介入の必要性については，顕在発症前と顕在発症後では異なる点が多々ある．特に明らかな精神病状態を初めて呈する初回エピソード精神病を，早期に確認し適切な介入を開始することの重要性については，多くの先行研究でも示されている．

　DSM-5[2]の改訂では，予防あるいは早期介入の観点から，早期精神病を1つのカテゴリとすることが検討されていた．DSM-5ドラフトでpsychosis risk syndrome[3]という概念が登場し，臨床閾値下の精神病の疑陽性や統合失調症などの重症精神病への移行の割合の問題などから議論が重ねられた．スティグマ助長のおそれなどから，呼称がattenuated psychosis syndrome[4]に変更されたが，結局DSM-5では，Section Ⅱの診断カテゴリに含めることは見送られた．しかし，Section Ⅲの最初に減弱精神病症候群(準精神病症候群)(attenuated psychosis syndrome)が取り上げられ，今後の重要な研究課題と位置づけられている．

国際的治療ガイドライン

　国際的治療ガイドラインとしては，2002年に開催された第3回International Conference on Early Psychosisにおいて承認されたガイドラインを，2005年にInternational Early Psychosis Association Writing Groupが報告している[5]．本章では，海外の主要な治療ガイドラインについて示す．

1｜WPA (World Psychiatric Association)

　WPAは，2009年にEarly Intervention in Psychosis. WPA Education Committees Recommended Roles for the Psychiatristを発表している[6]．精神病が良好な転帰を得るための研究結果が示され，最近の精神病のとらえ方の変化を指摘している．精神科

にかかわる医療専門職は，医療機関やコミュニティにおいて，患者や家族との治療同盟の構築，精神病未治療期間(duration of untreated psychosis；DUP)の短縮，精神医療や精神保健に関するスティグマ軽減，早期精神病における精神医学診断と治療導入の判断，再発や再入院の最小化，心理社会的介入やサービスの運用などの重要な役割を担っている．

　精神病前駆期の薬物療法については，いまだ議論があるが，初回エピソード精神病の治療的介入は，刺激の少ない環境下で，ストレス要因の緩和，質のよい睡眠の確保，身体的管理を勧めている．短時間作用型の抗不安薬と心理療法を行い，睡眠リズムの維持，不安・緊張を少なくすることが目的となる．抗精神病薬は，少量にて有効であることが示されており，副作用に注意しつつ精神病症状をみながら用量を慎重に見極めることが推奨されている．

2｜英国

　1998年にIRIS(Initiative to Reduce the Impact of Schizophrenia)のガイドラインが出版され，2012年にアップデートされた[7]．このガイドラインの対象は，治療サービスを提供する精神科医療専門職である．本ガイドラインの特徴は，NICE(National Institute for Health and Clinical Excellence)の治療ガイドラインとの連携と，ケアの質だけではなく，費用対効果についても検討されているという部分にある．ガイドラインのなかで，McCroneら[8]による標準的ケアとEIP(Early Intervention in Psychosis)の1年と3年のコスト比較においてEIPの優位性が示されている．

　治療については，患者および家族との初回面接における治療契約が最も重要であり，最初の治療ゴールともいえる．診断の確定よりも症状の管理が主であり，年齢と病状にマッチした個別の柔軟な援助・治療を提供する必要がある．以下に概要を示す．

　認知行動療法(cognitive behavioral therapy；CBT)は，意欲の障害や，社会的ひきこもりなどの陰性症状だけではなく，妄想や幻覚といった陽性症状にも有効である．精神病症状の理解の修正を行い，苦痛の緩和，再発のリスク軽減や社会機能を取り戻すことに役立つと考えられる．そのほか，ストレス対処行動，症状や経験の理解，以前のトラウマやライフイベントの把握などに活用できる．

　薬物療法は，家族への支援や職業プログラムなどに加えて包括的な治療の一環として提供されることが望ましい．その際，NICEの包括的治療パッケージ[9]を用いる．以前に薬物療法を受けたことがない若年者の場合，治療が数年に及ぶ可能性も考慮して，専門家による慎重な判断が必要である．薬物療法は，患者にリスクとベネフィットについて十分情報を提供したうえで開始されるべきである．初期の薬物治療目標は，苦痛，激越，攻撃性，気分の動揺などの早期精神病症状のコントロールである．抗精神病薬は陽性症状に有効であるが，忍容性も加味しながら薬剤を選択し，治療期間中は副作用のマネジメントを継続して行う．そのほか，英国にはNICEのガイドラインを補完するBAP(British Association for Psychopharmacology)コンセンサスガ

イドライン[10]も公開されている．

社会的治療としては，個別の必要な社会的援助，ピアサポート，職業の支援などがある．

さらに，薬物乱用や治療抵抗性などの併発する問題への対処のほか，初期の警告症状の認知などを利用した再発の予防，薬物乱用，抑うつ，自殺念慮への対処も重要である．

身体的問題は治療の初期計画にも大きな影響があり，本人のウェルビーイングにも影響を及ぼすため，脂質異常症や糖尿病，肥満などのメタボリック症候群，循環器疾患，喫煙などについて評価するべきである．

このEIPサービスは，約3年間継続し，専門的サービスからプライマリケアへの移行は，十分慎重に行うことを求めている．

3 | カナダ

British Columbia グループは，2002年に Early Psychosis—A Care Guide[11]を，さらに 2010 年には Standards and Guidelines for Early Psychosis Intervention（EPI）Programs[12]を発行している．ケアガイドでは，よりよい短期・長期予後の獲得，早期のリカバリ，少ない入院治療，社会経済的ダメージの最小化，2次的精神障害の抑制，家族の混乱の最小化，個人の機能役割の保持，社会的支援・環境調整，再発の予防を早期介入の治療ゴールとしている．以下に，ケアガイドの概要を示す．

(1) 全般的治療原則

治療同盟の構築に加え，患者の初期不快感の最小化，幅広い範囲をカバーする治療ゴールの設定が重要である．集中的な専門的治療，ステージや年齢に応じた治療，学校や職場復帰の適切なペースとタイミング，家族の協力なども必要である．

(2) 急性期の入院治療

初回の精神科医療機関への入院は，経験がある患者とは異なり，入院による心的外傷が懸念される．そのため，個室を使用するなど配慮が必要である．救急外来受診時の対応や，隔離，拘束の運用についても触れられている．

(3) 薬物療法

初回エピソード精神病の治療については，リスペリドン，クエチアピン，オランザピンなどが先行研究から有効であることが示されている（表 4-3）．クロザピンは治療抵抗性の際に選択する．薬物療法によって，陽性あるいは陰性症状の改善が見込まれるが，認知機能障害のほか，抑うつ，不安，攻撃性といった随伴する精神症状すべてが，治療のターゲットである．多剤併用療法は推奨されず，単剤治療とするべきである．ただし，初期症状において感情障害が認められる場合には，適切な抗うつ薬や感

表 4-3 Early Psychosis—A Care Guide で示されている抗精神病薬と開始・最小有効用量

薬物	開始用量（mg/日）	最小有効用量（mg/日）
ハロペリドール	1	2
リスペリドン	0.5〜1	1〜2
オランザピン	2.5〜5	5
クエチアピン	（50〜100？）	150
ziprasidone	（5〜20？）	—
クロルプロマジン	75〜125	100

（Ehmann T, Hanson L：Early Psychosis—A Care Guide. p35, 40, Department of Psychiatry Faculty of Medicine, the University of British Columbia, Vancouver, 2002 より筆者訳）

情調整薬を開始する．初回エピソード精神病は，薬物反応性が良好であることが知られているが，男性，産科合併症の既往，若年発症，パーキンソン症状などは初期薬物療法の効果に乏しい要因としてあげられている．

a 急性期

速やかに治療を開始することが勧められている．ただし，若年者は薬剤反応に対して敏感なため，低用量で始める．中等度の不安焦燥を伴う場合には，ロラゼパム1〜2 mg/日，重症の場合には3〜4 mg/日の内服としている．それ以上の興奮を伴う場合には，注射薬（ロラゼパム2 mg/日，loxapine 5〜25 mg/日），または剤型が異なる口腔内崩壊錠や液剤も使用可能である．

若年者への薬物療法を行ううえで，①インフォームド・コンセント，②症状，血液検査，治療効果，副作用の記録，③最低でも4〜6週間十分量の薬物療法の継続，④長期モニタリング，⑤初回エピソードから1〜2年間の抗精神病薬による維持治療，が重要であるとしている．また，治療ターゲットの症状が改善しない場合や，副作用が重篤な場合，アドヒアランスが維持されているにもかかわらず再発する場合，多剤併用療法である場合，患者や家族が現在の薬物療法に満足していない場合については，スイッチングを勧めている．

b 維持期

再発を予防するためにも，薬物療法の終了は困難であり，良好な反応性を確認できた症例についても最低でも1〜2年は維持療法を行うことを勧めている．

(4) 心理社会的介入

a 心理教育

心理教育のメリットは，知識の獲得，陰性症状の軽減，対人関係スキルの改善，再発率の減少，入院期間の短縮などである．心理教育の内容については，精神病，治療，リカバリ，再発予防，ストレスマネジメントなどが含まれる．

b ストレスマネジメント

一般的なストレスマネジメントに加え，精神病に特異的なストレスマネジメントと

して，幻聴に対するCBTや，ストレス状況に備える学習などについて扱っている．

c 再発予防

再発の予測，早期警告症状，治療アドヒアランスの重要性について記載している．

d 認知療法

認知療法では，病的な感情や行動に関連する思考の機能不全を修正することが目的となる．持続性の幻覚，妄想，陰性症状などの精神病症状や，抑うつ，不安などの2次性の症状をコントロールすることが期待できる．

e スキルトレーニング

問題解決スキルやソーシャルスキル，家族のコミュニケーション・トレーニングについてまとめている．

f コミュニティ機能の活用

ジョブコーチ，学校への参加，ピアサポート，住居の確保，経済的基盤の確立などの社会参加にかかわる内容が示されている．

at-riskあるいは前駆期の介入については，薬物療法や心理教育は顕在発症後に行うべきとしている．

4 オーストラリア

EPPIC（Early Psychosis Prevention and Intervention Centre）は，介入は，①発見と評価，②即時的マネジメント・治療，③早期・後期の回復，④維持ケアの段階で行うとしている．各段階では，本人・家族への適切な心理教育や支援の提供，shared explanatory modelの達成，薬物療法，心理療法，社会的介入を組み合わせてレジリエンスを促進する協調的な治療関係が重要であるとしている．

Orygen Youth Healthの治療ガイドライン[13]は，Stage 1〜4の臨床病期に基づいて示されている（表4-4）．エビデンスに基づいた推奨・薬物療法・心理社会的治療に加え，エキスパートによる推奨，治療環境の設定がまとめられている．主な特徴として，UHR（ultra high risk）の治療ガイドラインが示されていることがあげられる．

おわりに―治療ガイドラインの概観

各国で示されている治療ガイドラインを眺めると，それらは先行研究のエビデンスから作成されているせいか，その骨子は大きく異なるものではない．しかし，その詳細には違いがあり，各国の事情が透けて見える．治療ガイドラインについては，現状においてはおおむね以下のように概説できる．

表 4-4　Orygen Youth Health による治療ガイドライン

Stage 1：UHR for Psychosis
CBT を開始することが記されている．薬物療法は，精神病症状が 1 週間以上閾値を超えて持続しない限り使用するべきではない．エビデンスに基づいた第 2 世代抗精神病薬（リスペリドン 1〜3 mg/日，オランザピン 5〜15 mg/日，amisulpride 50〜800 mg/日）を用い，定期的に血液検査を行い，代謝への影響を把握する．患者，家族への心理教育のほか，家族のサポート，職業・学業の支援，体重管理，住居の支援などを行う．スクリーニングと治療サービス，スティグマの軽減に努める
Stage 2：First Episode of Psychotic Disorder
顕在発症後は，包括的な治療を行うことが推奨される．ケースマネジメント，第 2 世代抗精神病薬の使用と副作用の管理，自殺のハイリスクに対するクロザピンの処方，職業支援，体重管理，心理教育，CBT などの多面的な心理社会的治療などである．リスク評価を行いながら，包括的治療を最低でも 3 年は継続する必要がある．入院は最小限とし，もし入院が必要な場合は若年者の専門的施設が望ましい
Stage 3a：Relapse Prevention
維持療法が主体であるが，定期的な身体的管理も必要である．維持薬物療法とアドヒアランスのモニタリングのほか，患者および家族への CBT も推奨されている
Stage 3b：Treatment Resistance
治療抵抗性の場合には，クロザピンによる薬物療法と CBT が推奨されている
Stage 4：Severe, Unremitting, Chronic Psychotic Disorder
この Stage 以上については，「Royal Australian and New Zealand College of Psychiatrists clinical practice guidelines for the treatment of schizophrenia and related disorders」[14] を参照することとされている

（Orygen Youth Health Research Centre：Australian Clinical Guidelines for Early Psychosis—A Brief Summary for Practitioners. Orygen Youth Health Research Centre, Melbourne, 2011 より）

1｜臨床病期に応じた治療

　顕在発症以前については，早期介入治療ガイドラインが確立していない．しかし，顕在発症後においては速やかに治療への導入が望まれる．治療ガイドラインは先行研究のエビデンスをもとに作成されているが，まだ十分整備されているとはいえない．

2｜早期介入の治療目標

　①速やかなリカバリの確保，②うつ病や薬物関連障害などの 2 次的精神障害の抑制，③家族の調整，④環境（学校・職場）の調整，社会的支援，⑤入院治療の最小化，⑥再発の予防が早期精神病の治療目標に重要である．

3｜早期介入治療ガイドラインの治療の内容

(1) 治療への導入

　DUP の短縮，精神病の臨界期仮説からも，専門医療機関へより簡便にアクセスできるようシステムを構築する必要があるであろう．また，治療脱落を予防するために

は，精神科医療機関へのファーストコンタクト時に患者およびその家族と良好な治療関係を築くことが重要である．初期には精神医学診断が確定しない場合もあるため，患者・家族に細やかな配慮が必要である．

(2)包括的治療

　治療の主幹は，ケースマネジメントも含んだ多職種による専門的な包括的治療である．薬物療法，CBTのほか，心理教育，ストレスマネジメント，社会的支援などを行い，これらは最低でも1〜3年間は継続する．

　第2世代抗精神病薬の有効性についてのエビデンスから，薬物療法が推奨される．また，初回エピソード精神病は，薬物反応性が良好であることが知られている一方で，治療中断の予防，メタボリックシンドロームなどの副作用の管理，アドヒアランスの維持は重要である．また，治療初期には自殺のリスクに注意が必要である．

　CBTは，精神病症状のコントロールに有効であることから，初期から治療の一環として取り入れられることが推奨されている．

　心理教育は，患者・家族の治療への参加を促すことにも有効であり，その後の転帰にも重要な意味をもつ．

　社会的支援は，社会参加を考えるうえでは，治療の枠組みのなかで欠かせない．学校や職場と連携あるいは復帰支援が順調に行われるために，ケースマネジメントを含め検討されるべきである．

(3)費用対効果

　わが国においても社会経済状況を含めた裏づけが必要があろう．

　わが国では，より早期の適切な介入を目的に，東京ユースクラブ，イル ボスコ，SAFEメンタル・ヘルス・ユースセンター，富山県心の健康センターなどの治療機関が組織されている．わが国では，急性期精神病や初回エピソード精神病の治療アルゴリズムなどは散見されるものの，いまだ早期精神病への治療ガイドラインは発表されていない．わが国においてもエビデンスを蓄積し，日本の実情にマッチした早期精神病治療ガイドラインを策定することが望まれる．

●文献

1) Bertolote J, McGorry P：Early intervention and recovery for young people with early psychosis：consensus statement. Br J Psychiatry Suppl 48：s116-s119, 2005
2) American Psychiatric Association：Diagnostic and Statistical Manual of Mental Disorders, 5th edition. American Psychiatric Publishing, Washington DC, 2013
3) McGlashan TH, Walsh BC, Woods SW (eds)：The Psychosis-risk syndrome—handbook for diagnosis and follow-up. Oxford University Press, Oxford, 2010〔水野雅文，小林啓之(訳)：サイコーシス・リスクシンドローム—精神病の早期診断実践ハンドブック．医学書院，2011〕
4) Tsuang MT, Van Os J, Tandon R, et al：Attenuated psychosis syndrome in DSM-5. Schizophr Res 150：31-35, 2013
5) International Early Psychosis Association Writing Group：International clinical practice guidelines for early psychosis. Br J Psychiatry Suppl 48：s120-s124, 2005

6) Tasman A：Update on WPA education programs, 2009. World Psychiatry 8：190-191, 2009
7) IRIS Guidelines Update September 2012
   http://www.iris-initiative.org.uk/silo/files/iris-guidelines-update-september-2012.pdf
8) McCrone P, Knapp M, Dhanasiri S：Economic impact of services for first-episode psychosis：a decision model approach. Early Interv Psychiatry 3：266-273, 2009
9) National Institute for Health and Care Excellence：Core interventions in the treatment and management of schizophrenia in primary and secondary care(update), 2009
   http://guidance.nice.org.uk/CG82
10) Barnes TR, Schizophrenia Consensus Group of British Association for Psychopharmacology：Evidence-based guidelines for the pharmacological treatment of schizophrenia：recommendations from the British Association for Psychopharmacology. J Psychopharmacol 25：567-620, 2011
11) Ehmann T, Hanson L：Early Psychosis—A Care Guide. Department of Psychiatry Faculty of Medicine, the University of British Columbia, Vancouver, 2002
    http://www.health.gov.bc.ca/library/publications/year/2002/EarlyPsychosis_guide.pdf
12) Ehmann T, Hanson L, Yager J, et al：Standards and Guidelines for Early Psychosis Intervention (EPI)Programs. British Columbia. Ministry of Health Services, Vancouver, 2010
    http://www.health.gov.bc.ca/library/publications/year/2010/BC_EPI_Standards_Guidelines.pdf
13) Orygen Youth Health Research Centre：Australian Clinical Guidelines for Early Psychosis—A Brief Summary for Practitioners. Orygen Youth Health Research Centre, Melbourne, 2011
    http://oyh.org.au/sites/oyh.org.au/files/ACGEP-practitioners.pdf
14) Royal Australian and New Zealand College of Psychiatrists Clinical Practice Guidelines Team for the Treatment of Schizophrenia and Related Disorders：Royal Australian and New Zealand College of Psychiatrists clinical practice guidelines for the treatment of schizophrenia and related disorders. Aust N Z J Psychiatry 39：1-30, 2005

〔中根秀之〕

第3章

精神科早期治療の取り組み

はじめに

　統合失調症をはじめとする精神障害に対する長期的転帰の改善，すなわち重症化・慢性化させないための試みは，早期段階において疾患を発見し適切に治療することで症状や機能障害の回復を目指す，精神疾患の早期発見と早期治療に主眼がおかれるようになった．このような早期介入の試みはリカバリのチャンスを高め，精神病の発症を予防しうると期待されている．

　本章では早期段階における心理社会的介入として，東邦大学医療センター大森病院での早期介入の取り組みを紹介したい．

東邦大学医療センター大森病院

　本院は人口約70万人の東京都大田区に位置し，都内の城南地区および隣接する川崎市をそのキャッチメントエリアとしている．精神神経科はメンタルヘルスセンターと呼称され，1日平均で約150人の外来患者が訪れる．また，開放18床，閉鎖18床の合計36床の病棟機能を有し，精神科一般のみならず精神科合併症にも対応し，同地域の精神医療の中核的病院の役割も担っている．当科の特徴は精神疾患の早期介入であり，それは「ユースクリニック」と「イル ボスコ」での取り組みに代表される[1,2]．

ユースクリニック

　精神病発症危険状態（at-risk mental state；ARMS）の若者を対象とする「ユースクリニック」と名づけた専門外来を実施し，精神病前駆期への早期介入を実践している[3]．ARMS患者は就学や就労などの社会的場面でさまざまな問題を有し，そのなかで一般的な精神症状や微弱な精神病症状が前景化してくる．一部のARMS患者らは問題や症状に対する支援や治療を求めて医療や保健機関への相談に至る．彼らは"help-seeking" individuals（援助希求者）と呼ばれるが，ARMSの治療においては，倫理的な観点からも，何らかの援助を求めてくる者を介入の対象とする．ARMSにおける精神病顕在発症への移行は，累計すると1年間で21.7％，2年間で29.1％，3年

間で31.5%，それ以上では35.8%であると報告されているが[4]，前駆期における諸問題に適切に対処し，さらには顕在発症を予防もしくは遅延させることがユースクリニックの目的である．

当科では40歳以下のすべての外来初診患者に対して，精神病前駆状態の自記式スクリーニングテストであるPS-R (Prime Screen-Revised)[5]を実施している．これは前駆症状の程度と持続期間に関する11項目の質問からなり，5分程度で記入することができる．初診時のPS-Rで陽性となった患者や，主観的体験の変化や社会機能低下など初診時の所見から精神病前駆状態が疑われた患者がユースクリニックに紹介される．その後，構造化面接(Structured Interview for Psychosis-Risk Syndromes/Scale of Psychosis-Risk Symptoms；SIPS/SOPS)[6]を実施し，ARMSの診断を行う．SIPS/SOPSについては40～50分ほどの時間が必要である．

治療においては抗うつ薬，抗不安薬などによる薬物療法や，必要な際は低用量の抗精神病薬投与，そしてストレスマネジメントをはじめとする認知行動療法的なケアやサポートを行っている．ARMSに対する薬物療法については筆者の総説[7]を参照していただきたい．

薬物療法および心理社会的治療は，ARMSにおける症状や問題の解決や，精神病の顕在発症の予防に対して効果的であるという報告が多いが，今後もさらなる検証が必要といえる．しかし，この時期に積極的な介入を行うことは，不適切な行動の形成や社会的なひきこもりを軽減するなど，社会機能や精神機能の回復や予後の改善に重大な影響を与えると考えられる．

イル ボスコ

1 | 目的と概要

当科では2007年にARMSや初回エピソード統合失調症の若年患者(15～30歳)に対して特化した介入を行う早期精神病ユニット(early psychosis unit；EPU)を，大規模認可のデイケア(131 m^2，定員31名)として開設した．その目的は，①前駆状態から顕在発症への進展の予防，②統合失調症初回エピソード後の社会復帰に向けた積極的な心理社会的介入である．

イル ボスコ(Il Bosco)とはイタリア語で「森」を意味し，本院が位置する「大森」の地名にも掛けられている．スタッフは，イル ボスコ担当医師に加えて，看護師，作業療法士，臨床心理士の専属常勤職員のほかに，精神保健福祉士，薬剤師，管理栄養士，研修医などであり，多職種チームを構成している．また，外部から各プログラムの講師も招聘している．看護師は精神科病棟から定期的にローテーションで着任しており，入院治療との連続性の確保に寄与している．イル ボスコは平日9～16時の実施で，月1回土曜日に家族会を開催している．また，休日にフリーマーケットに参加したり，大学の学園祭ではブースを出展したりもしている(図4-1)．

第3章　精神科早期治療の取り組み　　235

東邦大学医療センター大森病院　ユースデイケア

イル ボスコ　の案内

<目的>
イル ボスコでは「最近急にやる気が出ない」「不安でたまらない」「そわそわして落ち着かない」などの**早期精神疾患の治療**を専門的・集中的に行う．
- 意欲や集中力・記憶力など脳の機能回復に取り組む
- 人間関係の作り方やコミュニケーションのとり方を学ぶ
- 生活リズムなど自己管理能力を高める

<利用者>
- 統合失調症を発症して間もない患者（発症から5年以内），または発症のリスクが高い人
- 15～30歳の人
- 知的障害・発達障害の診断ではない人（より疾患に特化した治療を行うため）

<活動内容>
月～金：9:00～16:00（目標や利用目的に合ったペースで参加できる）
利用期間は原則1年間

月	火	水	木	金
認知機能ゲーム	Bosco Cooking Studio	蒲田アート学院	ボスコ MUSIC アワー♪	問題解決技法
フィットネス	イベント話合い	リラクセーション	メンバー講師の時間	心理教育
脳トレ	脳トレ	脳トレ	脳トレ	脳トレ

その他，本格YOGA・English!・書道教室・着付け教室などがある

図4-1　イル ボスコの案内（東邦大学医療センター大森病院 ユースデイケア）

2│役割と活動

　イル ボスコは精神疾患の早期治療に特化したデイケアである．統合失調症をはじめとする精神疾患も，身体疾患と同じく「早期発見」「早期治療」が早い段階での症状改善につながる．若者が集まるイル ボスコでは，疾患の治療とともに思春期・青年期前期に必要な多様な支援を行っている．

　イル ボスコでは下記の活動が行われる（図4-2）．

①脳：病気のために低下した認知機能（記憶力，集中力，感覚，計画実行力など）の回復に取り組む

②コミュニケーション（対人関係）：問題解決技法や積極的傾聴など，コミュニケーションの技法を学び，利用者が主体的に進めていくミーティングの場や生活全般で活かしていく．また，日々の活動全体が練習の場となる

③病気との付き合い方：毎週行われる「心理教育プログラム」のなかで症状やストレス対処法，薬物療法などについて学び，自身で体調管理ができるようになることを目指す

④体験：同じ経験をしてきた仲間とともに孤立から抜け出し，他者とかかわるなか

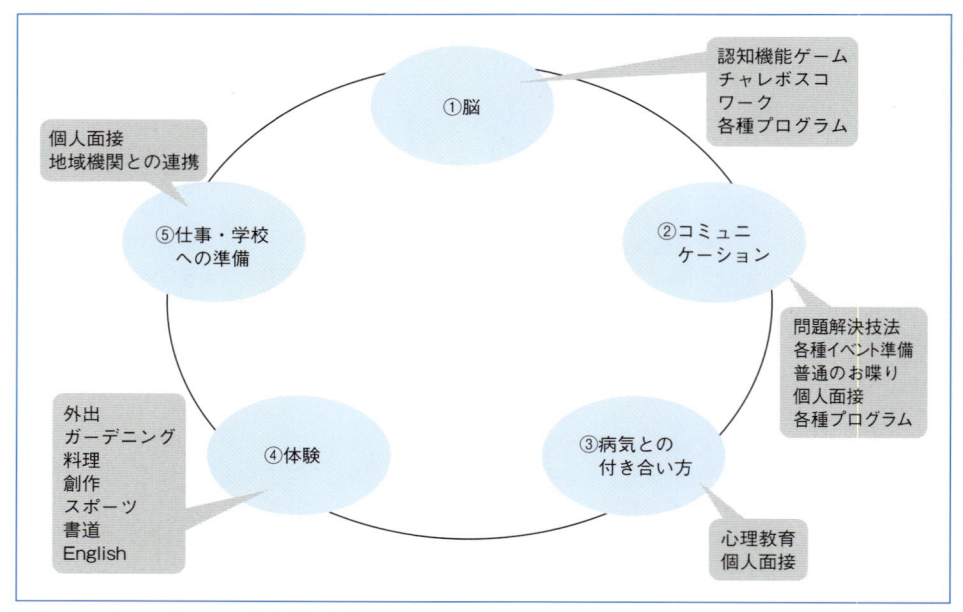

図 4-2 イル ボスコの役割と活動

で協調性を身につけていく．また，役割をもって活動し，苦手なことができるようになってくることで自信がつく
⑤学校・仕事への準備：それぞれの能力にあった目標を設定し，病状や認知機能の回復状態を考慮しながら就労・就学に必要な能力を獲得していく

3 プログラムの概要

　疾患早期段階における心理社会的治療においては，包括的な介入が重要である[8]．それらを構成する個々の手法として，認知行動療法，集団療法，家族療法などの有効性についての報告がみられる．認知行動療法には精神病症状に加え，抑うつ気分や不安などの2次的症状を扱ったものや，ストレスマネジメント，問題解決技能，早期警告サイン，自殺や薬物使用問題を扱ったものなどさまざまな手法があり，症状の軽減や主観的QOLの改善などが報告されている．集団療法や家族療法については，機能低下の防止やアドヒアランスの改善などが報告されている．精神症状と社会機能障害の両方の回復を目指した複合的なサービスの提供が必須である．イル ボスコの月間プログラムの例を表 4-5 に示すが，ユース世代が関心をもちやすい活動を取り入れるとともに，一般的なプログラムのなかにも世代特性を活かした内容や手法を取り入れるようにしている．
　統合失調症の前駆期や早期段階においては，発症や再発の予防のためにストレス対処技能や再発の早期警告サインといった認知行動療法的な取り組みが慢性期以上に重要となるが，統合型地域精神科治療プログラム (optimal treatment project；OTP)[9]

表 4-5 イル ボスコプログラム予定表(2013 年 12 月の例)

		午前(9:00〜12:00)		午後(13:00〜16:00)	
1日	日				
2日	月	読書タイム	認知機能ゲーム	本格 YOGA	
3日	火		料理(調理)	クリスマス会話合い①	部活
4日	水	From 9	蒲田アート学院(創作)	エクササイズ	
5日	木		ボスコ MUSIC アワー♪	みんなの時間＋リラクセーション	卒業式
6日	金	読書タイム	問題解決技法	心理教育⑨	部活
7日	土				
8日	日				
9日	月	読書タイム	認知機能ゲーム	フィットネス	
10日	火		風邪対策—感染予防講座	クリスマス会話合い②	部活
11日	水	From 9	蒲田アート学院(創作)	リラクセーション	
12日	木		書道	みんなの時間＋イル ボスコ総会	
13日	金	読書タイム	English	クリスマス会話合い③	部活
14日	土	家族会			
15日	日				
16日	月	読書タイム	認知機能ゲーム	フィットネス	
17日	火		ボスコ MUSIC アワー♪	クリスマス会話合い④	部活
18日	水	From 9	蒲田アート学院(創作)	リラクセーション	
19日	木		問題解決技法	みんなの時間＋着付け	
20日	金	読書タイム	Christmas Party		部活

とそのワークブック[10]に則り，それらを実行している．また，認知機能障害の改善に向けた介入を積極的に行っている．

まとめると，①認知行動療法的介入，②認知機能リハビリテーション，③対人技能の習得，④疾患早期に特化した疾病教育と生活支援，⑤同世代のなかでの集団体験を目的としたグループワーク，⑥就学・就労支援，⑦家族心理教育，などがプログラムの骨格となっている．

(1)認知機能リハビリテーション

統合失調症における認知機能リハビリテーションは，薬物療法の進歩をもってしても社会機能障害の改善がなかなか達成されない状況のなか，その改善に向けた新たな治療戦略として注目を集めてきた．これは，認知機能障害が統合失調症の社会機能障害の重要な決定因子であることが明らかとなり，直接的な認知機能障害への介入手法に期待が高まったためである[11]．

統合失調症の認知機能障害は慢性期患者を中心に検討されてきたが，近年では早期段階から生物学的変化とともにその障害が存在することが明らかにされている．ARMS に対して MRI を用いた研究では，ARMS と判断された者はその時点におい

てすでに健常者に比べて大脳の複数部位で体積が減少しており，そのうち顕在発症に至った者ではさらなる体積減少の進行を認めたことが示されている[12]．また，健常者に比べARMS患者には社会認知を含め多領域にわたる認知機能の障害が認められ，さらにのちに顕在発症した者とそうでない者に分けて再度データを比較してみると，前者の認知機能障害がベースラインでより重度であることがメタ解析により示されている[13]．このことから，解剖学的および機能的な変化が前駆期から顕在発症への移行のなかで進展するのがわかる．初回エピソード統合失調症に関する横断研究において，健常者と比較して初回エピソード統合失調症患者には大脳の複数部位で有意な体積減少が認められ，縦断研究において体積減少がさらに進行することが示されている[14,15]．また，初回エピソード統合失調症患者の認知機能障害は慢性期患者のものより軽度であるものの，健常者に比べ多領域にわたり障害が認められる[16]．慢性期に至っては，それらは固定した状態で経過することが知られている．

このように，統合失調症前駆期から認知機能障害が存在すること，そして初回エピソードの顕在発症から治療臨界期にかけてさらに認知機能が低下していくことが知られている．そこで，近年では疾患早期の生物学的な保護・増強作用を期待して，早期精神病における認知機能リハビリテーションへの期待が高まってきている．イル ボスコでも前駆期もしくは発症間もない若年者が有する柔軟な脳の可塑性を最大限に発揮させられるよう，脳機能への直接的介入を目指した認知機能訓練を中心プログラムに据えている．

(2) チャレボスコ（認知機能訓練）

イル ボスコでは1日のプログラムの終わりに，毎日30分ずつ課題シート（paper and pencil型）を用いた認知機能訓練（愛称：チャレボスコ）を行っている．訓練内容については，前頭葉機能と関係の深い発散的思考（divergent thinking）の改善を重視した課題を用いている．発散的思考とは，解法，回答が複数ないしは無数にある際の思考形式で，算数やいわゆるクイズといった単一の正答が存在するような収束的思考（convergent thinking）に対比される．ある頭文字ではじまる言葉をできるだけ多くあげるとか，果物や動物の名前を多くあげるといったような流暢性（fluency）課題，すなわちopen-endedな構造をもつものが，発散的思考の代表的な課題として位置づけられる．より高次には，新たなアイディアやデザイン，さらには社会的な問題解決案などを扱うこともできる．そして，発散的思考においては回答が複数あるがゆえに，回答の質的評価を伴うことになる．例えば，空き缶の使い道を尋ねて「花瓶」と答えれば容器という観点でありきたりであるが，「ローラー」や「重し」と答えれば視点転換を伴い気が利いている．筆者らは，統合失調症における発散的思考の質的な障害が社会機能障害の重要な決定因子であることを明らかにし，その障害の改善を目的とした認知機能訓練プログラムを教育専門家らとともに開発し，統合失調症におけるこの訓練の有効性を明らかにしてきた[17,18]．イル ボスコにおいてはこの訓練プログラムを認知機能リハビリテーションの中心に据え，ユース世代に向けたさまざまな改良を

加えて実施している．

チャレボスコではスコアをそれぞれ発表し合い毎回「チャレキング(1等賞)」を決め，競争意識も課題取り組みに活かしているが，発散的思考はいわゆる知能との関連が収束的思考と異なり少ないため，いつも同じ人が「キング」になるということが少なく，グループワークとして認知機能訓練を行う際にも適しているといえるであろう[19]．

(3) 認知機能ゲーム

「後出し負けじゃんけん(負けるように後出しする)」や「聖徳太子ゲーム(複数の人が同時に異なることを言い，それを聞き分ける)」など比較的知られたものから，近所の商店街で，ある頭文字ではじまる商品を多く探し出しカメラにおさめてくるなどのミッションをこなす「ミッション・インポッシブル」といったような独自のゲームまで，さまざまな試みや取り組みを行っている．室内のゲームと，地域・屋外での運動や活動を組み合わせた形式での認知機能ゲームや訓練は，若年層の対象者に非常に受け入れられやすい．また，聖徳太子ゲームが注意機能を，ミッション・インポッシブルが遂行機能を改善する目的で行われるように，ゲームの前後にその意義をミニ・レクチャーで説明すると，参加者の動機づけも高まる．

(4) エクササイズ・フィットネス

イル ボスコの対象者はユース世代であるため，運動を好むメンバーが非常に多く，またその質や量もレクリエーション程度では満足いかず，かなり活発なもの(部活レベルのもの)を望む者も少なくない．バスケットボールや卓球なども行うが，フットサルが最も人気がある．これまでの取り組みとして，Ｊリーグのプロチームが行っている支援制度を利用して，コーチを招聘してより専門的指導を受けられるように環境を整えたところ，メンバーが自発的に朝練習を始めるまでになった．さらには，東京地区の障害者大会に出場し好成績をおさめ，全国大会にも出場した．その後，チームの運営はメンバーに委ね，自主的なサークルチームとして続けられている．

(5) 心理教育

心理教育のなかで，精神病は「サイコーシス(psychosis)と表現される．服薬アドヒアランスに関する内容の説明は，治療臨界期における薬物療法と心理社会的治療の有機的結合の必要性からも非常に重要である．症状などについても扱うが，ストレスやその対処方法に主眼をおいている．特に，就学，進学，就労，友人関係，恋愛，自己の確立など，世代特性に関連する心理教育を行うことが多い．教育領域などで行われているさまざまな調査報告なども資料としてしばしば用いているが，同世代が同じようなことで悩んでいることや，自分とは異なる種々の悩みをもっていることを認識するよい機会となる．セッションの終わりに小グループに分かれ，ディスカッションや共同作業を行ったりする．メルモちゃん(手塚治虫のアニメで，不思議な青いキャンディーを食べると大人に，赤いキャンディーを食べると赤ちゃんになる主人公の少

女)になぞらえて,「メルモちゃんの不思議な青いキャンディーを食べて10年後の自分になりました.そのとき何をやっていると思いますか?」と尋ね,ゲーム形式を用いたディスカッションを行うと,面接とは異なり,あまり構えずに素直に自身の長期的な夢や展望が皆の前で語られたりする.「しっかり仕事をしていたい」「よいお母さんになっていたい」など,メンバーの健やかさが印象的である.

(6) そのほかのプログラム

そのほかのプログラムとして,対人関係プログラムや,就学・就労援助,趣味を活かした活動などを行っている.対人関係においては,馴染むことが困難な者も少なくはない.その一方で,携帯電話や電子メールなどを介して急速に当事者間で対人距離が縮まるものの,対人技能の未熟さや不得手さにより短期に対人関係が破たんをきたしてしまうような場合もみられる.したがって,対人関係構築のための訓練プログラムも大切であるが,個々のケースにおける手助けや注意深い観察もたいへん重要となる.

また,イル ボスコ卒業生による講演会も定期的に開催しているが,イル ボスコを巣立ち就学や就労を果たした先輩の言葉や存在は,医療者ではなしえない励ましや勇気を当事者や家族に与えている.

イル ボスコには就学年齢の者が多く,学校関係者との連携はとりわけ重要である.復学の際などは,学校に出向いたり教員に来てもらったりして復帰を確実にするように準備している.医療的な側面を学校に理解してもらうために,養護教諭の果たす役割も非常に重要である.こうした取り組みを通じて,学校との勉強会やケースカンファレンスへと発展していくことも少なくない.

また,メンバーの関心や趣味を活かしたプログラムはたいへん好評で,アニメや音楽に関するものなどを行ってきた.スタッフが日頃からユース世代の関心や動向に精通しておく「努力」が必要である.

4 プログラムへの導入

イル ボスコへの導入の経路としては,ウェブサイトや書籍などで知り直接受診した,他院通院患者で主治医により勧められた,保健所や学校教員などの地域資源に勧められた,本院入院を契機に導入が促された,などが主なものである.年齢層の若い者を主な対象としているために,一般デイケア以上に利用者の導入の際にはより細かい配慮が必要である.導入にあたっては,疾患の視点のみならず思春期・青年期というライフステージをふまえた実際の生活のしづらさに着目することが重要である.

イル ボスコを初めて利用する際,他者と対人関係を築くことに苦手意識をもつ若年の精神疾患患者は転校生のような心境となるため,その緊張感は想像に難くない.気がつけば一人ぼっちになりかねない休憩時間において注意が大切である.集中的なリハビリテーションを目的とするため,イル ボスコの利用期間は原則として1年間に設定しているが,状況に応じて1年までの延長(最長2年)も適宜行っている.はじ

めから2年間の利用は想定せず，1年の利用のあとどうしても利用継続を要する場合に，半年ごとの再評価を前提に延長を行うようにしている．

イル ボスコでは通常のデイケアに比べてかなりのスピード感があり，利用開始時からすでに次のステップへの取り組みを意識している．なぜなら，社会的立場や役割がまだ維持され，社会生活から離れて間もない者が大半で，速やかに期待される従来の社会参加に復帰させる必要があるためである．利用開始に合わせて速やかに当事者の目標設定とそれに向けた取り組みや計画を明確にするようにしている．早い時期に具体的な目標と道筋を明らかにすることで，予後に希望をもち，プログラム参加への動機づけも高まる．

5 継続的評価

イル ボスコにおいては，注意，記憶，遂行機能，流暢性など多岐にわたる認知機能や，一般および閾値下の精神症状，社会機能，QOLなどの包括的な評価を，担当医師や臨床心理士が6か月ごとに実施しており，カンファレンスなどにおいても活用してより的確なアセスメントと方針決定に役立てている．また，本人を交えての短期・中期・長期的な目標設定と目標シートへの記載は3か月ごとに実施している．

「逸してはならない重要な時期（治療臨界期）」における治療の効果を厳密に検証し，必要に応じて介入方法の吟味や修正を加えるためにも，認知機能，精神症状，社会機能などの多岐にわたる客観的で継続的な評価の実施が重要である．

● イル ボスコの機能

1 ARMSに対する機能

ARMSにおける介入手法として，患者の心理社会的治療に対する受容度は高い．英国のOASIS（Outreach & Support in South London）ではARMS患者の70%が積極的に認知行動療法を受けたのに対し，抗精神病薬療法を受け入れたのは25%にすぎなかった[20]．前駆期における心理社会的介入の利点は，顕在発症の前にメンタルヘルスサービスと十分なかかわり合いをもてることである．ARMS患者が顕在発症前に医療との関係性を築き症状や経過などの教育を受けていたならば，速やかに発症を同定し患者の理解のもとで適切に治療を開始することができる．すなわち，精神病未治療期間（duration of untreated psychosis；DUP）を最短に抑えることができる．平均DUPが12か月の地域においてOASISの早期介入プログラムにかかわっていた患者では平均DUPが10日に抑えられていたという[20]．以上から，ARMSに対するイル ボスコに期待される機能は，①前駆症状やその時期にみられるさまざまな問題の改善，②精神病の顕在発症のリスクを軽減すること，③顕在発症の際に抗精神病薬投与などの開始が遅滞なくできるように連携をとること，にまとめることができる．

2 | 初回エピソード統合失調症に対する機能

　統合失調症の初回エピソードの時点から慢性期にみられるような生物・心理学的変化がすでに現れ始めていることが知られており，それは発症してから間髪をいれずに適切な治療を開始しなければならないことを物語っている．迅速な治療導入の指標となる DUP について，DUP の短縮が良好な予後に結びつくことがメタ解析においても示されている[21]．さらに，発症からの3～5年間が治療の成否を分け長期的予後を左右するとする「治療臨界期（critical period）仮説」も提唱されている．それは，多くの症例で発症後2～5年間に精神症状や社会機能などの悪化がみられ，その後は固定してしまうことや，発病後の2年間に再発が非常に高率に起きることなどの知見に基づいている．また，この時期は服薬アドヒアランスが不良で，多くの患者で服薬中断がみられ，再発を繰り返すたびに治療抵抗性が高まることも知られている[22]．

　以上をふまえると，初回エピソード統合失調症における治療で重要なことは，①DUP をできるだけ短縮し速やかに治療を開始すること，②良好な服薬アドヒアランスを維持し再発を防ぐこと，③速やかに寛解に至らしめ機能を維持すること，にまとめることができよう．イル ボスコでは治療の成否を分ける「臨界期」において，外来診療と連携しながら薬物療法と心理社会的治療の有機的結合の一翼を担うことが期待されているといえる．主治医を含めたカンファレンスをイル ボスコにおいて定期的に行っているのはそのためである．

早期精神病ユースデイケアの意義と課題

1 | 意義

　イル ボスコの意義については，①通常発達過程を補うサービスであることと，②初回エピソードもしくはハイリスクを扱う精神科専門ケアシステムであることに集約できる．就学年齢でありながら通学が困難である患者に対する学校生活疑似体験や，友人を失ったり新たにみつけたりしにくい患者への対人希求やその促しの場，なかなかうまく描けない将来像を仲間やスタッフと語り合うなど，本来なら保てているはずの成長に不可欠な同世代との接点の提供は，イル ボスコの重要な使命である．

　また，同世代に囲まれた環境であるがゆえに，治療も効率的・効果的に機能すると考えられる．同世代に囲まれているからこそ通所やプログラム参加に対するモチベーションが高まり，さらにそこでの積み重ねや成功体験はより自己効力感を高めるであろう．

2 | 課題

(1) 早期段階における対応の細分化

　早期段階の精神科専門ケアシステムとして，疾患早期における機能維持を念頭にお

いてプログラムや課題の難易度を高めに設定して彼らのニーズに応えたより効果的なケアを提供したり，内容もより早期に特化したりすることにより，集団療法でありながら phase-specific で personalized なサービスを提供することができると考えられる．それでも，早期段階における対応の細分化，つまり ARMS と初回エピソードでの対応は同じではないということを痛感することも多い．イル ボスコの効果を認知機能，精神症状，社会機能などの領域から半年ごとに評価しているが，ARMS と初回エピソードで評価結果を比較すると，初回エピソードにおける改善効果のほうがより明確であった．今後は両者それぞれにより適したサービスの提供が必要であると考えられる．現在のところは，イル ボスコ全体として実施していない内容であれば，臨機応変に特別プログラムを枠外で実施したり，個別面接も頻回に行ったりしている．

また，イル ボスコでは精神疾患早期段階における認知機能リハビリテーションを積極的に推進し，脳機能の維持と改善，そして社会機能障害を残すことなく回復させることを目指している．近年では社会機能に関与する社会認知や内発的動機づけの重要性も指摘されていることから，それらの訓練を取り入れたり新たに開発したりすることも検討している．

(2) スティグマの問題

イル ボスコへの導入や参加の継続において，スティグマ（偏見）の問題には細心の配慮を行う必要がある．ユース世代を扱うことと，ARMS 患者においてはその多くが実際には精神病の顕在発症に至らないことがその背景にある．スティグマの問題への配慮として，具体的には「デイケアセンター」などと呼称せずに洒落た雰囲気に「イル ボスコ」と名づけたり（院内でデイケアと呼ぶ者は今や皆無である），医療を避けたくなる心理を考慮し，当院のウェブサイトでは海外の早期介入サイト〔豪州の EPPIC (Early Psychosis Prevention and Intervention Centre) など〕も参考にした，一見医療サービスとは思えないような明るく活動的なイメージを前面に出したりしている．実際については，本院のホームページ〔東邦大学医療センター大森病院メンタルヘルスセンターホームページ (http://www.lab.toho-u.ac.jp/med/omori/mentalhealth/)〕でご確認いただきたい．一方で，正しい知識を提供するとともに，セルフチェックシートも掲載し，現在の状態を把握し必要に応じて医療機関を利用できるような工夫もしている．また，学園祭やスポーツ大会への参加などもスティグマの軽減に寄与していると思われる．スティグマにはソーシャル・スティグマとセルフ・スティグマがあるが，患者が一般社会活動にイル ボスコのメンバーとして参加し，受容的雰囲気のもとに連帯感や達成感を体感していくなかで，精神疾患や自らに向けられたスティグマが和らぐのを感じ，またそうした当事者を目にするなかで社会のスティグマも解消に向かうという好循環が期待される．

おわりに―重症化させないための早期治療

　重症化させないための早期治療では，前駆期から治療臨界期にかけての bio-psycho-social の領域における機能低下を防ぎ，そして改善させるためのケアとサービスをいかに確実に提供できるかが問われる．年齢，機能レベル，治療反応性とそれに伴うニーズを考慮すれば，早期段階における治療は慢性期のものとは大きく異なることは自明である．

　これまで統合失調症は予後不良な疾患であると考えられてきたことは否めないが，適切な早期介入は「リカバリ」の達成の切り札になると思われ，現時点において心理社会的な治療手法はその目標達成に向けた最も効果的で現実的な選択肢であると考えられる．同領域における研究と臨床への応用がますます期待されている．

●文献

1) Mizuno M, Suzuki M, Matsumoto K, et al：Clinical practice and research activities for early psychiatric intervention at Japanese leading centres. Early Interv Psychiatry 3：5-9, 2009
2) Nemoto T, Funatogawa T, Takeshi K, et al：Clinical practice at a multi-dimensional treatment centre for individuals with early psychosis in Japan. East Asian Arch Psychiatry 22：110-113, 2012
3) 根本隆洋：臨床場面別にみて―統合失調症発症以前への支援．こころの科学 160：71-77, 2011
4) Fusar-Poli P, Bonoldi I, Yung AR, et al：Predicting psychosis：meta-analysis of transition outcomes in individuals at high clinical risk. Arch Gen Psychiatry 69：220-229, 2012
5) Kobayashi H, Nemoto T, Koshikawa H, et al：A self-reported instrument for prodromal symptoms of psychosis：testing the clinical validity of the PRIME Screen-Revised (PS-R) in a Japanese population. Schizophr Res 106：356-362, 2008
6) 水野雅文(監訳)，小林啓之(訳)：サイコーシス・リスクシンドローム―精神病の早期診断実践ハンドブック．医学書院，2011 (McGlashan T, Walsh B, Woods S：The Psychosis-Risk Syndrome：Handbook for Diagnosis and Follow-Up. Oxford University Press, Oxford, 2010)
7) 根本隆洋，水野雅文：精神病発症危険状態への薬物療法について．精神科治療学 28：901-908, 2013
8) 根本隆洋：初回エピソード統合失調症の非薬物療法．水野雅文(編)：統合失調症の早期診断と早期介入．pp151-157, 中山書店，2009
9) 水野雅文，村上雅昭，佐久間啓(編)：精神科地域ケアの新展開―OTP の理論と実際．星和書店，2004
10) イアン R. H. ファルーン，鹿島晴雄(監修)，水野雅文，村上雅昭(編)：精神科リハビリテーション・ワークブック．中央法規出版，2000
11) 根本隆洋：統合失調症の情報処理―認知機能と社会機能．Schizophrenia Frontier 6：122-126, 2005
12) Pantelis C, Velakoulis D, McGorry PD, et al：Neuroanatomical abnormalities before and after onset of psychosis：a cross-sectional and longitudinal MRI comparison. Lancet 361：281-288, 2003
13) Fusar-Poli P, Deste G, Smieskova R, et al：Cognitive functioning in prodromal psychosis：a meta-analysis. Arch Gen Psychiatry 69：562-571, 2012
14) Hirayasu Y, McCarley RW, Salisbury DF, et al：Planum temporale and Heschl gyrus volume reduction in schizophrenia：a magnetic resonance imaging study of first-episode patients. Arch Gen Psychiatry 75：692-699, 2000
15) Kasai K, Shenton ME, Salisbury DF, et al：Progressive decrease of left superior temporal gyrus gray matter volume in patients with first-episode schizophrenia. Am J Psychiatry 160：156-164, 2003

16) Saykin AJ, Shtasel DL, Gur RE, et al：Neuropsychological deficits in neuroleptic naïve patients with first-episode schizophrenia. Arch Gen Psychiatry 51：124-131, 1994
17) Nemoto T, Kashima H, Mizuno M：Contribution of divergent thinking to community functioning in schizophrenia. Prog Neuropsychopharmacol Biol Psychiatry 31：517-524, 2007
18) Nemoto T, Yamazawa R, Kobayashi H, et al：Cognitive training for divergent thinking in schizophrenia：a pilot study. Prog Neuropsychopharmacol Biol Psychiatry 33：1533-1536, 2009
19) 根本隆洋，水野雅文：自発性の改善と社会機能の回復．精神神経学雑誌 113：374-379, 2011
20) Valmaggia LR, McCrone P, Knapp M, et al：Economic impact of early intervention in people at high risk of psychosis. Psychol Med 39：1617-1626, 2009
21) Perkins DO, Gu H, Boteva K, et al：Relationship between duration of untreated psychosis and outcome in first-episode schizophrenia：a critical review and meta-analysis. Am J Psychiatry 162：1785-1804, 2005
22) 根本隆洋：統合失調症の早期介入．笠井清登，三村 將，岡本泰昌，他(編)：精神科研修ノート．pp286-288，診断と治療社，2011

（根本隆洋）

第4章 海外の精神科早期治療ベストプラクティス

はじめに

　精神科医療は，本人の自発的な意志で受けるのが望ましいのはもちろんであるものの，症状がある人が必ずしも自ら医療に足を向けるとは限らない．また，精神疾患の症状としての病識の欠如や，責任能力の有無などの司法精神医学とのかかわりのなかで，やむをえず非自発的な医療が必要になることがある．自ら受診しない患者に対するサービスや非自発的な医療については，それぞれの国で政策や法的な枠組みを設けているのが通常であるため，精神科医療には，どの国にも共通する医学の一部分としての側面と，それぞれの国で異なる政策や法律に影響された側面がどうしても出てくる．そういったなかでほかの先進諸国の精神科医療のあり方は本邦の参考になると思われる．本章では，本邦と同様に国民皆保険制度を採用している英国の精神科医療制度について，精神病に対する早期介入を中心に，イングランドでの地域医療に従事した経験から概観する．

英国のメンタルヘルス計画

　英国では2011年に全年齢を対象とする官庁横断的なメンタルヘルス計画「No Health Without Mental Health：A Cross-Government Mental Health Outcomes Strategy for People of All Ages」[1]が策定されている．この計画では，①精神疾患だけでなく精神的な健康度を改善し国民の健康を保つ，②すべての国民に対し質の高い精神科医療を受ける機会を提供し，精神疾患の転帰を改善する，という2つの目的が掲げられ，この目的の達成度が評価できるよう以下の6つの具体的目標があげられている．

　①より多くの人が健康な精神状態を維持するようになる
　②メンタルヘルス問題を抱えるより多くの人が回復するようになる
　③メンタルヘルス問題を抱えるより多くの人が身体的健康を維持するようになる
　④より多くの人が精神科での治療や支援を肯定的に経験するようになる
　⑤メンタルヘルス問題による損失に苦しむ人が減少する
　⑥スティグマや差別を経験する人が減少する

また，さらになすべきこととして，国民の健康度について新たな指標を設けて用いること，スティグマと戦うこと，司法の対象となっている人々の精神保健サービスへのアクセスを改善すること，メンタルヘルスサービス利用者の回復を支援するためのチーム医療上のキーポイントを明確にするために回復の指標を導入することがあげられている．

これらの政策すべてに共通する優先課題として，年齢にかかわらず早期介入に重点をおくこと，健康格差の問題に取り組むこと，精神疾患をもつ人々が有意義な生活を取り戻すよう支援することがあげられている．

英国の医療制度上の精神保健サービスでいかに「早期介入」が重視されているかは，NHS連盟〔英国の国民保健サービス（National Health Service；NHS）を提供するすべての組織が加盟する〕が発行した「The concise NHS handbook 2013/14」[2]でも示されている．このなかではイングランドのメンタルヘルスケアの基本原則が掲げられている．

- より自宅に近い場所でのケア
- 早期介入
- 1日24時間週7日体制の在宅医療
- 個々のニーズに合わせたケア
- 新規の認可薬のより速やかな導入
- 多職種チームによるケア
- 心理療法の活用

イングランドのメンタルヘルスサービスの構成や，特にセカンダリケアを提供するコミュニティケアサービスの運営はこれらの原則に基づいていると考えるとよく理解できる．メンタルヘルスケアについてのこれらの文書が示すように，英国では"早期介入"は単なるつけ足しではなく，メンタルヘルスサービスの組織や構成を決定する際の基本原則の1つに位置づけられているのである．英国における早期介入サービスが果たす役割を理解するため，まず日本とは非常に異なっている英国のメンタルヘルスサービス事業について説明する．

NHSのメンタルヘルスサービス

「The concise NHS handbook 2013/14」[2]では，英国のメンタルヘルスサービス事業について詳細に解説されている．英国では，NHSの予算の約12%がメンタルヘルスサービスに費やされている．精神科専門医，臨床心理士，精神科看護師の急増が示すように，過去15年間にサービスは著しく拡大した．年間約120万人がメンタルヘルスサービスを利用し，正式にサービスに従事する医療者は80万人にのぼると報告されている．

1 | プライマリケア

　メンタルヘルスサービスは，プライマリケア(すなわち，総合診療を担当する家庭医による診療とそれに関連するサービス)とセカンダリケアの双方によって提供されるが，精神疾患の初診の90%はプライマリケアで行われる．家庭医(時には他領域の専門医であることもある)は，患者をセカンダリケアに紹介する．セカンダリケアへの紹介手順は地域によりさまざまだが，通常は地域精神保健チーム(Community Mental Health Team；CMHT)，専門家チーム，精神科外来，あるいはセカンダリケア側が患者ニーズを評価する紹介引き受け窓口に紹介され，そのうえで適切な専門チームに引継ぐという形式をとる．セカンダリケアには，急性期入院治療，地域サービス，リハビリテーションサービス，入居サービス，デイホスピタル，居場所や相談場所の提供などが含まれる．これらのサービスは，NHS や民間のボランティア団体により，あるいは社会的支援として提供されている．

2 | セカンダリケア

　CMHT はプライマリケアからの紹介患者や病院からの退院患者に対して一般的なサービスを提供しており，精神科看護師，ソーシャルワーカー，心理士，作業療法士，精神科医とそのサポートスタッフが業務に従事している．専門チームも同様に多職種で成り立っており，通常は精神病に対する早期介入を行うチーム(Early Intervention Team)，通常のサービスに乗せるのが困難な重度の精神障害者に対して集中的な支援を行うアウトリーチチーム(Assertive Outreach Team)，24時間体制で危機介入と柔軟な在宅医療を提供する在宅治療/危機介入チーム(Home Treatment and Crisis Resolution Team)が含まれている．パーソナリティ障害，自閉症スペクトラム障害，あるいは若年性認知症など他の精神障害の治療のための専門チームもある．CMHT や専門チームの業務には，治療の必要性の評価，患者と共有している治療計画書の評価，担当コーディネーターの評価，患者ニーズの定期的な見直しが含まれる．

　IAPT(Improving Access to Psychological Therapies)プログラムにより，心理療法はより広く行われるようになってきている．心理療法には，認知行動療法(cognitive behavioral therapy；CBT)，うつ病患者へのカウンセリング，対人精神療法，カップルセラピー，力動的対人関係療法が含まれている．

　入院による治療は過去30年間で減少してきている．入院治療には，任意によるものと精神保健法(Mental Health Act)に基づいた非自発的なものがある．急性期治療の開放病棟では，精神疾患の急性期にある患者に対し集中的な治療とケアが提供される．入院期間は通常90日未満であり，数日〜数週間の場合が多い．より多くのスタッフに支えられる精神科ICUもある．

表4-6 子どものメンタルヘルスのサービスモデル（CAMHS）

第1次	小児期・青年期の子どもにメンタルヘルスの問題が生じた場合，本人や家族が最初にコンタクトするサービス群．家庭医，ソーシャルワーカー，学校などによるサービスや非専門家によるサービスなどが含まれる
第2次	メンタルヘルスの専門家（精神科医など）が提供するサービス群．第1次サービスを提供する人々に対する研修や相談なども含まれる．第1次，第2次のサービスでは対応できない問題が生じた場合に，第3次，第4次のサービスに患者をつなぐ役割を担っている
第3次	メンタルヘルスの専門家から構成される多職種チームによって提供されるサービス群．専門的な多岐にわたる介入が行われる
第4次	入院治療や摂食障害など専門的な治療を要する疾患に対するサービス

3 児童に対するケア

英国では，児童・思春期に対する精神医療サービス（Child and Adolescent Mental Health Services；CAMHS）は成人へのサービスとは分離した形となっており，小児精神医療医を含む専門スタッフにより提供されている．概念的には表4-6のように層別となっている．

4 司法精神医学におけるケア

英国の司法精神医療サービスは，精神保健法の司法関連法規や裁判所の命令による対象者，また，医療を受けなければ明白な他害のおそれがあるとみなされた未成年に対して提供される．入院による司法精神医療サービスはセキュリティのレベルによって3つに分かれている．

①低セキュリティレベルのサービス（おおむねNHS病院）
②中セキュリティレベルのサービス（NHS病院，他の独立法人）
③高セキュリティレベルのサービス（Ashworth，Broadmoor，Ramptonの3つ）

メンタルヘルスサービスのシステムの見直しにより，NHSイングランドは120か所の刑務所や少年院，16か所の児童保護施設，4か所の収容訓練施設，12か所の入国管理収容施設，留置場や裁判所におけるサービスにも責任をもつようになった．

5 学習障害に対するケア

イングランドでは，約3,000名の学習障害をもつ患者に対して長期滞在型施設での学習障害専門チームによるケアが提供されている．2001年に出版された学習障害白書「Valuing People：A New Strategy for Learning Disability for the 21st Century」[3] と，続刊の「Valuing People Now：a new three year strategy for people with learning disabilities」[4] では，学習障害に対するケアの原則が述べられている．

6 | 対象者に応じた多様なメンタルヘルスサービス

　これまで述べてきたように，英国では多様なメンタルヘルスサービスが提供されており，サービスはプライマリケアとセカンダリケア，入院とコミュニティケアに分かれているだけでなく，成人，児童思春期，学習障害，司法医療のような専門サービスが提供されている．その一方で，英国においては早期介入が専門の垣根を越えた原動力となっており，精神病に対する早期介入，児童の精神障害に対する社会的支援を伴った早期介入だけでなく，認知症の早期診断に力を入れた認知症サービスにまで拡大されてきている．

　以下では，早期介入が医療サービスのあり方に最も大きなインパクトを与えてきた分野，精神病に対する早期介入を取り上げることとする．

精神病への早期介入サービス(EIP)の開発

1 | 早期介入サービスの拡大

　英国において精神病への早期介入(early intervention in psychosis；EIP)に対する関心は，1990年代後半から高まり始めた．その背景には，医学研究の結果や，1998年に出版されたIRIS(Initiative to Reduce the Impact of Schizophrenia)のガイドラインで示されているような専門家の意見があった．また，早期発見，早期治療が適切な時期にコンスタントに提供されないことによる苦痛やコストに焦点を当てたRethinkの「Reaching People Early」キャンペーンなど，当事者の意思表明の影響もあった．そして，「A National Service Framework for Mental Health」(1999年)[5]とNHS計画(2001年)[6]を通して，EIPは初めて英国の医療政策として取り上げられた．NHSの計画では，3年間に50のEIPチームを設立し，精神病未治療期間(duration of untreated psychosis；DUP)を短縮し，初期の問題を防止し，長期的な予後を改善する[6]ために，「若年の患者とその家族に治療と積極的な支援を地域で提供する」ことになっていた．NHSがEIPチームへの資金を計画の対象にしたことにより，イングランドのほとんどの地域ではEIPサービスモデルが確立され，1998年には英国にたった2つで80人を支援していたEIPチームは2010年3月には22,000人を支援する150チームにまで拡大している[7]．

2 | 早期介入サービスの根拠

　2009年に出版されたNICE(National Institute for Health and Clinical Excellence)レビューの統合失調症ガイドライン[8]では，精神病患者に対するケアにおいては，CMHTよりEIPのほうが成功していることを認めている．2011年のNHS連盟の報告[9]では，医療を提供する事業者や連盟の理事に対し，英国の財政状況に左右される

地域サービスの一部としてコスト削減の風当たりのある EIP チームへの支援を求めている．さらに，その翌年に発表された IRIS の改訂ガイドライン[7]では，英国における EIP を支持する具体的根拠が示されている．

冒頭に述べた 2011 年のメンタルヘルス計画[1]においても，「過去 10 年間は，精神病を早期に，そしてより若い年齢(14〜35歳)で治療するための根拠に基づいた介入を提供するような専門的サービスのモデルの確立の時期であった．これらの早期介入サービスは，従来の一般的な CMHT のアプローチよりも効果的であることを示すエビデンスが増えつつある．このなかには，EIP は予後を改善し，8 年間で症状が軽減し自殺率も半減したとのエビデンスも含まれている」とあり，現在の EIP サービスモデルが明確に支持されている．

NHS 連盟は前述の報告[9]のなかで，英国での EIP チームの早期介入サービスモデルについて，「EIP チームは，DUP を 3 か月未満に短縮させるために，早期発見と早期関与を促進している．さらに，心理社会的介入や抗精神病薬を含め，若年患者の回復を手助けするような個々のニーズに合わせた幅広い介入を行うために専門スタッフを採用している．EIP チームはまた，青年特有のニーズへの気配り，家族への目配り，重い精神疾患による発達への影響や社会的予後にも注意をはらっている点が，ほかと違うところである．つまり，EIP チームを特徴づけているような価値観や原則があるのである．彼らは，発達の肝心な時期における経験が最適なものとなるよう，深刻になり過ぎない治療的な態度を示すとともに，回復を主眼においた専門的意見と安心感を提供している」と述べている．

また，EIP チームは下記のケアも提供する．

- サービス開始時からの最適な医療(在宅医療や患者にとって受け入れ可能な入院加療を含む)
- 確実なリスク管理と専門家による自殺のリスク管理
- 心理社会的な問題への対応にあたり，診断の不確実性を問題にしないこと
- 併存する物質乱用の管理
- 回復に焦点を当てること，特に患者個人の力を高めること，社会的・職業的予後に重点をおくこと
- 自己管理の原則を早期に導入し，再発を防止すること
- 身体的リスクのスクリーニングと改善を行い，身体的健康度を高めること
- 医療，社会，教育，職業，その他の分野の担い手と共同して働くこと
- 投げ出さず，一貫して，続けてかかわること

精神病初回エピソードの評価と治療

NICE はエビデンスに基づくガイドラインを多数公開しており，2009 年に「Clinical guidelines 82—Core interventions in the treatment and management of schizophrenia in adults in primary and secondary care」[8]を，2013 年には「Clinical guidelines 155—

Psychosis and schizophrenia in children and young people, recognition and management」[10]を発表している．これらの2つのガイドラインにおいて，英国における精神病の初回エピソードに対する最善の治療が明確にされている．

1 | 成人への治療

　成人の精神病初回エピソードでは，プライマリケアから地域に根差したセカンダリケアへの迅速な紹介がより重要となる（例えば，前述の Home Treatment and Crisis Resdution Team, Early Intervention Team, CMHT）．早期介入サービスへの紹介は，プライマリケアとセカンダリケアの双方からありうるが，事業者によっては，専門チームへの紹介前にすべての紹介をいったん「アセスメントチーム」や CMHT が評価できるように組織を運営している．アセスメントチームは，精神病症状を呈する患者の総合的な評価を行い，患者と共同で治療計画を作成し，患者と患者を紹介したプライマリケアの担当者の双方に治療計画のコピーを送付する．治療計画には危機対応の計画を含める必要があり，そのなかでは，プライマリケアとセカンダリケアの役割分担とともに，緊急時あるいは切迫した事態の際に連絡するべき医療機関を明確にしておく必要がある．早期介入サービスは，年齢や DUP の長さには関係なく，精神病の初回エピソード，あるいは精神病エピソードを初めて診断されるすべての人々に提供される必要がある．そして，このサービスの目的は，精神病患者に対して，適切な薬物療法，また，心理的，社会的，職業的，教育的な幅広い介入を提供することなのである．

2 | 早期介入における薬物療法

　初めて統合失調症と診断された患者に対しては経口の抗精神病薬を処方するべきであり，その際には薬剤情報を伝えるとともに，それぞれの薬剤の効果と副作用を話し合う必要がある．どの薬を選択するかは，患者と医療専門家（通常は医師）が共同して決めるべきである．インフォームド・コンセントの点からは，それぞれの抗精神病薬がどの程度錐体外路障害（アカシジアを含む）や代謝性の副作用（体重増加など），あるいはその他の副作用を引き起こしやすいのかを話し合うのがよい．患者の同意が得られたら，家族など介護者にも同席してもらうとよい．
　添付文書上に心電図検査を行うよう記載してある場合，身体所見として心血管リスク（高血圧など）がある場合，心血管疾患の既往がある場合，入院中である場合には，抗精神病薬を開始する前に心電図検査の必要がある．
　抗精神病薬による治療は個々の患者に対する治験と同じように考えるべきであり，それぞれの患者での適応，予測される効果とリスク，また，症状が変化するまであるいは副作用が出現するまでにかかると予測される時間をすべて記録しておくべきである．最初は認可された最低用量から投与を開始するが，その後は英国国民医薬品集

(British National Formulary；BNF)か添付文書で規定されている範囲内で増量することができる．BNF または添付文書で規定されている以外の用量を投与する場合は，その理由は正当なものでなければならず，理由を記録しておく必要がある．症状や行動の変化を含めた有効性，治療の副作用，アドヒアランス(コンプライアンス)，患者の身体的状態の変化は，用量を変更する時期だけでなく全治療期間を通じて観察のうえ，きちんと記録しておく．ある薬剤を試すには，至適用量で 4～6 週間投与するべきである．薬剤の継続，変更，中止の理由やその結果も記録しておく．薬剤を変更する際などの短期間を除いては，多剤を併用するべきではない．

3 ｜ 非薬物療法

治療にあたる医師やコメディカルは，患者が希望する場合，薬物療法以外の治療法や薬物療法の補完療法について話し合う必要がある．介護者が議論に加わることが適切である場合もある．その際，治療の安全性や有効性，処方されている薬剤や行っている心理療法との相互作用の可能性についても話し合うようにする．また，アルコールやタバコ，処方箋なしで購入可能なものも含めたあらゆる薬剤，また，違法な薬物についても，処方されている薬剤や心理療法との相互作用の可能性について患者，場合によっては介護者とも話し合うようにする．NICE のガイドラインでは，すべての統合失調症患者に対して CBT を受ける機会を提供するべきだとされている．また，統合失調症患者と同居中の家族や親しい関係を維持している家族のすべてに対して，家族介入(family intervention)を受ける機会を提供するべきだとしている．どちらの治療も，急性期でも急性期が過ぎた後でも開始することができ，入院中であっても行うことができる．

4 ｜ 治療抵抗性の患者への治療

NICE のガイドラインは，薬物療法や心理療法に十分に反応しない統合失調症に対しては下記を行うよう勧めている．
- まず，診断を見直す
- 抗精神病薬が有効用量で適切な期間処方されているか，またアドヒアランス(コンプライアンス)はどうだったか確認する
- 心理療法を行っていたなら十分に行われていたか確認し，これまで CBT や家族介入が行われていないなら実施する
- 治療抵抗性について，ほかに可能性のある原因を検討する(例えば，物質使用障害の合併，他の処方薬，身体疾患など)
- 適切な用量で，少なくとも 2 種類(うち 1 種類は第 2 世代抗精神病薬)の抗精神病薬を順に試したにもかかわらず，患者が治療に十分反応しないのであれば，クロザピンの処方を検討する

5 | 児童への治療

新しい NICE のガイドラインによれば，児童の治療もおおむね同様である．

- 児童や青年が一過性あるいは微弱な精神病症状を呈している，または精神病の可能性を示唆するような病的体験がある場合には，CAMHS のような専門サービスによる評価，14 歳以上であれば EIP サービスへ速やかに紹介する
- 症状がストレスや機能障害，あるいは援助の求めに関連しており，精神病エピソードや統合失調症の診断基準を満たしていない場合は，家族介入とともに，CBT の個人療法を検討する．また，不安障害やうつ病，パーソナリティ障害，物質使用障害の児童や青年を適応としている治療を提供するべきである
- ガイドラインが明確に述べているところによれば，精神病症状や精神状態の変化が精神病や統合失調症と診断するには十分でない場合，抗精神病薬を処方するべきではなく，精神病のリスクを減少させることを目的として抗精神病薬を処方するべきでもない
- 児童や青年が持続した精神病症状(4週間以上持続)で初診となった場合には，CAMHS(17歳まで)か EIP サービス(14歳以上)に速やかに紹介する．どちらのチームにも，児童思春期のメンタルヘルスケアを専門とする精神科医が含まれている
- 児童や青年本人，あるいは親や家族が抗精神病薬を用いず心理的介入(個人 CBT を伴う家族介入)のみを希望する場合には，抗精神病薬を併用するほうがより効果的であることを説明するべきである
- それでもなお心理的介入のみを希望する場合，個人 CBT を伴う家族介入を提供する．ただし，抗精神病薬の導入を含めた他の治療法の検討を始める期限(1か月以内)について合意しておくべきである
- 症状や苦痛の度合い，機能障害の程度，教育参加の度合いや学業成績などの機能レベルを，定期的にチェックする

6 | 抗精神病薬治療中の患者の管理

NICE のガイドラインでは，抗精神病薬の投与を開始する前に基本的な臨床情報(体重，身長，成長曲線上の身長と体重の位置，腹囲，殿囲，脈拍，血圧，空腹時血糖値，HbA1c，血中脂質値，プロラクチン値，栄養状態，食事，身体活動度，運動障害があればその評価)を得て記録しておくことが望ましいとされている．抗精神病薬治療をいったん開始したあとは，症状や行動の変化，アドヒアランス，副作用，運動障害の発現など，治療チームが定期的に治療の効果を観察し記録することが望ましい．ガイドラインによれば，体重測定は治療開始最初の6週間は毎週行い，その後は12週目，以後は6か月に1回行うとされている．身長は6か月ごとに測定する．いずれも成長曲線を記入することが推奨されている．腹囲と殿囲は6か月ごとに，脈拍と血圧，空腹時血糖値，HbA1c，血中脂質値，プロラクチン値はそれぞれ治療開始

12週目と以降は6か月ごとに測定する．

　ガイドラインはプライマリケアとセカンダリケアの責任の範囲を明確にしている．児童や青年の治療に当たっては，少なくとも最初の12か月間あるいは患者の状態が安定するまで，セカンダリケアは患者の身体的健康と抗精神病薬の影響をチェックする責任がある．そのうえで，共同による治療計画であれば，患者の状態のチェックをプライマリケアに任せてもよいとしている．

おわりに

　臨床に割く時間というのは貴重な資源であるが，英国のEIPチームは患者が専門スタッフと頻繁に，また定期的に，時には時間を延長して会えるよう取り計らっている．サービスは地域によって異なるが，EIPチームに従事する地域精神科看護師，作業療法士，ソーシャルワーカー，その他のスタッフそれぞれの症例数は，CMHTのような他の地域チームでの症例数よりも少なくなっている．そのため，スタッフは地域での訪問を通じてより長い時間を患者と過ごすことができる．このことは精神科医にとっても重要で，患者1人ひとりと時間をかけた付き合いができる．イングランド北部のEIPチームにいたときには，ケアコーディネーター（通常，地域精神科看護師）と一緒に患者宅を訪問したが，それぞれの患者や家族と大抵は1時間以上一緒に過ごすことができた．この時間によって，患者との信頼関係の形成や，症状や病像の詳細な評価，患者と家族双方に対する心理教育や質疑応答，診断や治療や予後についての話し合いを行うことができたと思う．

　イングランドにおけるメンタルヘルス政策である「精神の健康なくして健康なし（No Health without Mental Health）」とNHS同盟が出版した「The concise NHS handbook 2013/14」からもわかるように，「早期介入」は英国における精神医療サービスのあり方を決める1つの鍵となっている．イングランドにおける精神医療サービスはプライマリケアとセカンダリケアの双方から提供されているが，多くのサービスは，病院の環境下ではなく地域のメンタルヘルスケアチームや精神医療チームによって提供されている．NHSの政策の直接的な結果として，精神病に対する早期介入の分野では，過去15年間でサービスは急激に増加し，精神病の初回エピソードをEIPモデルで治療することは標準的，また要求されるべきものとなった．EIPの専門チームによってEIPサービスを行うことは多くのNHS機関によって推奨されており，最もよい医療とみなされている．また，成人と児童それぞれに精神病初回エピソードに関するNICEガイドラインも出版され，英国でどのよう診療を行うべきか確立してきているといえる．

●文献

1) HM Government：No Health Without Mental Health：A Cross-Government Mental Health Outcomes Strategy for People of All Ages. HM Government, 2011

2) Davies P：The concise NHS handbook 2013/14：The essential guide to the new NHS in England. NHS Confederation, 2013
3) Department of Health：Valuing People：A New Strategy for Learning Disability for the 21st Century. Department of Health, 2001
4) Department of Health：Valuing People Now：a new three year strategy for people with learning disabilities. Department of Health, 2009
5) Department of Health：A National Service Framework for Mental Health. Department of Health, 1999
6) Department of Health：The NHS Plan—A plan for investment, A plan for reform. Department of Health, 2000
7) Initiative to Reduce the Impact of Schizophrenia(IRIS)：IRIS Guidelines Update September 2012. Early Intervention in Psychosis IRIS Network, 2012
8) National Institute for Health and Clinical Excellence (NICE)：Clinical guidelines 82—Core interventions in the treatment and management of schizophrenia in adults in primary and secondary care. NICE, 2009
9) Mental Health Network. NHS Confederation：Early intervention in psychosis services. briefing Issue 219, 2011
10) National Institute for Health and Clinical Excellence(NICE)：Clinical guidelines 155—Psychosis and schizophrenia in children and young people, recognition and management. NICE, 2013

〔Lee Andrew Kissane・野崎昭子〕

第5章 精神科早期治療における臨床倫理

はじめに

　倫理的問題は，医療の現場において実にさまざまな形で存在している．インフォームド・コンセントのあり方や重度認知症の高齢者への胃瘻造設の是非といった日常の臨床実践でしばしば遭遇する問題から，臓器移植や男女の産み分けなど高度な医療技術がもたらした問題まで，臨床実践を行う際には常に倫理的ジレンマと対峙することになるといっても過言ではない．当然のことながら，精神科医療においても，優れた臨床実践のためには倫理的問題への適切な配慮はきわめて重要である．

　ここで取り上げるのは，精神疾患の早期介入に関連する倫理的問題である．疾患の早期発見，早期治療は予防医学概念における2次予防として重要視されていることは，今やほぼ医療保健の常識ともいえる．しかし，医療者が患者にとってよかれと信じて提供するサービスにも倫理的問題が潜んでいる場合があることに，われわれは気づく必要がある．

　本章では，特に精神病への早期介入という臨床場面で遭遇する倫理的問題に焦点を当てる．精神病の早期介入には，精神病未治療期間（duration of untreated psychosis；DUP）の短縮を目指す2次予防と，顕在発症には至らないものの何らかの指標（症状，機能障害など）を示している人を早期に専門家につなぎ，疾患の進行あるいは本格的発症を頓挫させることを目指す取り組みとがある．後者は予防医学概念における1次予防ではなく，狭義の2次予防とも異なる，いわば1.5次予防とも呼ぶべき位置づけである[1]．この1.5次予防の取り組みは1990年代後半から今日までの間，イギリスやオーストラリアをはじめとする多くの国で急速に発展してきたアプローチであり，同時に倫理的側面からの議論も活発に行われている．今後わが国でこの取り組みを積極的に推進していくにあたっては，早期介入に伴う倫理的問題について十分に認識したうえで，倫理的側面からの議論を深めていく必要がある．

医療倫理の原則

　医療行為の実践に伴う倫理的問題を検討する際にしばしば用いられるのが，「医療倫理の原則」と呼ばれる概念である．よく知られているのは，BeauchampとChildress

表 4-7 医療倫理の四原則

自律尊重原則	自律的な患者の意思決定を尊重せよ
無危害原則	患者に危害を及ぼすのを避けよ
善行原則	患者に利益をもたらせ
正義原則	社会的な利益(医療資源など)と負担を公平に配分せよ

(赤林 朗編:入門・医療倫理Ⅰ. 勁草書房, 2005 より)

によって提唱された「医療倫理の四原則」である(表 4-7)[2]. これらの原則は, 医療におけるさまざまな倫理的問題を統一的に取り扱うための論理的基礎であり, 異なった価値観や背景をもつ人々が倫理的問題を議論する際の共通基盤となる.

しかし, 実際の臨床場面では複数の原則が対立することもまれではない. その際には, 当該状況において, 対立する原則のうちどちらをより重要視するかを比較考量したうえで対応方針を決定することになる. 例えば, 罪業妄想を伴った強い抑うつ気分と焦燥感, 切迫した自殺念慮のあるうつ病の患者が治療を拒否しているような場面では, 善行原則(症状を改善させるために精神科的治療を行うこと)と自律尊重原則(治療は受けたくないという本人の意志を尊重すること)が対立することになる. この場合,「治療をしなければ患者が自死に至る危険が高いことを重視し, 自律尊重原則よりも善行原則を優先させる」という判断にはあまり異論は出ないであろう. しかし, 実臨床においてはどの原則を優先させるべきか, 判断に迷う場面も多い.

精神病の早期介入の実践においても, この四原則に則った医療が行われているか, 原則間の対立が認められた場合にどの原則を優先させるべきかといった検討を適切に行っていくことが求められる.

顕在発症後の早期介入における倫理

ある医療行為の倫理的妥当性について検討する際には, まずその医療行為の必要性について示すことが求められる. 精神病の早期介入の必要性について議論される背景には, 治療開始の遅れという問題が存在する. その客観的指標が DUP であり, DUP の長期化と不良な予後との関連性が示唆されている. DUP は数ある予後予測因子の1つにすぎないが, DUP の重要性はその可変性にある. すなわち, 早期介入が適切に実施されれば DUP の短縮は可能であり, それによって予後の改善が期待できるのである.

また, 精神病の多くが思春期や青年期という成長発達に重要な時期に発症することを考慮すると, この時期を精神病状態のまま経過することの心理社会的な悪影響はきわめて大きい. この悪影響は, DUP を短縮させることにより軽減できる可能性があることがさまざまな研究で示されており, 精神病に対する早期介入の必要性を支持する根拠となっている.

顕在発症後の早期介入において, 倫理的に最も問題となるのは本人が治療を拒否している場合の介入のあり方であろう. 例えば, 社会的に大きな問題を引き起こしてい

るわけではないが，本人の発言や行動からは顕在発症が強く疑われるといった状況は臨床的にしばしば経験される．この問題についての倫理的検討を行うため，筆者の臨床経験に基づいて作成した架空の症例を示す．

〈症例：21歳，男性，無職〉

既往歴・家族歴：特記すべきことなし．

高校3年生の頃から，級友が自分の悪口を言っているような気がすると母親に訴えるようになった．夜寝る前に自分の悪口を言う声が聴こえるような気がして恐怖感を覚え，眠れないことも月に何度かあるという．母親が担任教諭に学校での様子を確認すると，特に変わった様子はみられないとのことであったため，本人には「あまり気にしすぎないほうがよい」と言いきかせ，そのまま様子をみた．

高校は卒業したものの大学受験には失敗し，その後自宅に引きこもるようになった．次第に自室で過ごす時間が多くなり，「近所から監視されている」と言ってカーテンを閉め切るようになった．母親が保健所に相談し，保健師が何度も訪問したが会おうとしなかった．医療機関に相談すると，「精神病の可能性が高い，連れて来てください」と言われたため，受診するよう本人を説得したが，「自分が病院にいくのはおかしい，警察が近所の人を取り締まるべきだ」などと言い，受診を拒み続けていた．

両親は対応に苦慮し，受診のきっかけをつかめないまま経過していたが，ある日突然家を飛び出し，意味不明のことを口走りながらいきなり近所の人に殴りかかった．このため警察が介入し，精神保健指定医2名の診察を経て措置入院となった．

解説

このように，初発の統合失調症が強く疑われ，早期介入を行えば状態が改善する可能性が高いと考えられるにもかかわらず，本人が医療の必要性を認識しておらず受診を頑なに拒むようなケースはまれではない．この架空の症例では，自宅に引きこもっていること以外には大きな問題行動が認められなかったことから，関係者はより積極的な介入を行うことを躊躇せざるをえなかった．その間に病状が悪化し，結果的には措置入院という最も強制的な介入が行われている．措置入院に至る前に何らかのパターナリスティックな介入が行われるべきであったかどうかについては，法的な側面も含め，さまざまな観点から議論していく必要がある．

この例にみるように，統合失調症の場合，介入が遅れることによって，本人が治療の必要性を認識する能力を失ってしまう可能性が高くなる．これは言い換えれば，対応が遅れるほど，本人の意志に反した介入になりやすいということでもある．より自律尊重原則に則った精神科医療を提供するためには，本人に病感が存在する段階での介入が望まれる．

🔑 パターナリスティックな介入：パターナリズムとは，ある人の利益のために当人の意志に反した介入を行うことであるが，当人の判断能力が著しく低下している場合の介入は「弱いパターナリズム」と称される．文中のパターナリスティックな介入とは，この弱いパターナリズムに基づく介入のことである

例えば，この例では，高校3年時には本人が自ら恐怖感や不眠を訴えてきている．この時点で何らかの介入をすることができれば，自律尊重原則に適した医療を提供できたはずである．しかし，この段階では自覚症状が軽微で機能低下も目立たず，確定診断に至らない可能性も十分にある．その場合，いかなる対応が望ましいのだろうか．ここで検討しなくてはならないのが精神病発症閾下での介入における倫理的問題である．

顕在発症前の早期介入における倫理

1 | 精神病発症閾下における介入の意義

　統合失調症をはじめとする精神病は明らかな精神病症状の出現に先立つ前駆期から始まるという事実は，20世紀初頭にはすでに指摘されている．前駆期の症候の現れ方はさまざまであるが，特に精神病顕在発症により近い時期には微弱あるいは間欠的な精神病症状が体験され，それらはしばしば患者に有害な影響を及ぼすことが知られている．この期間に適切な介入を行うことによって，症状および機能低下の回復，あるいは本格的発症の予防をしようとする試みが前述の1.5次予防である．

　精神病に発展するリスクのある精神状態は精神病発症危険状態（at-risk mental state；ARMS）と呼ばれる．精神病発症閾下の早期介入では，ARMSのなかでも近い将来に精神病へ移行するおそれがきわめて高い状態として，UHR（ultra high risk）基準が広く採用されている．これは，①短期間の間欠的な精神病症状，②微弱な陽性症状，③遺伝的なリスクと機能低下，の3条件のうち1つを満たすことを要件としている[3]．実際の介入にあたっては，何らかの援助希求行動をとった人に対してまず臨床的かつ主観的な治療の必要性が確認され，次いでUHR基準を確認するという方法がとられている．

　したがって，精神病発症閾下における介入の意義は，短期的には現時点における症状や心理社会的苦悩の緩和であり，長期的には，精神病の発症頓挫または重症化の予防や長期予後改善である．また，倫理的側面からみれば，何らかの援助希求行動をとった人を介入の対象としているため，十分なインフォームド・コンセントを得たうえでの介入ができる可能性が高くなる，すなわち，より自律尊重原則に則った医療を提供できるという利点がある．

2 | 「偽陽性」に関するさまざまな論点

　介入に際してUHR基準を用いることによって生じる問題点として第1にあげられるのは，「偽陽性」問題である．「偽陽性」とは，近い将来に精神病を発症するリスクが高いとされながら，実際には顕在発症に至らない例のことである．

　UHR基準に用いられる微弱なあるいは閾下の精神病症状は，思春期から成人早期にかけては一般人口においてもしばしば認められるものであり，診断的厳密さを欠く

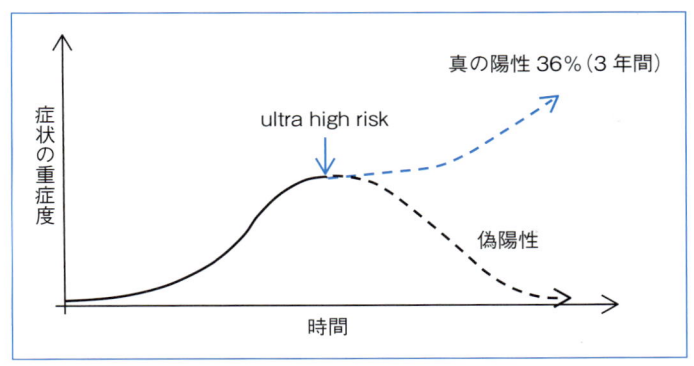

図 4-3　UHR から精神病への発展
(Fusar-Poli P, Bonoldi I, Yung AR, et al：Predicting psychosis：meta-analysis of transition outcomes in individuals at high clinical risk. Arch Gen Psychiatry 69：220-229, 2012 より)

ことは否めない．臨床的にハイリスクとされた人が精神病に移行する率は3年間で36%と報告されており[4]，偽陽性率が低いとは言い難い．したがって，ARMSへの介入の意義を顕在発症の予防という視点からのみとらえた場合には，結果的には不要あるいは過剰な介入が行われるおそれがある（図 4-3）．

　介入の意義は顕在発症予防にとどまるものではないため，偽陽性の存在によって介入自体が否定されるものではないが，介入方針を検討する際には，この偽陽性問題の存在を念頭におく必要がある．

3 抗精神病薬使用の是非

　一定割合の偽陽性を含む精神病発症閾下の患者に対して抗精神病薬を使用することは正当化できるかどうか，この問題は，精神病の早期介入をめぐって最も活発に議論されてきた倫理的課題である．

　ARMSに対する介入研究では，少量の非定型抗精神病薬が精神病の発症を遅延あるいは予防する可能性が示唆されているものの，エビデンスはいまだ十分ではない．最近の非定型抗精神病薬では不可逆的な錐体外路系の副作用は少ないとはいえ，体重増加，糖尿病などの副作用が生じる可能性があり，わずかではあるが悪性症候群のような致死的副作用が生じる危険もある．また，若年者の脳に対する抗精神病薬の影響は十分解明されていない．

　したがって「無危害原則」に則れば，有害事象を引き起こす可能性のある薬物療法をARMSに適用することは正当化できないという主張にはそれなりの説得力がある．しかし，ここで留意しなくてはならないのは，ARMSの症状や機能障害の程度には幅があるという点である．症状がより軽く特異性に乏しいケースと，閾値を超えた精神病に移行する直前の段階にあるケースとでは，薬物療法のリスク-ベネフィットバランスは異なる．さらに，実際にはすでに精神病を発症しているにもかかわらずARMSと判断されているケース，すなわち「偽陰性」の存在についても考慮すべきで

ある．有害事象を避けるという無危害原則を重視するあまりに，効果が十分期待できるはずの治療が提供されない，すなわち善行原則に反することにならないよう，介入にあたっては個別のリスク-ベネフィットバランスを慎重に検討すべきである．

現時点では，IEPA（International Early Psychosis Association）の「早期精神病状態に対する国際的臨床実践ガイドライン」[5]に則った介入が推奨されている．このガイドラインでは，ストレスマネジメントや認知行動療法などのよりリスクの少ない治療的介入をベースに，症状の急速な悪化や深刻な自殺リスクがある場合，攻撃性が高まった場合などには少量の非定型抗精神病薬の使用が考慮される．しかし，実際の臨床場面では，半数以上のARMSの人々が抗精神病薬による治療を受けていたとの報告があり[6]，微弱な，あるいは間欠的な精神病症状を呈する人に対して「経験的に」抗精神病薬が処方されている現状が推察される．精神科医に求められるのは，経験的な判断に偏りすぎることなくエビデンスを重視した治療を行うよう努める姿勢であろうが，現時点ではエビデンスの蓄積が不十分であることは否めない．より信頼性の高いエビデンスの蓄積と，より合理的な治療ガイドライン作成のためには，研究者および臨床家がこの概念を正しく認識することが必要である．

4 スティグマに関係する検討課題

援助を求めて来た人が，精神医学的評価の結果，ARMSであると判断された場合のインフォームド・コンセントのあり方は，倫理的に重要であるばかりでなく，介入の成否をも左右する．

自律尊重原則に則れば，将来的に精神病を発症する危険があることを伝えたうえで，すべての治療選択肢とそれらのメリットおよびデメリットを本人に伝えるべき，ということになる．ただしその際には，ARMSであると知らされること自体が本人にもたらす危害の可能性について考慮に入れなくてはならない．しばしば問題とされるのは，セルフスティグマに伴う自尊心や自己効力感の低下，人生設計や職業選択に際しての影響，成長過程で必要な試練を避けてしまうこと，友人や家族を含む周囲の人との関係性の変化などである．

これらの潜在的危害を避けるためには，精神病発症リスクに関する情報とともに十分な心理教育と心理社会的サポートを提供する必要がある．また，早期介入の対象となるのは，多くの場合思春期から青年前期の若者であるという点にも配慮すべきである．この時期は，心身の発達段階の重要な時期であると同時に，さまざまなストレスの影響を受けやすく，年齢によっては判断能力がまだ十分に備わっていない可能性もある．思春期，青年前期特有の心性に配慮しつつ，若者が馴染みやすくスティグマの少ない環境で治療が提供されるような工夫がされていることが望ましい．

一方，ARMSであると知らされることが本人あるいは家族に精神的な安定をもたらす可能性についても指摘されている[7]．本人の状態が「性格的な欠陥」によるものではなく，治療法の存在する「病気」によるものであると知ることが，安心と希望につな

がる場合も少なくない．ARMS と同定することやそれを知らせることがスティグマ化という危害を及ぼすのか，希望と安心の提供という善行につながるのかは，インフォームド・コンセントのあり方や治療環境次第なのである．

おわりに

　早期介入の対象となる人々は，症状そのものによる苦痛を経験しているのみならず，その苦痛が自らの性格に起因するものなのか，病気によるものなのか，あるいはほかの原因によるものなのかすらわからないという不安のなかで苦悩していることもしばしばである．さらに多くの場合，彼らは若年者であり，疾患の影響による判断能力の揺らぎが生じていることも多い．症状に起因する行動上の変化により，周囲から誤解されたり，いじめや差別の対象となっていたりすることすらある．早期介入の対象となる人々は，生物学的にも心理社会的にもきわめて脆弱な状態にある．

　いかなる医療実践においても倫理的問題への配慮が必要であることはいうまでもないが，そのような脆弱な人々に対して医療を提供するにあたっては，倫理的側面からの検討をより慎重に行っていくべきであろう．特に ARMS に対する介入では，現在十分なエビデンスの蓄積が待たれる状態であることから，治療的介入にあたっては，精神科医はさまざまな倫理的問題に直面することとなる．援助を求めてきた人々に対し専門職としていかなるケアを提供すべきであるか，臨床倫理学的観点からの個別のリスク-ベネフィットバランスの検討が求められる．

●文献

1) 水野雅文：巻頭言—1.5 次予防のメンタルヘルスケア．精神医学 49：4-5, 2007
2) 赤林 朗(編)：入門・医療倫理 I．勁草書房，2005
3) Yung AR, McGorry PD, McFarlane CA, et al：Monitoring and care of young people at incipient risk of psychosis. Schizophr Bull 22：283-303, 1996
4) Fusar-Poli P, Bonoldi I, Yung AR, et al：Predicting psychosis：meta-analysis of transition outcomes in individuals at high clinical risk. Arch Gen Psychiatry 69：220-229, 2012
5) International Early Psychosis Association Writing Group：International clinical practice guidelines for early psychosis. Br J Psychiatry Suppl 48：s120-s124, 2005
6) Preda A, Miller TJ, Rosen JL, et al：Treatment histories of patients with a syndrome putatively prodromal to schizophrenia. Psychiatr Serv 53：342-344, 2002
7) Corcoran C, Malaspina D, Hercher L：Prodromal interventions for schizophrenia vulnerability：the risks of being "at risk". Schizophr Res 73：173-184, 2005

●Further reading

- Bloch S, Green SA：Psychiatric Ethics, fourth edition. Oxford University Press, New York, 2008〔水野雅文，藤井千代，村上雅昭，他(監訳)：精神科臨床倫理，4 版．星和書店，2011〕
（精神科臨床に関係する倫理的諸問題を体系的に網羅している）
- Jonsen AR, Siegler M, Winslade WJ：Clinical Ethics, fifth edition. The McGraw-Hill Companies, New York, 2002〔赤林 朗，蔵田信雄，児玉 聡(監訳)：臨床倫理学，5 版．新興医学出版社，2006〕
（臨床場面で現実に直面する倫理的ジレンマへのアプローチの方法を学ぶことができる）

〈藤井千代〉

第 6 章

早期介入のリスクとベネフィット
―医療人類学的視点から

● 早期介入の両義性

　「早期発見」「早期介入」という言葉には科学の発展と，困っている人々のもとに少しでも早く駆けつけようとする人道主義が感じられる．身体医療の領域では常識化している早期介入を，精神科領域でも実現し，患者や家族の苦しみを少しでも軽減できるなら，これほど望ましいことはない．さらに，脳画像技術などを用いた実験室科学と治療現場が連携することで，日々の臨床実践がエビデンスに基づいた，より透明性の高いものに変わるなら，これは精神医学の根本的改革にもつながるかもしれない．

　しかし，慎重派は全く異なる像を描き出す．彼らは疾病概念があいまいな精神科に早期介入を導入することの困難を指摘し，早すぎる，行き過ぎた介入によってさらなる苦しみを産み出すことを懸念する．データ蓄積といった欲望に突き動かされかねない科学の危うさを論じ，さらにはこの運動が国の医療費削減の動きや，製薬資本の市場拡張の論理に絡みとられることを憂う[1]．このような批判は現在世界的に強まっている．北米ではDSM-5への早期介入の概念導入をめぐって激しい論争が起きたが，DSM-IVの中心人物であったアレン・フランセス（Allen Frances）を始めとする大御所らも批判を展開している[2,3]．さらにはこの運動を先導してきたオーストラリアでも，アメリカでの批判が飛び火する形で，早期発見の立役者であり，2010年のAustralian of the Yearに選ばれたパトリック・マクゴーリ（Patrick McGorry）のプログラムが，一転してオーストラリア連邦議会で激しい追及を受けることになった[4]．現在早期発見をめぐっては，両義的なイメージが混在している．

　早期介入の最大の問題は，精神障害の疾病概念が大きく揺らぎ，その恣意性が広く知られるようになった現在，逆に精神障害の科学的啓蒙と予防への社会的要請が高まっていることかもしれない[5]．ヒトゲノム計画発足時には，遺伝子レベルで精神障害の原因を突き止められるとの希望的観測が語られ，DSM-5の疾病体系も，新たな知見に基づいて大幅に再編成されるはずであった．しかし，その後の研究によって単一遺伝子による疾病成因論が否定され，多因子モデルが台頭するなかで，2013年の刊行時にはすでにDSM-5.1への更新が論じられるほど，これは暫定的な診断体系にとどまっている[6]．診断基準が刻々と変化し，論争〔NIMH（National Institute of Mental Health）所長のトーマス・インセル（Thomas Insel）によるDSM批判など〕の絶えない

精神疾患概念を，科学の「進歩」の産物とみなすか，精神医学の「不確実性」の証ととらえるかは意見の分かれるところだろう[7]．ただし，実験室科学のレベルでは，統合失調症やうつ病といった基本的な疾患の境界線自体が揺らいでいるときに，公衆衛生・予防医学の現場では，先制医療への新たな掛け声のもと，よりわかりやすく，確実な疾患概念が求められていることは皮肉なことである．しかし，だからこそ早期介入は過去の精神医学の失敗を乗り越える道筋をも示しうるのではないか．このことを医療人類学的視点から考えてみたい．

早期介入の歴史

「早期介入」の必要性が精神科領域で唱えられるようになったのは，今回が初めてではない．むしろその黎明期から，早期介入は精神医学が自ら課した使命であったといっても過言ではない．1900年代頃から隆盛した精神衛生運動は，新聞や衛生展覧会などを通じて精神病の恐ろしさを強調し，科学的啓蒙に努めた．しかし，民族衛生，国民の心身強化を目指す国家政策や，当時最先端"科学"であった優生学の誤った知識が普及するなかで，この運動は逆に精神障害者をスティグマ化し，追い詰めるという不幸な結果をもたらした[8]．

1950年代には，向精神薬が発見され，「精神病は治る」とのスローガンのもと，新たに早期介入運動が隆盛した．精神病患者の薬理化は，多くの患者を救った一方で，施設化，慢性化を産み出したと批判された．医師や精神衛生相談員，保健婦が，自らの活動は「『早期発見・早期治療』の美名のもとに，多くの人々を精神病院にいざなった」だけだったのではと苦悩するなか，この反省はやがて反精神医学運動の原動力となっていく[9]．

児童精神医学においても，早期介入がもたらした混乱は根深く長期に及んだ．1943年に自閉症を発見したレオ・カナー（Leo Kanner）が，「(1950年代には)世界は突如として，莫大な数の自閉症児であふれんばかりとなった」と皮肉っているように，日本でも自閉症を"分裂病"発症の低年齢の限界点とみなす医師らによって，「自閉症探し」が始まることとなった[10]．当時の子どもへの早期介入がある種の精神疾患には功を奏した一方で，障害の軽症化・消失に結びつくとの治療への過度な期待は，患児と親を疲弊させ，時に絶望に追い詰めていった．やがて親たちの間から，医療的な早期介入ではなく，むしろ辛抱強くわが子の成長を待ち，社会的に彼らの居場所を作るべきだとの主張が起こり，この流れは国の政策にも影響を与えるようになった[11]．

精神医学においては病いを根絶しようとする努力やその志向性自体が，苦しみを抱える人を時に追い詰めてしまうという，皮肉な結果をもたらしてきた．だからこそ，慎重派の医師は，早期治療の大切さを認識しながらも，精神科診断の恣意性，アイデンティティの生成現場としての臨床の複雑さが，マニュアル化された早期介入からは零れ落ちてしまうことを懸念しているのだろう．しかし，推進派には，脱施設化運動の経験から地域精神医学へと進んだ医師も少なくない．現在提示されている早期介入の概念は，これらの歴史的課題をどう乗り越えつつあるのだろうか？

ループ効果

現在の早期介入の特徴として，第1に科学的進歩をあげる声もあるだろう．その重要性は疑うべくもない．しかし，「科学」とされた知が繰り返し否定されてきた精神医学の歴史を考えるなら，むしろ強調したいのは，DSM-III以降，精神疾患概念の恣意性が公のものとなることで，より自省的な科学実践が可能になっているという点である．児童精神科医の牧が述べる次のような意見に頷く医師は少なくないだろう．「病気として診断するのは医者の責務であるが，こと精神の領域に関しては，医者の合意（診断病名）ですらその時代での取り決めにすぎない．心の領域では，病として不動の形を確定することができなくて，せいぜいが困りごとに対応しているというのが精神科医療の実態である．確定的な実態がない以上早期発見といえるものもなく，子どもの成長にうまくつきあえていない親に手助けを行っている．それを短く言うと早期支援が適切な言葉ではないだろうか」[12]．

さらに，精神科領域における早期介入の難しさは，診断する，介入するという医療行為自体が，病いの生成メカニズムに貢献してしまいかねない事実にあるが，このような認識は，現在一般にも共有され始めている．科学哲学者イアン・ハッキング（Ian Hacking）は，なぜある一定の精神障害がある時代，ある場所で突然流行し，衰退をみせるのかについて分析した本で，科学には2つの対象があることを論じている[13,14]．従来の自然科学が想定してきたのは，「自然種（natural kinds）」である．これは，例えば原子のように，人間がどう定義し，それについてどう考えようとも，そのことが原子自体を変えることのない「自然」な対象を指す．原子は意思をもたず，心をもたず，外部に存在するものとして純粋に観察することができると想定される．ところが，人間はあくまでも「相互作用種（interactive kinds）」である．特に診断基準があいまいな精神科領域では，疾病概念がアイデンティティ化されることで，比較的容易に病いの現実が起動しかねず，その過程で自然種であるはずの「疾病」そのものも変化していく．

ハッキングはこの現象を「ループ効果」と呼び，北米での昨今の「自閉症」の激増について論じているが，日本では昨今のうつ病の流行がその最も顕著な例だろう．1990年代にはまれだといわれていたうつ病は，1998年以降，日本でもメディアでの啓発活動を通じて急増した．従来精神科を訪れなかったような人々が，自らをうつ病と考え診断を求めるなか，この病い自体がより多彩な現象へと変わってきている．しかし，うつ病の多様化にもかかわらず，医師の多くが狭義のうつ病をもとに作られた伝統的治療で対処し続けていることで，回復せずむしろ悪化する患者も急増している．抗うつ薬投与によって彼らの脳や身体もバイオロジカルに変化するなかで，「うつ病」の慢性化・遷延化が報告されるようになった．つまり，精神科の疾病とは，自然種のように，観察者（医師）と独立して存在するものではなく，医師の介入によってその現象そのものが時に大きく変容し，人々のアイデンティティと複雑に絡み合って形成される社会構成物である．

医師だけでなく，科学的啓蒙の受け手である患者，家族，一般の人々も，精神科疾患の複雑さに気づき始めている．したがって，早期介入の啓発活動においては，対象が，バイオロジカルにのみとらえられる疾患（disease）ではなく，WHO（世界保健機関）がいうところの障害構造モデル（impairment-disability-handicap—障害は環境によって顕在化する）を用いることではじめて理解できる（日本の産業医学で用いられる疾病性 vs 事例性の対比も有効だろう）[15]．さらに，昨今の発達障害の流行のように，教育・産業の環境変化によって"障害"が顕在化しているにもかかわらず，医療にその解決が求められている状況もある．精神的「健康」の意味を（あえて）定義してこなかった精神医学には，社会的要請による「健康観」が知らぬ間に忍び込みがちである．社会の問題が，個人のバイオロジーの問題にすり替えられてしまうのを防ぐためにも，医療側はその境界線を注意深く見極めていく必要がある．

早期介入の明暗—リスク・アイデンティティ

第2の重要な変化は，早期介入研究で待つことの弊害が明らかになる一方で，急ぐことの功罪，待つことの効用についての議論が始まっていることだろう．特に児童精神医学においては，1970年代のラターらの研究によって，虐待を受けた子どもの早期治療による「脳の可塑性」が明らかになり，さらに発達障害への薬物療法・療育の効果が実証されることで，早期介入は倫理的に必要なことだけでなく，バイオロジカルに要請されるものになった[16]．ただし，この領域に貢献した医師らは，啓発の行き過ぎた効果に懸念を示し始めている．例えば，近年の発達障害概念の広まりによって，自然な成長への寛容さが失われていること，教師も親もあいまいさへの耐性がなくなったこと，何でもすぐに診断を出してしまう（もしくは親や教師からそれを求められる）マニュアル化した思考がもたらす危険性が指摘されている．アイデンティティ形成期の，綿毛のように柔らかな思春期の心に，安易に医療的診断を下すことの危険について，また病いに陥るぎりぎりのところで頑張っていた子どもが，診断がつくことでかえって予後が悪くなるリスクについて，臨床現場からの懸念が表明されている[17,18]．

イギリスで発達障害をもつ子どもを対象とした大規模な調査を続けてきたイリナ・シン（Ilina Singh）と，精神医学史研究をリードしてきたニコラス・ローズ（Nikolas Rose）がNature誌で論じているように，神経科学に基づいたプロファイリングや，より低年齢での（もしくは胎児環境への）介入を想定した遺伝子診断〔遺伝子化（geneticization）〕の可能性が早期介入の射程に入ってきた現在，「リスク・アイデンティティ」の検討が緊急に必要とされている[19]．イギリスなどでは，現在の精神障害が，将来ほかの精神疾患の発症率を高めるリスクととらえられ，治療的介入が始まっているが，そのようなアイデンティティを背負わされることによって，対象者が（人生の早い時期から）受ける長期的な心理的・社会的リスクについては，ほとんど考察されていない．

ここに精神科の啓発活動と，早期介入の難しさがある．例えば，うつ病の母親をもつ子どもたちは，将来うつ病になるリスクが高いと主張することは，必要とされる医療的資源を動員するためには重要である．しかし，そのことで彼らの自尊心を傷つけ，脳の脆弱性という科学言説によって，周囲の不安や警戒心を高めることは，逆にうつ病高リスクへのメカニズムを作動させかねない（これを社会学では「予言の自己成就」と呼ぶ）．本来，遺伝と環境の相互作用に着目すべく始まったエピジェネティクス研究が，貧困や差別に苦しむ"下層"階級を精神障害の高リスク集団とみなす政治的言説に利用されることを懸念する声もある[20]．日本の早期介入運動で中心となっているバイオロジカルな説明モデルの効果についても，十分に検討されていない．患者にとって，バイオロジカルな説明が，病いを不可抗力として病人や家族を道徳責任から解放する一方で，精神病に関しては（心理学的な説明よりも）より危険な人，予測がつかない人といった印象を与える傾向があるという報告もある[21]．バイオロジカルな疾患モデルが喚起する文化的意味について——そのような説明がどの程度救済的でありうるのか——実証的研究が早急に必要とされている[22]．

将来，アンチ・スティグマ運動によって，精神障害と診断されることが，これほどの心理的葛藤や社会的不利益を引き起こさない社会が実現すれば，ここで述べた懸念の大部分は解消されるだろう．ただ，医療人類学の研究でも明らかなように，現在偏見や誤解として抱かれている精神病患者のイメージの少なからずは，20世紀初頭に行われた（今となってはその誤りがわかっている）"科学的"キャンペーンが残した負の遺産である．イギリスでのユーザー研究や日本の当事者研究では，当事者の視点から，精神医学的言説の何が彼らを助け，何に対して異和感・抵抗が感じられるのかが議論され始めている[23]．科学のもつ権威性を意識しつつ，当事者の（それ自体きわめて多様な）視点をこれまで以上に，全面的に採り入れた啓発活動が日本でも有効だろう．

近代的時間，臨床的時間

医学の本質である人道主義と科学主義を内包する早期介入運動に，時に人々が不安を表明するのは，the earlier, the better という治療理念の背後に，近代的時間の心理的圧迫を感じ取るからかもしれない．近代において，時間は合理化，標準化され，成長に向け一直線に前進する，進歩史観で概念化されてきた．近代的時間を支える科学医療は，病いに人工的に介入することで，苦しみを断ち切り，運や自然に任せる不確実性を少しでも制御しようと努力してきた．近年台頭してきた先制医療には，病いかどうかが不確かな領域にさえ早く介入することで，人々をより「健康」に作り変えようとする意志さえ感じられる．また，児童の領域においては，母親たちが出産前から正常な発達についてネットで事細かにチェックし，わずかな逸脱にも不安を感じるようになっている現在，本来文化的に多様な「発達」時間でさえも，急速に均質化・標準化・規範化されつつある．

精神科臨床は，常に効率性を求める近代の産業時間に抗うかのように，限りなく個

別的，多次元な時空間を提供してきた．中井久夫は精神科治療にあたって「医者がいちばん欲しいのは時間である」と記し，病気固有のペース，患者固有の回復のペースをつかむことが臨床の要だと述べている．それよりも遅いときは何が邪魔しているのかを考え，早いときはどこか無理を強いていないかと考える．「早すぎる治癒は長い眼でみればあまりよい結果にならない」からであり，患者や家族がさまざまな社会的重圧を受けているときに，医師がそういった焦りに巻き込まれることの危うさについて中井は繰り返し戒めている[24]．「自然の経過」が特に尊重される精神科においては，早期介入が示唆する効率性や切迫感に対しての警戒があっても不思議ではない．

無論，早期介入とは，そういった臨床的姿勢を含めて，患者により早くから寄り添い，より長く付き合っていくための治療的覚悟をも意味する．実際，早期発見の現場で日々奮闘し，地道な臨床努力を続ける医師らの声を聞くと，「早期支援」に備えた，よりよい精神科臨床へのマニフェストにも思える．ただ，精神科治療に対しても即効性が求められ，予防や予測への社会的要請が高まっている現在，臨床的時間を産業的論理からどう守れるのか，さらに，一見無為にみえても臨床的には豊穣な，見守りの時間を，患者や医師のためにどう保持していけるのか，そのことが今問われているのかもしれない．

本研究はJSPS科研費（24300293）の助成を受けている．

●文献

1) 宮岡 等，名郷直樹，岡崎 翼，他：早期診断・早期治療の功罪．精神科治療学 28
2) Frances A：Australia's Reckless Experiment in Early Intervention—prevention that will do more harm than good. Psychology Today：DSM5 in Distress. May 31, 2011
3) Frances A：Saving Normal：An Insider's Revolt Against Out-of-Control Psychiatric Diagnosis, DSM-5, Big Pharma, and the Medicalization of Ordinary Life. William Morrow, New York, 2013〔大野 裕（監修），青木 創（訳）：〈正常〉を救え：精神医学を混乱させるDSM-5への警告．講談社，2013〕
4) news. com. au：Doubts cast on youth mental health program. October 7, 2012
5) Rosenberg CE：Contested boundaries：psychiatry, disease, and diagnosis. Perspect Biol Med 49：407-424, 2006
6) Rose N, Abi-Rached JM：Neuro：The New Brain Sciences and the Management of the Mind. Princeton University Press, Princeton, 2013
7) http://www.nimh.nih.gov/about/director/2013/transforming-diagnosis.shtml（2014.1.30 accessed）を参照．アメリカ精神医学会とNIMH所長の対立として2013年に話題になったThomas InselによるDSM批判が論じられている
8) 松原洋子：日本―戦後の優生保護法という名の断種法．米本昌平，松原洋子，橳島次郎，他（編）：優生学と人間社会．pp 169-236, 講談社，2000
9) 藤沢敏雄：精神医療と社会．p 238, 批評社，1998
10) 小澤 勲：自閉症とは何か．p 29, 洋泉社，2007
11) 田中康雄：発達障害の早期発見・早期療育—過疎型あるいは小さな地域での経験から．そだちの科学 18：9-14, 2012
12) 牧 真吉：早期発見と早期療育—児童福祉の立場から．そだちの科学 18：66-69, 2012
13) Hacking I：The Social Construction of What. Harvard University Press, Massachusetts, 2000〔出口康夫，久米 暁（訳）：何が社会的に構成されるのか．岩波書店，2006〕
14) 佐藤雅浩：精神疾患言説の歴史社会学：「心の病」はなぜ流行するのか．新曜社，2013
15) 加藤正明：産業精神保健入門．公衆衛生 60：762-765, 1996
16) Silverman C：Understanding Autism：Parents, Doctors, and the History of a Disorder. Princeton

University Press, Princeton, 2011
17) 青木省三：僕のこころを病名で呼ばないで：思春期外来から見えるもの．岩波書店，2005
18) 田中康雄：発達支援としての医療の役割―連携という視点から．日本社会精神医学会雑誌 20：337-341，2011
19) Singh I, Rose N：Biomarkers in psychiatry. Nature 460：202-207, 2009
20) Lock M：The Alzheimer Conundrum：Entanglements of Dementia and Aging. Princeton University Press, Princeton, 2013
21) Jackson HJ, McGorry PD (eds)：The Recognition and Management of Early Psychosis：A Preventive Approach, Second Edition. Cambridge University Press, Cambridge, 2009〔水野雅文，鈴木道雄，岩田仲生（監訳）：早期精神病の診断と治療．p 109，医学書院，2010〕
22) 村井俊哉，野間俊一，深尾憲二朗（編）：精神医学へのいざない：脳・こころ・社会のインターフェイス．創元社，2012
23) 石原孝二（編）：当事者研究の研究．医学書院，2013
24) 中井久夫：「思春期を考える」ことについて．p 80，筑摩書房，2011

（北中淳子）

第 7 章

早期精神疾患をめぐる将来の研究の方向性

はじめに

　　統合失調症の予後に精神病未治療期間（duration of untreated psychosis；DUP）が影響する，という知見からも，早期介入が望ましいという考え方に反対する者はあまりいないだろう．脳形態や認知機能などの変化は顕在発症前よりすでに始まっていることを考慮し，顕在発症前から介入することが望ましい，という考え方についてはどうだろうか．これまでのところ，メタ解析の結果によれば，3年以上の経過のなかでハイリスク者が精神病に移行する率は約36％と報告されている[1]．この値は継時的に上昇し，より長期のフォローアップを行えば，値は高くなることだろう．一方，より最近の研究では移行率が低下する傾向があると報告されている[1]．いずれにしても，偽陽性例はあらゆる疾患と同じく少なからず存在する．

　　精神病発症危険状態（at-risk mental state；ARMS）に関する操作的診断基準である統合失調症前駆症状の構造化面接（Structured Interview for Psychosis-Risk Syndromes；SIPS）では，超ハイリスク（ultra-high risk）群は，①減弱した精神病症状をもつ，②きわめて短期間持続する精神病症状をもつ，③統合失調症への遺伝負因を有し機能の低下を伴う，の3項目のうち1つ以上を満たす者とされている．あるいは，認知処理や，自己および環境の知覚・受容に伴う主観的な不全感を中心とする基底症状（basic symptoms）に基づく場合もある．いずれも統合失調症顕在発症前ではあるが，認知機能，脳機能および構造，神経化学・内分泌，社会機能など，広範な領域にわたって，健常者との間に差異が見出されている．こうした評価を加え，偽陽性率を減らすことができれば，介入によるデメリットを軽減することができるだろう．

　　一方，ハイリスク者は，ほとんどの場合，助けを求めて病院を受診した患者である．精神病への移行率が低いからといって，何もせず放置することがよいとは限らない．精神病に移行しないハイリスク者のうち，40％以上が機能的転帰不良と報告されている[2]．必ずしも精神病への移行の予防のみが，ハイリスク者にとっての治療目標ではないという議論もある．

　　本章では，精神病への移行予測性の水準を高めるための研究に主軸をおき，今後の研究の方向性についても触れる．

精神病への移行の予測因子

　北米における8施設からなる多施設共同研究であるNAPLS（North American Prodrome Longitudinal Study）[3]では，ハイリスク群291名の2.5年間の経過を前方視的に追跡し，追跡期間中に35.3%の精神病への移行率を認めた．また，精神病への移行の予測指標として，①機能的な低下を伴う遺伝負因，②思考内容の異常，③疑い/妄想傾向，④社会機能の低下，⑤物質使用歴の5項目が，有意な寄与を示す因子として抽出された．これらの項目を組み合わせると陽性的中率は80%まで上昇するが，感度は30%程度まで低下する．他施設でハイリスク群104名を対象に5項目について追試を行ったところ，5項目のうち3項目（①思考内容の異常，②社会機能の低下，③機能的な低下を伴う遺伝負因）が精神病への移行の有意な予測因子として確認された（陽性的中率65.4%，感度37.3%，特異度87.2%）[4]．発症率が元来低い精神病の場合，特異度より，陽性的中率と感度のバランスが重要な効果指標と考えられる．過剰な治療を防止するという目的においては陽性的中率を高めることが重要であるが，感度の低さは，精神病を発症する多くの患者を見逃すことにつながりかねない．精神病への移行の予測性を高めるために，神経心理検査データや生物学的指標を用いた研究も進められている．

1│認知機能障害

　統合失調症患者の認知機能は，健常者に比しておおむね1.0〜1.5 SD（standard deviation）低下していると報告されている[5]．また，精神病症状を呈していない家族においても0.3〜0.6 SD低下しており，遺伝的な要因も示唆されている[6]．1.0 SDの低下とは，患者群の平均値が健常者群の平均値と比べて健常者群の1標準偏差低下しているという意味である．すなわち1.0 SD以上低下している場合，正規分布と仮定すると健常者群の1/6程度に相当する．ハイリスク群における認知機能障害についても，健常者と初発エピソード統合失調症患者のおよそ中間くらいに位置する，と考えられている．53名のハイリスク群を7年間追跡した研究では，21名が精神病へと移行し，その予測因子として，減弱した精神病症状，陰性症状に加えて認知機能障害（情報処理速度の遅延）を用いたところ，陽性的中率が80.9%，感度が83.3%，特異度が79.3%となり，比較的高い予測可能性が示された[7]．

　19の研究報告，1,188名のハイリスク群，1,029名の健常対照群を対象としたメタ解析では，健常対照群と比較してハイリスク群では，全般的な知能，遂行機能，言語および視覚記憶，言語流暢性，注意，作業記憶，社会認知において有意な低下が認められた[8]．そのうち，7つの研究報告，598名のハイリスク群を対象に，平均19か月の追跡期間での精神病移行群（233名）と非移行群（365名）の間で認知機能を比較したところ，全般的な知能，言語流暢性，言語および視覚記憶，作業記憶の領域において，非移行群に比して精神病移行群では有意な成績の低下が認められた．

一方，前述したNAPLS研究[9]では，精神病移行群は非移行群に比して，総合点と語彙能力が低下していたが，いずれの認知機能領域の評価も臨床指標による予測可能性を高めることはなかった．この研究の長所はサンプル数が多いことであるが，一方で用いられた神経心理検査が参加施設ごとに必ずしも一致したものでない，欠損データも少なくない，また重要な認知機能領域である作業記憶領域が含まれていない，などの限界点も指摘されており，今後さらなる検証が望まれる．

2│脳画像

ハイリスク者を対象とした脳画像研究も数多くなされており，構造画像に関する所見は高橋ら[10]の総説にわかりやすくまとめられている．高橋らも指摘するように，この領域の研究ではサンプル数が少ないものが多く，比較的サンプル数の多い多施設共同研究やメタ解析の結果からは，ハイリスク者にはすでに統合失調症患者で報告されている前頭葉や側頭辺縁-傍辺縁系構造の体積減少が存在し，その一部が精神病移行群では非移行群と比較して顕著ととらえられている．

一方，機能画像については，メタ解析の結果，左下前頭回，両側の内側前頭回，両側の上前頭回，左前帯状回における神経活動がハイリスク者では低下していることが示された[11]．メタ解析に含まれた研究が横断的な検討のものが多かったため，精神病移行群と非移行群の比較はされていないが，抽出された脳領域は，構造画像で体積減少が認められた領域と重なっており，前頭部を中心とした脳領域の構造および機能障害が精神病に対する脆弱性と関連する可能性は高いと思われる．

一方，白質についての研究はまだ少ない．Bloemenら[12]は37名のハイリスク群と10名の健常対照群を対象に2年間の追跡調査を実施し，精神病移行群10名と非移行群21名の間でベースラインにおける拡散テンソル画像(diffusion tensor imaging；DTI)についての比較を行った．その結果，精神病移行群は非移行群に比し前頭葉内側部，右被殻の外側および左上側頭葉で有意に低い拡散異方性(fractional anisotropy；FA)を示し，左側頭葉内側部で高い値を示した．また，精神病移行群では陽性症状の重症度は左側頭葉内側部のFAと負の相関を示した．一方，Carlettiら[13]は32名のハイリスク群，32名の健常対照群，15名の初発エピソード統合失調症患者群を対象にDTIを用いて28か月の追跡調査を行った．その結果，精神病移行群(8名)と非移行群(24名)の間ではベースラインでのFA，拡散能に差は認めなかったものの，縦断的な変化については，前者では後者に比して内包前脚，左放射冠上部，左前頭後頭束上部を含むクラスターでFAの有意な減衰が認められた．ベースラインでの所見については一致がみられていないが，いずれも少数例での検討である．今後，脳領域間の線維連絡の異常が精神病発症の予測に寄与するかどうかを，より多数例での検討により明らかにすることが期待される．

3 | ストレス

精神病の発症とストレスとの関係は，古くから取り上げられてきた[14]．一方，統合失調症患者が健常者に比し，ストレスの多い出来事をより多く経験しているかどうかについては，否定的な報告もみられる[15]．Dochertyら[16]は，ストレッサーに対する感情反応の大きさが精神病症状の発現につながると報告している．ストレッサーに対する感情反応の大きさは，ストレス感作によって生じるという見方がある．ストレス感作とは，ストレスへの曝露がその後のストレスに対する行動，生物学的な反応を増強する効果のことを指す．最近のメタ解析の結果をみると，幼少期のトラウマやネガティブな出来事による精神病発症のリスクはオッズ比が 2.78（95% CI＝2.34～3.31）と有意に高いことや[17]，幼少期のトラウマが精神病症状，転帰，抑うつ，不安症状の重症度に寄与することが示されている[18, 19]．そのメカニズムについては，HPA（hypothalamic-pituitary-adrenal）系やドパミン系回路の活動の上昇が影響しているのではないかと推論されている．動物実験では，強いストレスに曝露させると，その後のストレッサーに対してHPA系やドパミン系神経の過活動が観察されている[20]．ハイリスク者においても幼少期にトラウマを体験した者の比率が高いことや[21, 22]，ストレスの多い出来事や日常的なストレスに対してより強いストレスを感じる者が多いことが報告されており[23]，ストレス感作が生じている可能性が示唆されている．

ストレス反応の生物学的指標として，HPA系，特にコルチゾールを用いた研究は多い．HPA系の過活動はコルチゾール血中濃度の上昇やドパミン系神経活動の増強につながることや[24]，統合失調症の発症年齢に近い思春期以降にコルチゾール分泌が多くなること[25]などから，HPA系と精神病症状の発現との関係が示唆される．また，抗精神病薬を服薬していない患者ではコルチゾール血中濃度が高く，薬物治療によってその濃度が低下することや[26]，DEX/CRH（デキサメサゾン/コルチコトロピン放出ホルモン）テストやDEX抑制試験において健常者に比してコルチゾールが抑制されにくいこと[27]，さまざまな脳構造の体積減少のうち，特に海馬の体積減少とベースラインでのコルチゾール血中濃度との間に負の相関がみられること[28]，精神病症状とコルチゾール血中濃度との間に有意な相関がみられること[29]なども，精神病の発現とHPA系の活動性との関連を支持する所見としてあげられる．

ハイリスク者におけるHPA系の活動を検討した研究は少なく，サンプル数の少ないものが多い．Holtzmanら[30]の総説によると，NAPLS研究で200名以上のハイリスク群と100名以上の健常対照群の間で唾液中のコルチゾール濃度を比較したところ，有意にハイリスク群で高く，陽性，陰性，解体症状および全般的な前駆症状の評価との相関が認められている．Mizrahiら[31]は，ストレッサーとして難度の高い暗算課題を課しストレスを与えた条件下で，PET（positron emission tomography）を用いて，精神病患者，ハイリスク群，健常対照群の間でドパミン，コルチゾールの分泌の比較を行った．その結果，健常対照群に比し，精神病患者，ハイリスク者では連合線条体，感覚運動線条体の領域でドパミンの放出が顕著で，コルチゾールの分泌も多

かったことが見出された．さらに，ドパミン放出とコルチゾール分泌の増加は有意に正の相関を示した．すなわち，ハイリスク群においてはストレスに対するHPA系の反応が大きく，ドパミン放出の増加により精神病症状の発現を惹起しやすいことが示唆された．

発症予防から機能的転帰の向上へ

　精神病症状が顕在化しないハイリスク者は多いが，顕在化はしないまでも何らかの治療や対応を求めて受診に至っていることを忘れてはならない．

　Carriónら[2]は，101名のハイリスク群を対象に，その社会的転帰（主に対人関係に関する機能）と役割的転帰（主に学校や仕事に関する機能）について平均3年間の縦断的調査を行っている．その結果，ハイリスク群のうち47.8%は社会的転帰が不良で，48.9%は役割的転帰が不良であった．興味深いことに，精神病非移行群のなかでも4割以上のハイリスク者は機能的転帰が不良であることが明らかにされた．その経過をみると，転帰が良好な者はベースラインと比較して社会的機能や役割的機能が改善しているのに対し，不良な者はベースラインと比較してあまり変化がなかった．4割以上のハイリスク者の機能的転帰がベースラインと変わらず不良であることは，機能的転帰不良群を予測し，適切な介入を行う意義を示していると考えられる．DSM-5では，"ハイリスク症候群"というカテゴリーは採用されなかったが，減弱精神病症候群（準精神病症候群）（attenuated psychosis syndrome）という呼称が，「今後の研究のための病態」のなかに記載され，完全な精神病性障害の判定閾値に達していないが，はっきり現れた病理と機能の障害と苦痛に基づく障害とされている．すなわち，患者にとって，将来精神病に移行するかどうかという側面（ハイリスク）よりも，その時点で実際に体験している苦痛を重視した視点に基づくDSM-5の編者の判断ととらえるのは，穿ち過ぎだろうか．

今後の研究の方向性─トランスレーショナルリサーチの可能性

　近年，基礎研究と臨床研究をつなぐ，いわゆるトランスレーショナルリサーチが日本における重要課題として取り上げられている．基礎研究から得られた貴重な知見を臨床応用し，新薬や新規治療法の開発につなげていこうとする姿勢を表している．その際に，妥当性の高い動物モデルを作製できるかどうかは重要なポイントとなる．統合失調症のモデル動物として，アンフェタミン感作動物と，NMDA（N-methyl-D-aspartate）受容体遮断薬であるフェンシクリジン（PCP）やケタミンを反復投与した動物があげられる．前者に比して後者は，陽性症状の指標である自発運動の亢進以外に，陰性症状に相当すると推測される社会的行動の減少や感覚運動ゲート機能の低下，その他のさまざまな認知機能障害を示すことが知られている[32]．

　現時点で統合失調症のハイリスクあるいは前駆状態の動物モデルに関する報告はほ

とんど見当たらない．Tennら[33]は前駆状態の動物モデルとして，アンフェタミン感作動物の可能性をあげている．このモデルでは，動物は，1日おきに用量を漸増する方法で何回かアンフェタミンに曝露され，最終曝露から3～5週後にテストが行われる．これらのアンフェタミン感作動物は統合失調症のフェノタイプをいくつか示す．すなわち，①アンフェタミンに対する過剰な反応，②PPI（prepulse inhibition）の異常に示される感覚運動ゲートの破たん，③ドパミンD_2受容体に対するラクロプライドの結合率の減少，である．筆者らは，アンフェタミン感作ラットのほかに，アンフェタミンの投与回数を減らすことで部分感作ラットを作製し，後者を前駆状態のモデル動物と仮定した．その結果，部分感作ラットはアンフェタミン感作ラットと比較すると，その程度は軽度ながら，自発運動量の増加を認めたが，PPIやLI（latent inhibition）の異常は認められなかった．さらに，アンフェタミン曝露の際に，ハロペリドール，クロザピン，SCH23390〔D_1受容体遮断薬（感作を抑止することが知られている）〕を同時投与したアンフェタミン感作ラット群を早期介入群と見立て，その群を各種薬物を投与しなかったアンフェタミン感作ラット群と比較したところ，いずれの薬物についても自発運動量においては部分感作ラットと同程度の増加を示し，PPIやLIについても部分感作ラットと同様に，異常は認められなかった．筆者らは，感作の時点での薬物投与によって，アンフェタミン部分感作ラットのレベルまでで進行が止まったと考え，早期介入の有効性が示されたものととらえている．

　前記のPPIと同様に，MMN（mismatch negativity）においても統合失調症患者と健常者の間で差異がみられる．MMNは動物でも観察され，トランスレータブルバイオマーカーとして期待されている[34]．PPIが感覚運動ゲート機能を反映するのに対し，MMNは前注意レベルでの感覚記憶を反映する事象関連電位であり，統合失調症では振幅低下が繰り返し報告されている．また，MMNは統合失調症の病態生理との関連が示唆されているNMDA受容体機能を反映すること，マウス，ラットなど動物でも測定可能であり，ヒトと同様にNMDA受容体遮断薬によって振幅が減衰することから[35]，統合失調症のバイオマーカーとしての可能性が期待されている．特に音刺激の持続の長さのmismatchによるdMMN（duration mismatch negativity）については，初発エピソード時より振幅の減衰が認められ，より素因を反映する性質が強いことが示唆されている[36]．ハイリスク群においてもdMMN振幅は健常対照群に比して低下しており，特に精神病移行群で振幅低下が顕著であることが報告されている[37～39]．だが，いずれの研究もサンプル数が少ないため，今後より大規模な研究を行うことで縦断的な経過について明らかにすることが望まれる．

　前注意：preattentiveの訳語．注意資源を必要としない迅速な処理過程で，意識的処理や制御的処理と対比される．前注意処理は，自動処理（automatic processing）とおよそ同じ意味で用いられる

おわりに

　本章では，主としてハイリスク者の精神病への移行の予測に関連する因子についての知見について記してきた．紙面の関係もあり，重要なテーマである介入を伴う臨床研究については，全く触れられなかったが，精神病への移行の予防という観点を超えて，その機能的転帰の回復を目指した，薬物，心理社会的治療の開発と実践が進められていくことが予想される．さまざまな倫理的な問題を内包してはいるものの，長期的なウェルビーイングをよりよいものにできるかという視点に立ち，当事者を含めた議論が重要と思われる．

●文献

1) Fusar-Poli P, Bonoldi I, Yung AR, et al：Predicting psychosis：meta-analysis of transition outcomes in individuals at high clinical risk. Arch Gen Psychiatry 69：220-229, 2012
2) Carrión RE, McLaughlin D, Goldberg TE, et al：Prediction of functional outcome in individuals at clinical high risk for psychosis. JAMA Psychiatry 70：1133-1142, 2013
3) Cannon TD, Cadenhead K, Cornblatt B, et al：Prediction of psychosis in youth at high clinical risk：a multisite longitudinal study in North America. Arch Gen Psychiatry 65：28-37, 2008
4) Thompson A, Nelson B, Yung A：Predictive validity of clinical variables in the "at risk" for psychosis population：international comparison with results from the North American Prodrome Longitudinal Study. Schizophr Res 126：51-57, 2011
5) Bilder RM, Goldman RS, Robinson D, et al：Neuropsychology of first-episode schizophrenia：initial characterization and clinical correlates. Am J Psychiatry 157：549-559, 2000
6) Heinrichs RW：Meta-analysis and the science of schizophrenia：variant evidence or evidence of variants? Neurosci Biobehav Rev 28：379-394, 2004
7) Riecher-Rössler A, Pflueger MO, Aston J, et al：Efficacy of using cognitive status in predicting psychosis：a 7-year follow-up. Biol Psychiatry 66：1023-1030, 2009
8) Fusar-Poli P, Deste G, Smieskova R, et al：Cognitive functioning in prodromal psychosis：a meta-analysis. Arch Gen Psychiatry 69：562-571, 2012
9) Seidman LJ, Giuliano AJ, Meyer EC, et al：Neuropsychology of the prodrome to psychosis in the NAPLS consortium：relationship to family history and conversion to psychosis. Arch Gen Psychiatry 67：578-588, 2010
10) 高橋 努, 中村主計, 鈴木道雄：アットリスク精神状態のMRI研究. 臨床精神医学 41：1421-1426, 2012
11) Fusar-Poli P：Voxel-wise meta-analysis of fMRI studies in patients at clinical high risk for psychosis. J Psychiatry Neurosci 37：106-112, 2012
12) Bloemen OJ, de Koning MB, Schmitz N, et al：White-matter markers for psychosis in a prospective ultra-high-risk cohort. Psychol Med 40：1297-1304, 2010
13) Carletti F, Woolley JB, Bhattacharyya S, et al：Alterations in white matter evident before the onset of psychosis. Schizophr Bull 38：1170-1179, 2012
14) Zubin J, Spring B：Vulnerability—a new view of schizophrenia. J Abnorm Psychol 86：103-126, 1977
15) Phillips LJ, Francey SM, Edwards J, et al：Stress and psychosis：towards the development of new models of investigation. Clin Psychol Rev 27：307-317, 2007
16) Docherty NM, St-Hilaire A, Aakre JM, et al：Life events and high-trait reactivity together predict psychotic symptom increases in schizophrenia. Schizophr Bull 35：638-645, 2009
17) Varese F, Smeets F, Drukker M, et al：Childhood adversities increase the risk of psychosis：a meta-analysis of patient-control, prospective-and cross-sectional cohort studies. Schizophr Bull 38：661-671, 2012
18) Schenkel LS, Spaulding WD, DiLillo D, et al：Histories of childhood maltreatment in

schizophrenia : relationships with premorbid functioning, symptomatology, and cognitive deficits. Schizophr Res 76 : 273-286, 2005

19) Lysaker PH, Beattie NL, Strasburger AM, et al : Reported history of child sexual abuse in schizophrenia : associations with heightened symptom levels and poorer participation over four months in vocational rehabilitation. J Nerv Ment Dis 193 : 790-795, 2005

20) Grace AA : Dopamine system dysregulation by the ventral subiculum as the common pathophysiological basis for schizophrenia psychosis, psychostimulant abuse, and stress. Neurotox Res 18 : 367-376, 2010

21) Thompson JL, Kelly M, Kimhy D, et al : Childhood trauma and prodromal symptoms among individuals at clinical high risk for psychosis. Schizophr Res 108 : 176-181, 2009

22) Bechdolf A, Thompson A, Nelson B, et al : Experience of trauma and conversion to psychosis in an ultra-high-risk (prodromal) group. Acta Psychiatr Scand 121 : 377-384, 2010

23) Phillips LJ, Edwards J, McMurray N, et al : Comparison of experiences of stress and coping between young people at risk of psychosis and a non-clinical cohort. Behav Cogn Psychother 40 : 69-88, 2012

24) Schatzberg AF, Rothschild AJ, Langlais PJ, et al : A corticosteroid/dopamine hypothesis for psychotic depression and related states. J Psychiatr Res 19 : 57-64, 1985

25) Walker EF, Brennan PA, Esterberg M, et al : Longitudinal changes in cortisol secretion and conversion to psychosis in at-risk youth. J Abnorm Psychol 119 : 401-408, 2010

26) Venkatasubramanian G, Chittiprol S, Neelakantachar N, et al : Effect of antipsychotic treatment on Insulin-like Growth Factor-1 and cortisol in schizophrenia : a longitudinal study. Schizophr Res 119 : 131-137, 2010

27) Walker E, Mittal V, Tessner K : Stress and the hypothalamic pituitary adrenal axis in the developmental course of schizophrenia. Annu Rev Clin Psychol 4 : 189-216, 2008

28) Mondelli V, Pariante CM, Navari S, et al : Higher cortisol levels are associated with smaller left hippocampal volume in first-episode psychosis. Schizophr Res 119 : 75-78, 2010

29) Garner B, Phassouliotis C, Phillips LJ, et al : Cortisol and dehydroepiandrosterone-sulphate levels correlate with symptom severity in first-episode psychosis. J Psychiatr Res 45 : 249-255, 2011

30) Holtzman CW, Trotman HD, Goulding SM, et al : Stress and neurodevelopmental processes in the emergence of psychosis. Neuroscience 249 : 172-191, 2013

31) Mizrahi R, Addington J, Rusjan PM, et al : Increased stress-induced dopamine release in psychosis. Biol Psychiatry 71 : 561-567, 2012

32) Mouri A, Noda Y, Enomoto T, et al : Phencyclidine animal models of schizophrenia : approaches from abnormality of glutamatergic neurotransmission and neurodevelopment. Neurochem Int 51 : 173-184, 2007

33) Tenn CC, Fletcher PJ, Kapur S : A putative animal model of the "prodromal" state of schizophrenia. Biol Psychiatry 57 : 586-593, 2005

34) Nagai T, Tada M, Kirihara K, et al : Mismatch negativity as a "translatable" brain marker toward early intervention for psychosis : a review. Front Psychiatry 4 : 115, 2013

35) Gil-da-Costa R, Stoner GR, Fung R, et al : Nonhuman primate model of schizophrenia using a noninvasive EEG method. Proc Natl Acad Sci U S A 110 : 15425-15430, 2013

36) Atkinson RJ, Michie PT, Schall U : Duration mismatch negativity and P3a in first-episode psychosis and individuals at ultra-high risk of psychosis. Biol Psychiatry 71 : 98-104, 2012

37) Shaikh M, Valmaggia L, Broome MR, et al : Reduced mismatch negativity predates the onset of psychosis. Schizophr Res 134 : 42-48, 2012

38) Bodatsch M, Ruhrmann S, Wagner M, et al : Prediction of psychosis by mismatch negativity. Biol Psychiatry 69 : 959-966, 2011

39) Higuchi Y, Sumiyoshi T, Seo T, et al : Mismatch negativity and cognitive performance for the prediction of psychosis in subjects with at-risk mental state. PLoS One 8 : e54080, 2013

〔中込和幸〕

■索引

和文

●あ

アスペルガー症候群と初期統合失調症との鑑別　31
アルコール依存，救急現場でみつかる　212
アンフェタミン感作動物，統合失調症のモデル動物　275

●い

イル ボスコ
　――, ARMS に対する機能　241
　――, 初回エピソード統合失調症に対する機能　242
　――, 早期精神病ユースデイケア　233
インターネット嗜癖　173
インフォームド・コンセント，ARMS の　262
医療倫理の四原則　258
依存　171
　――, 若年者の　174
依存症　171

●う

うつ病
　――, 児童青年期の　141
　――の家族説明　140
　――の鑑別　130
　――の再発　141
　――の生活習慣指導　140
　――の精神療法　137
　――の早期徴候　128
　――の早期段階の治療　135
　――の薬物療法　139
　――の予後　141
うつ病性障害と不安　13

●え

エクササイズ・フィットネス，統合失調症の　229

●か

患者・家族説明
　――, うつ病の　140
　――, 減弱精神病症状の　42
　――, 不安障害の　156
　――, 不安症状の　19
　――, 不眠の　56
　――, 抑うつの　29
家族相談，ひきこもりの　64
家族への支援，学校精神保健　183
解離性(転換性)障害，救急現場でみつかる　211
概日リズム睡眠障害　52
　――の治療　55
学校恐怖症　58
学校保健　180

●き

ギャンブル障害　173
気分障害の不眠　51
希死念慮　70
基底症状　32, 82
基底段階　32
偽陽性，早期介入の問題点　260
逆説性不眠症　49
強迫症/強迫性障害　161
　――の鑑別診断　164
　――の行動療法　167
　――の診断基準　163
　――の心理教育　165
　――の早期徴候　161
　――の治療　165
　――の併存疾患　164
　――の薬物療法　167
　――の予後　168
境界性パーソナリティ障害，救急現場でみつかる　208

●く

緊張病性昏迷，救急現場でみつかる　210

●け

痙攣，救急現場でみつかる　211
限局性恐怖症　146
　――への精神療法　153
　――への薬物療法　155
減弱精神病症候群　37, 82
減弱精神病症状　31, 81
減弱陽性症状症候群　37

●こ

子どもの精神疾患　180
子どもの早期精神病に対する治療，英国における　254
雇用，精神障害者の　191
行動嗜癖
　――の診断　173
　――の治療　174
抗精神病薬使用，精神病発症閾下の　261
昏迷，救急現場でみつかる　211

●さ

産業カウンセラー　190
産業保健スタッフ　190

●し

使用障害　171
思考障害　31
思春期危機　180
嗜癖　171
自殺
　――, 抗うつ薬による　29
　――, 早期精神病における　71
　――, 統合失調症における　71
自殺企図，救急医療における　205
自殺予防　72
自傷　70
　――から自殺への進展　70

索引

自傷行為，救急医療における　205
自閉症スペクトラム障害との鑑別，ひきこもり　64
自律神経症状を呈しうる精神疾患　200
社交不安症/社交不安障害　146
　——への精神療法　154
　——への薬物療法　155
周期性四肢運動障害　52
従業員支援プログラム　190
熟眠障害　47
純粋欠陥症候群　32
初回エピソード精神病　82
初回エピソード統合失調症　82
初期統合失調症症状　33
初期統合失調症との鑑別，アスペルガー症候群　41
初期分裂病の特異的4主徴　35
小精神療法　135
障害構造モデル　267
職場復帰，精神科医がかかわる　191
心理教育
　——，強迫性障害の　165
　——，統合失調症の　239
身体感情障害　36
神経過敏症　42

● す

スクールカウンセラー　184
スティグマ
　——，ARMS の　262
　——，早期精神病ユースデイケアの参加に伴う　243
ストレス，精神病の発症と　274
ストレス健診　189
睡眠衛生指導　53
睡眠時無呼吸症候群　53
　——の治療　55
睡眠障害，気分障害の早期徴候としての　107
睡眠相後退障害　53
睡眠薬　54

● せ

セックスに対するアディクション　173
生活習慣指導，うつ病の　140
精神科早期治療　233
精神障害者の雇用　191
精神生理性不眠症　49
精神の発症とストレス　274
精神病発症危険状態（ARMS）　81, 233, 260
　——の予後　96
　——への介入　95, 233

　——包括評価　36
精神病発症後期リスク状態　39
精神病発症早期リスク状態　39
精神病への早期介入，英国での　250
精神病未治療期間　219
精神病様症状　31
精神病リスク症候群構造化面接　36
精神保健福祉センター　194
精神保健福祉相談　192
精神保健福祉相談員　194
精神保健福祉法　197
精神療法
　——，うつ病の　137
　——，社交不安障害の　154
　——，特定の恐怖症の　153
　——，不安障害の　153
選択性緘黙　146
全般性不安障害　146
　——への精神療法　154
　——への薬物療法　155
前哨症状群　32

● そ

疎隔体験　36
双極性障害　102
　——，うつ病相　105
　——，軽躁病相　104
　——，再発徴候のチェック　106
　——，躁病相　103
　——の維持療法　123
　——の治療　113
　——の治療薬　114
　——の併存症　113
　——の予後　123
早期介入
　——と精神病性障害発症の予防　221
　——の両義性　264
　——の歴史　265
　——への批判　222
早期精神病
　——における自殺　71
　——の維持期　97
　——の治療　93
　——の予後　96
早期精神病治療のガイドライン
　——，WPA（World Psychiatric Association）の　225
　——，英国の　226
　——，オーストラリアの　229
　——，カナダの　227
早期精神病ユースデイケア　233
早期精神病ユニット　234

● た

対人関係・社会リズム療法　109
対人緊張　42
体感型統合失調症　32
脱法ドラッグ，物質使用障害　174
脱法ハーブ乱用，救急現場でみつかる　212
短期間欠性精神病症状　81

● ち

チック，強迫性障害との併存　161
チャレボスコ，認知機能訓練　238
治療
　——，強迫性障害の　165
　——，行動嗜癖の　174
　——，物質使用障害の　174
治療臨界期（critical period）仮説　242
超ハイリスク基準　81

● て・と

転換性（解離性）障害，救急現場でみつかる　211
トランスレーショナルリサーチ，統合失調症の　275
東邦大学医療センター大森病院　233
統合型地域精神科治療プログラム　236
統合失調型パーソナリティ障害
　→統合失調型障害を見よ
統合失調型障害　38
統合失調症
　——，ARMS　81
　——，前駆期　80
　——における自殺　71
　——のエクササイズ・フィットネス　239
　——の心理教育　239
　——の生物学的モデル　218
　——のトランスレーショナルリサーチ　275
　——の認知機能リハビリテーション　237
　——の脳画像　273
　——のバイオマーカー　276
　——の不安　13
　——の不眠　52
　——のモデル動物　275
　——の薬物療法　94
統合失調症患者の認知機能障害　272
統合失調症傾向評価表成人版　32

索引

統合失調症スペクトラム障害　85
統合失調症との鑑別
　──，PTSD　87
　──，解離性障害　86
　──，気分障害　85
　──，強迫性障害　85
　──，自閉スペクトラム症　87
　──，社交不安障害　86
　──，ひきこもり　63
登校拒否　58
登校刺激，不登校への対応　60
特定の恐怖症
　→限局性恐怖症を見よ

● な・に

内因性若年-無力性不全症候群　36
認知機能リハビリテーション，統合失調症の　237
認知行動療法，不眠の　53
認知的障害　33

● は

バイオマーカー，統合失調症の　276
バッキンガム・プロジェクト，早期介入のモデル　6
パニック症/パニック障害　146
　──，救急現場でみつかる　209
　──への精神療法　154
　──への薬物療法　155
曝露反応妨害法，強迫性障害の治療　166
発達障害との鑑別，ひきこもり　63
反復性自傷行為　74

● ひ

ヒポコンドリー　128
ひきこもり　61
　──と自閉症スペクトラム障害との鑑別　64
　──と統合失調症との鑑別　63

　──と発達障害との鑑別　63
　──と不登校の関係　61
広場恐怖症　146

● ふ

フリースクール，不登校への対応　58
不安　10
不安うつ病　11
不安症/不安障害　146
　──の患者・家族説明　156
　──の鑑別　151
　──の好発年齢　148
　──の生活指導　155
　──の精神療法　153
　──の早期徴候　147
　──の治療　151
　──の不安　13
　──の不眠　51
　──の併存疾患　151
　──の薬物療法　154
　──の予後　156
不登校　57
　──とひきこもりの関係　61
不眠　45
　──の認知行動療法　53
　──の薬物療法　54
物質関連障害，救急現場でみつかる　212
物質使用障害　171
　──，若年者の　174
　──の診断　172
　──の治療　174
　──の予後　176
分離不安症/分離不安障害　146

● ほ

保健　192
保健所　193

● む・め

むずむず脚症候群　52

　──の治療　55
メランコリー　127

● や・ゆ

薬物依存，救急現場でみつかる　212
薬物療法
　──，うつ病の　139
　──，強迫症/強迫性障害の　167
　──，限局性恐怖症の　155
　──，自殺リスクのある患者への　75
　──，双極性障害　114
　──，統合失調症の　94
　──，パニック症/パニック障害の　114
　──，不安症/不安障害の　154
　──，不眠の　54
ユースクリニック　233

● よ

予後，物質使用障害の　176
予測基底症状　32
抑うつ
　──，ARMSの　24
　──，双極性障害の　24
　──，単極性うつ病の　23
　──の鑑別　26

● ら行

乱用　171
リスク・アイデンティティ　267
倫理的問題，早期介入の　257
ループ効果　266
労働者の精神疾病　187

索引

欧文

ギリシャ

ω3 脂肪酸，精神病性障害発症の予防　221

A

abuse　171
addiction　171
agoraphobia(AG)　146
anxiety disorder(AD)　146
at-risk mental state(ARMS)　81, 233, 260
　――の予後　96
　――への介入　95
　――への早期介入　233
　――包括評価　36
attenuated psychosis syndrome　37, 82
attenuated psychotic symptoms(APS)　31, 81

B

basic stages　32
basic symptom(BS)　32, 82
brief limited intermittent psychotic symptoms(BLIPS)　81

C

Child and Adolescent Mental Health Services(CAMHS)　249
COGDIS　33
cognitive disturbances　33
Comprehensive Assessment of At Risk Mental States(CAARMS)　36
COPER　32
Criteria of Psychosis-Risk Syndromes(COPS)　36
critical period　242
Croydon Outreach and Assertive Support Team(COAST)　220

D

dependence　171
disruptive mood dysregulation　129
dMMN　276
duration mismatch negativity　276
duration of untreated psychosis(DUP)　219

E

early at-risk of psychosis state(ERPS)　39
early intervention in psychosis(EIP)　250
early psychosis unit(EPU)　234
exposure and relapse prevention(ERP)　166

F

first episode psychosis(FEP)　82
first episode schizophrenia(FES)　82

G

Gambling Disorder　173
generalized anxiety disorder(GAD)　146
Graduated Recovery Intervention Program(GRIP)　220

H

Hamilton うつ病評価尺度　200
help-seeking　233
hoarding disorder　164

I

Improving Access to Psychological Therapies(IAPT)　248
Initiative to Reduce the Impact of Schizophrenia(IRIS)　250

L

Lambeth Early Onset(LEO) Team　220
late at-risk of psychosis state(LRPS)　39

M・N

medically unexplained symptoms(MUS)　200
mismatch negativity　276
MMN　276
NHS のメンタルヘルスサービス　247

O

OASIS　241
obsessive-compulsive disorder(OCD)　161
optimal treatment project(OTP)　236
OPUS study　220
outpost syndrome　32
Outreach & Support in South London　241

P

panic disorder(PD)　146
predictive basic symptoms　32
psychotic-like symptoms　31

R・S

Rethink　250
Schizophrenia Prediction Instrument-Adult Version(SPI-A)　32
school phobia　58
school refusal　58
selective mutism　146
separation anxiety disorder　146
social anxiety disorder(SAD)　146
specific phobia(SP)　146
Structured Interview for Psychosis-Risk Syndromes(SIPS)　36

T

The Treatment and Intervention in Psychosis(TIPS) study　219

U・W

ultra high risk(UHR)　81
　――基準　260
use disorder　171
World Phychiatric Association(WPA)　225